下颌下腺外科学

主　编　俞光岩

副 主 编　蔡志刚

编　　者（以姓氏笔画为序）

丁　冲　北京大学口腔医学院	张祖燕　北京大学口腔医学院
王　洋　北京大学口腔医学院	张雪明　同济大学附属口腔医院
丛　馨　北京大学基础医学院	张福胤　大连医科大学口腔医学院
华　红　北京大学口腔医学院	单小峰　北京大学口腔医学院
刘筱菁　北京大学口腔医学院	柳登高　北京大学口腔医学院
齐　伟　北京大学口腔医学院	俞光岩　北京大学口腔医学院
苏家增　北京大学口腔医学院	洪　霞　北京大学深圳医院
杨宁燕　首都医科大学口腔医学院	高　岩　北京大学口腔医学院
吴立玲　北京大学基础医学院	郭传瑸　北京大学口腔医学院
宋　冰　滨州医学院	彭　歆　北京大学口腔医学院
张　艳　北京大学基础医学院	葛　娜　北京大学口腔医学院
张　晔　中日友好医院	葛兮源　北京大学口腔医学院
张　雷　北京大学口腔医学院	蔡志刚　北京大学口腔医学院

主编助理　王　洋

人民卫生出版社
·北 京·

前　言

下颌下腺是三大唾液腺之一，其分泌的唾液占静止性总唾液的 60%～65%，对于维持口腔和全身健康起重要作用。

常见的下颌下腺疾病为唾液腺结石及其继发的下颌下腺炎，以及下颌下腺肿瘤，这些疾病常需采用外科或介入外科治疗。

随着功能性外科理念的逐步深入，如何在治愈疾病的基础上尽可能保存下颌下腺这一功能性器官成为临床研究的热点，唾液腺内镜诊断及介入治疗下颌下腺结石，下颌下腺腺门部结石的口内切开取石，部分下颌下腺切除治疗良性肿瘤等临床新技术应运而生，取得了良好效果，并在临床上逐步推广。

下颌下腺有其独立的血管和导管系统，可完整游离，也可带蒂转移。基于这一特殊的解剖特点，血管化自体下颌下腺移植被用于治疗重症干眼，用下颌下腺分泌的唾液代替泪液，经过数以百计的临床病例的系列研究，证实其为重症干眼的有效治疗手段。对于需要行放射治疗的头颈癌患者，将下颌下腺前移位，避开照射野，可有效预防放射性口干。将下颌下腺后上移位，用于修复口咽部的组织缺损。这些创新理念和技术的开发，将下颌下腺外科引入崭新的更为广阔的疾病防治领域，展示良好的效果和前景。

随着医学的发展及研究的深入，下颌下腺疾病谱也在发生变化。IgG4 相关唾液腺炎是近十年才被认识的自身免疫性疾病，临床上表现为腺体肿大及质地变硬，以往常常被误认为肿瘤而摘除。现今采用免疫调节治疗，大量下颌下腺功能性器官得以保存。随着甲状腺癌发病率的增加以及手术后 ^{131}I 辅助治疗的广泛应用，^{131}I 相关唾液腺炎逐渐成为较为常见的唾液腺疾病之一。

下颌下腺依赖其分泌的唾液发挥作用，而唾液分泌的机制十分复杂。近些年的研究结果显示，与下颌下腺分泌相关的一些受体参与分泌功能的调控。失神经支配的移植下颌下腺分泌机制发生了改变，通过深入研究正常与移植下颌下腺的分泌机制，人工调控下颌下腺的分泌，对于提高下颌下腺移植的成功率发挥重要作用，也为治疗下颌下腺分泌功能低下开辟了新的途径。

北京大学口腔医学院唾液腺疾病中心长期从事唾液腺疾病的研究，形成了一支实力雄厚的临床应用与基础研究相结合的学术团队，率先开展部分下颌下腺移植术治疗重症干眼、下颌下腺前转位预防放射性口干、部分下颌下腺切除治疗下颌下腺良性肿瘤等新技术，建立了腮腺和下颌下腺体积计算机断层扫描术（CT）测量新方法，开展了世界上病例数最多的一组下颌下腺移植临床研究，并结合临床开展系统的下颌下腺分泌的基础研究,建立了下颌下腺移植治疗重症干眼的关键技术体系,并在下颌下腺功能性器官保存治疗新技术的研究和应用方面积累了大量的病例与丰富的经验,形成了鲜明的特色。

据我所知,目前还没有下颌下腺外科学方面的专著,故产生了编写这本《下颌下腺外科学》的念头,组织我所在北京大学口腔医学院唾液腺疾病中心的部分成员,将下颌下腺的解剖与生理、下颌下腺疾病、下颌下腺外科相关新技术,以及与下颌下腺分泌相关的基础研究进行系统叙述,充分展示下颌下腺外科相关的新理论、新技术、新方法,以及应用传统技术的新经验,把团队多年积累的研究成果展示给读者,希望有助于我国唾液腺外科学的发展。

在多年的科学研究和临床实践中,得到马大权教授等前辈的悉心指导,得到首都医科大学附属北京同仁医院眼科吕岚教授和邹留河教授、北京大学人民医院风湿免疫科栗占国教授等专家及其团队的精诚合作,得到北京大学口腔医学院唾液腺疾病中心、北京大学口腔医院口腔颌面外科多位专家和同事的热情帮助,还有课题组同事和研究生们不懈的努力,以及众多患者和家属的密切配合和支持,谨向他们表示深切的谢意! 在本书的编辑整理过程中,口腔颌面外科王洋主任、苏家增教授、高春丽女士,中华口腔医学会刘晖医师、章伀医师及绘图室王迪技师等付出了不少心血,一并致谢。

本书肯定还存在许多不足,恳请各位读者不吝赐教,以便再版时修正。

北京大学口腔医学院

2021 年 10 月

目　录

第一章

下颌下腺的应用解剖学

下颌下腺(submandibular gland,SMG)是人体三对大唾液腺之一,左右各一,呈扁椭圆形,重量10~20g,是以浆液性腺泡为主的混合性腺体。静息状态下,下颌下腺的唾液分泌量占总唾液流量的60%~65%,对维护口腔和全身健康发挥重要作用,是人体重要的功能性器官。下颌下腺在解剖结构上具有显著的特点,近些年来,随着对下颌下腺解剖结构的深入研究,对其解剖特点有了更为深入的了解,并在此基础上,设计了诸多新的手术方式,明显提高了唾液腺外科的技术水平。

一、解剖位置与结构

下颌下腺主要位于以下颌骨下缘、二腹肌前腹及后腹共同围成的下颌下三角内。部分腺体位于下颌舌骨肌下方,并从该肌后缘转向其上方,发出下颌下腺导管,在口底黏膜下向前行走,开口于舌系带基部的两侧。

下颌下腺以下颌舌骨肌后缘处为界可分为较大的浅部和较小的深部,深部又称延长部。下颌下腺的浅部在下颌下三角内,向前达二腹肌前腹,向后借茎突下颌韧带与腮腺分隔。向上延伸至下颌骨体内面,向下常覆盖于二腹肌中间腱及茎突舌骨肌的舌骨附着。浅部分为下、外、内三个面。下面覆盖皮肤、皮下组织、颈阔肌和颈深筋膜浅层,并有面静脉及面神经的颈支或下颌缘支(低位)横过,在接近下颌骨处,下颌下淋巴结位于腺体表面或者腺体与下颌骨之间。外面为下颌骨内面的下颌下腺窝,并在较后部与翼内肌的前下部相邻。面动脉穿行于腺体后上部的深沟中,并在腺体外侧面与翼内肌的下颌附着之间穿出腺体,转向外方,在咬肌附着前缘绕下颌骨下缘上行进入面部。内面的前部与下颌舌骨肌相邻,并有下颌舌骨肌神经、血管和颏下血管的分支走行于二者之间。后部借茎突舌骨肌、茎突舌骨韧带及舌咽神经与咽侧壁相隔。内面的中间部分与舌骨舌肌相邻,在二者之间,有茎突舌骨肌、舌神经、下颌下神经节、舌下神经及其伴行的静脉自上而下依次排列。内面的下方与茎突舌骨肌及二腹肌后腹相邻。下颌下腺的深部(延长部)绕过下颌舌骨肌后缘至其上面,在下颌舌骨肌与舌骨舌肌之间向前延伸进入舌下间隙,与舌下腺的后端相接。

下颌下腺表面被覆腺鞘,是颈深筋膜浅层的一部分。它在下颌下区下方附着于舌骨,向上分浅、深两层包绕腺体形成下颌下腺鞘。浅层较致密,附着于下颌下缘。深层较疏松,附着于下颌骨内面的下颌舌骨线。

二、导管系统

下颌下腺导管(Wharton duct)起自下颌下腺浅部深面,经腺体深部绕过下颌舌骨肌后缘,起初向上后方走行约4~5mm,而后经下颌舌骨肌与舌骨舌肌之间前行,再经过舌下腺内侧、颏舌肌外侧行向内前,开口于口底舌系带两侧的舌下肉阜。下颌下腺导管在行程中还接受部分舌下腺大管的汇入,但也有部分舌下腺大管不并入下颌下腺导管而单独开口于舌系带两侧(图1-0-1)。下颌下腺导管总长约5cm,直径2~4mm,进入腺体后,分支导管按照腺叶结构呈树枝状分布。

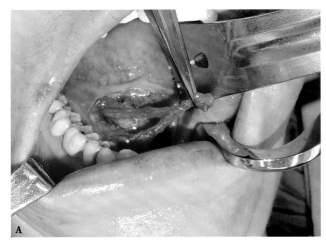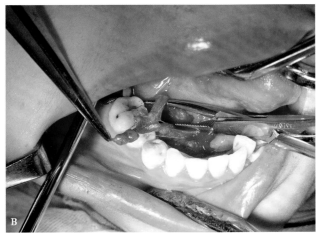

图 1-0-1　下颌下腺导管与舌下腺大管的两种解剖关系
A. 舌下腺大管汇入下颌下腺导管　B. 舌下腺大管单独开口于舌系带旁边

下颌下腺导管行程较长,且是从后下斜向前上逆重力方向走行,唾液流动较慢,加之导管开口较大,有可能进入异物而成为钙盐沉积的核心,进而产生结石。这是唾液腺结石易发生于下颌下腺导管的原因。

在舌骨舌肌处,下颌下腺导管位于舌神经与舌下神经之间,至该肌前缘,舌神经向下前方走行位于下颌下腺导管的外侧,继而绕过下颌下腺导管的下方经其内侧转向上方向舌侧行进。舌神经与下颌下腺导管交叉部位多在下颌第二磨牙舌侧的下方,或在下颌第二磨牙与第三磨牙舌侧下方之间。

临床上鉴别舌神经与下颌下腺导管可以从以下三方面入手:①从与周围组织的联系上看,舌神经连于下颌下神经节,下颌下腺导管则直接发自下颌下腺;②从解剖位置上区别,下颌下腺导管在舌骨舌肌表面,舌神经位于下颌下腺导管的上方;③从形态上看,舌神经比下颌下腺导管粗而略扁,因神经鞘膜含磷脂,故其色泽白而光亮,且坚韧,而下颌下腺导管软而色暗。

三、血管系统

下颌下腺的动脉血供由面动脉及舌动脉分支供应。静脉则与动脉伴行，经面静脉及舌静脉回流入颈内静脉。面动脉常与舌动脉共干发出，在舌骨大角的稍上方，二腹肌后腹的下缘处，起自颈外动脉的前壁，自茎突舌骨肌和二腹肌深面进入下颌下三角，向前穿入腺鞘，沿下颌下腺深面和上面的沟走行，穿出腺鞘后，在下颌骨下缘咬肌附着前缘处绕过下颌骨下缘到达面部，沿途发出腺支营养下颌下腺。行下颌下腺切除时，要结扎面动脉及面静脉，注意面动脉的解剖走行特点，分别在其近心端及下颌下缘处进行牢靠结扎。

显微血管铸型研究显示，下颌下腺动静脉与导管系统都以腺叶为单位，互相并行，呈树枝状分布（图1-0-2）。

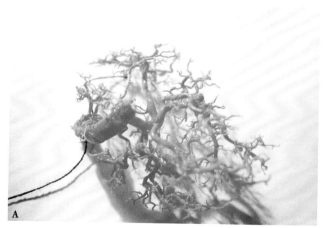
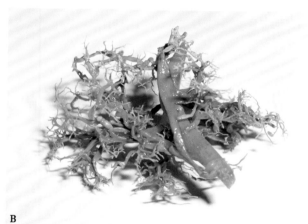
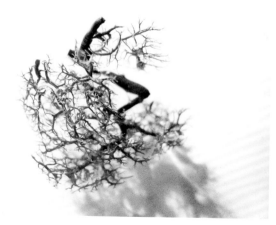
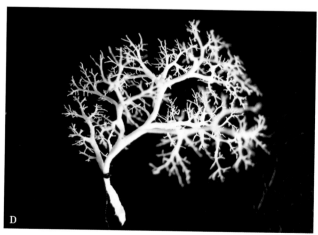

图 1-0-2　下颌下腺显微血管和导管铸型
A. 动脉　B. 动静脉及导管　C. 静脉　D. 导管

四、淋巴系统

下颌下腺的淋巴回流至下颌下淋巴结，2~8个，该淋巴结群主要位于下颌骨体下缘与下颌下腺之间。有的在腺体前端，有的在腺体表面，沿面静脉和面动脉排列，有的在腺体的后端。下颌下腺腺体内是否有淋巴结尚有争议。口腔癌患者行颈淋巴结清扫术时，传统的做法是常规切除下颌下腺，大量下颌下腺功能性器官随之被摘除。然而，根据一些学者的解剖研究，下颌下腺腺体内未发现淋巴结。我们课题组对95例口腔癌患者的116侧下颌下腺手术标本采用连续切片的方法，获取约5 000张HE切片进行组织学观察，无论在下颌下腺被膜下还是腺体实质内，均未见腺内淋巴结的存在。因此，对于较早期的口腔癌（除口底癌）以及颈部淋巴结临床阴性的患者，在颈淋巴结清扫术中保留下颌下腺是可行的。

下颌下淋巴结的输出管引流至颈深上淋巴结，即颈二腹肌淋巴结或颈肩胛舌骨肌淋巴结。

五、神经支配

支配下颌下腺的神经可分为两类：感觉神经和分泌神经，其中分泌神经又可分为交感神经与副交感神经。

下颌下腺的感觉神经来自三叉神经的分支——舌神经。因此，下颌下腺炎症，特别是腺门部结石伴发感染，以及腺样囊性癌累及舌神经时，患者可有耳颞部及舌尖区的放射性疼痛。舌神经与下颌下腺导管关系密切。在行下颌下腺切除术时，切勿将下颌下腺导管与舌神经相混淆而误将舌神经切断，造成半侧舌麻木。术中可将下颌舌骨肌用拉钩向前牵开，可见舌神经从外上方勾绕导管进而至其下方、内侧和上方。

支配下颌下腺的副交感神经节后纤维来自下颌下神经节。下颌下神经节位于下颌舌骨肌后缘后方的舌骨舌肌浅面、舌神经的下方，与下颌下腺的腺门部相连接。节前纤维起自脑桥内的上涎核，经中间神经、面神经的鼓索支，并随舌神经进入下颌下神经节。支配下颌下腺的交感神经节后纤维发自颈上神经节，颈上节的下端发出颈外动脉神经，其分支围绕颈外动脉形成颈外动脉神经丛，由此丛发出分支伴随面动脉的分支进入腺体。

下颌下腺的唾液分泌受交感神经和副交感神经支配，副交感神经的支配作用似更明显。我们课题组的研究结果显示，切断大鼠、家兔和小型猪的下颌下神经节，使动物的术侧下颌下腺失副交感神经支配后，下颌下腺的刺激性唾液分泌下降，但静息性唾液流率反而明显增加，故提出了失副交感神经支配治疗口干症的科学设想，这一点在动物实验（大鼠）得以证实（见第十五章），但是否适用于大型动物以及人体，尚待进一步深入研究。

与下颌下腺解剖关系密切的神经还有面神经下颌缘支。下颌缘支在咬肌前下角处与面静脉、面动脉相交，并跨过其浅面（少数经过面动脉的深面），在颈阔肌深面与颈深筋膜浅层之间走行。在下颌下腺手术时其容易被伤及，需要特别注意加以保护，以免损伤导致口角歪斜。

六、下颌下间隙

下颌下间隙位于下颌下三角内。上界为下颌骨下缘,下界为二腹肌前后腹,其底由下颌舌骨肌、舌骨舌肌和咽上缩肌等构成。它通过下颌舌骨肌后缘与舌下间隙相通,并与翼颌间隙、咽旁间隙相通。

下颌下间隙内主要有下颌下腺、下颌下淋巴结、面静脉、面动脉、舌神经、舌下神经(图 1-0-3)。各种原因导致的下颌下腺感染可以波及下颌下间隙,引起下颌下间隙感染。

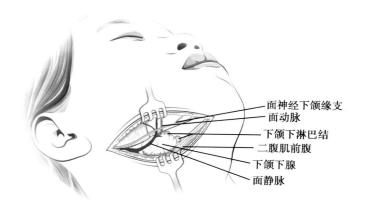

面神经下颌缘支
面动脉
下颌下淋巴结
二腹肌前腹
下颌下腺
面静脉

图 1-0-3 下颌下三角区的解剖结构及毗邻的位置关系

七、解剖特点与手术设计

下颌下腺具有与腮腺和舌下腺不同的解剖特点,利用这些特点,可以设计一系列创新性手术术式。

1. 下颌下腺具有独立的动静脉系统,腺体内无知名神经穿越,将腺体连同动静脉和导管游离后转移到颞部,即血管化自体下颌下腺移植术,可以用于治疗重症干眼(图 1-0-4),详见第十四章。

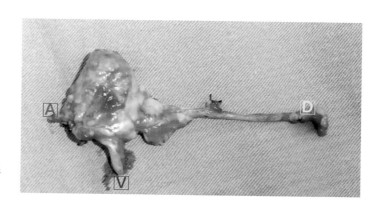

图 1-0-4 用于血管化移植的完整游离的下颌下腺
A. 面动脉 V. 面静脉 D. 导管

2. 下颌下腺相关面动脉远端与相应静脉伴行,将其他血管结扎切断后,以面动脉远端及其伴行静脉作蒂,将下颌下腺向前转移到颏部,可以预防放射性口干,详见第十三章。

3. 下颌下腺相关的面动脉近心端及其伴行静脉可以作为腺体的主要供血动脉和回流静脉,将其他血管结扎切断后，以面动脉近心端及其伴行静脉为蒂，将下颌下腺向后上方转移，可以用于修复口咽部缺损，详见第十六章。

4. 下颌下腺的血管和导管系统以腺叶为单位，互相平行，呈树枝状分布。故以腺叶为单位分离切除，可以设计部分下颌下腺移植术治疗重症干眼，预防术后泪溢（详见第十四章）；还可以设计部分下颌下腺切除术，治疗下颌下腺良性肿瘤以保存部分下颌下腺功能（详见第十七章第二节）。

（张　雷　俞光岩）

参考文献

1. 赵士杰, 皮昕. 口腔颌面部解剖学. 北京: 北京大学医学出版社, 2005.

2. 邱蔚六. 口腔颌面外科学. 6 版. 北京: 人民卫生出版社, 2008.

3. 张震康, 俞光岩. 口腔颌面外科学. 2 版. 北京: 北京大学医学出版社, 2013.

4. ZHANG L, XU H, CAI Z G, et al. Clinical and anatomic study on the ducts of the submandibular and sublingual glands. J Oral Maxillofac Surg, 2010, 68(3): 606-610.

第二章

下颌下腺的组织学

人有三对大唾液腺,下颌下腺是其中一对,仅次于腮腺,是第二大唾液腺。唾液腺(salivary glands)是导管开口于口腔黏膜的管泡状、局泌性、复合性外分泌腺。管泡状指分泌腺泡的形态。局泌性指分泌时只有细胞的分泌物释放。复合性指有一个以上的导管进入主导管。外分泌指腺体将液体分泌至游离面。除腮腺、下颌下腺和舌下腺这三对大唾液腺外,还有分布于口腔黏膜各处的小唾液腺。唾液腺的功能是形成、修饰和分泌唾液。唾液分泌是唾液中枢在传入刺激(如味觉或咀嚼)下发出的功能反射。唾液有助于咀嚼、吞咽、消化和对牙及软组织的保护。唾液的许多重要功能常常不被重视,只有在唾液的产生和分泌障碍时,它的重要性才被认识。

与其他大唾液腺相似,下颌下腺也由实质和间质构成。腺实质即腺体的上皮成分,包括基本的分泌单位腺泡(acinus)和导管系统(duct system)。腺实质形成较大的腺叶,腺叶中含有许多腺小叶(lobules),腺小叶中含有许多分泌单位即腺泡。腺泡是形成唾液的基本单位,形成的唾液进入各级导管系统,先进入位于腺小叶内的闰管和分泌管,对原始唾液进行加工,然后进入排泄管。排泄管主要位于小叶间结缔组织中,将唾液排入唾液腺主导管。下颌下腺的主导管沿口底前行开口于舌系带两侧的乳头处。下颌下腺的间质形成唾液腺的包膜,自包膜向唾液腺实质,将其分成腺叶及腺小叶,构成叶间及小叶间结缔组织,内含血管、神经,以及浆细胞、脂肪细胞等(图 2-0-1)。

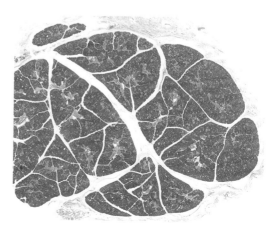

图 2-0-1　下颌下腺的基本结构

第一节　腺　　泡

　　腺泡是腺体的基本分泌单位,是由数个腺泡细胞围成的球形和管球形结构。中央形成不明显的腺泡腔,开口与闰管相连。腺泡的外面有带突起的肌上皮细胞分布,再向外有薄层基底膜包绕(图 2-1-1)。基底膜是唾液腺发育时上皮细胞分泌的,包绕导管上皮细胞,构成腺泡的结构框架。下颌下腺的腺泡有浆液细胞构成的浆液性腺泡、黏液细胞构成的黏液性腺泡和上述两种细胞混合构成的混合性腺泡。下颌下腺是以浆液性腺泡为主的混合性腺,黏液性腺泡平均占腺泡总量的 8%(1%~33%)。还有少数为以较多的黏液细胞和较少的浆液细胞构成的混合性腺泡,其中浆液细胞形成明显的半月板。

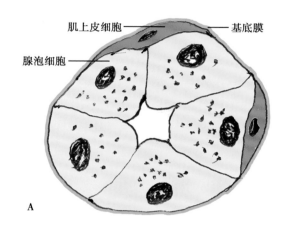

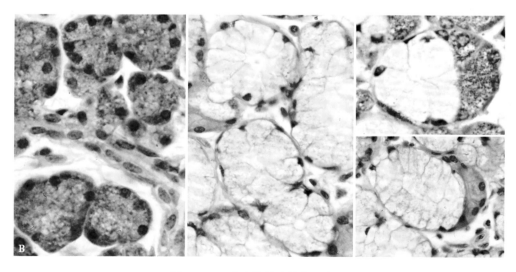

图 2-1-1　腺泡的基本结构和类型
A. 腺泡的基本结构模式图　B. 腺泡的类型(左:浆液性腺泡;中:黏液性腺泡;右上和右下:混合性腺泡)

一、浆液性腺泡

浆液性腺泡（serous acinus）由浆液细胞构成，浆液细胞的分泌物稀薄，含唾液淀粉酶和少量黏液，可称之为浆黏液细胞，它的分泌物成分主要为蛋白质，因此具有典型的蛋白质合成细胞的形态学特点。

光镜下浆液细胞呈锥形，尖端朝向腺腔，细胞质嗜碱性，这是因为细胞质含有丰富的粗面内质网，分泌物形成高反射性的酶原颗粒，这些颗粒呈PAS（过碘酸-雪夫）染色阳性，位于细胞的顶端（图2-1-2）。细胞核圆形，染色较深，位于细胞的基底区1/3，靠近基底膜。浆液性腺泡多为圆形，可能由于腺泡腔较小及组织处理的缘故，常见不到明显的腺腔。

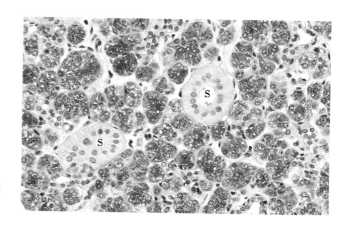

图2-1-2　浆液性腺泡的光学显微镜下所见
S. 分泌管

电镜下，浆液细胞的排列具有明显的极性。细胞核靠近基板，在近腔面的细胞质中，分布蛋白质合成相关的细胞器，如粗面内质网、高尔基体及线粒体等。蛋白质合成在粗面内质网的核糖体处，进入内质网的囊内，再转运至高尔基体进行糖基化，进入小泡中形成分泌颗粒。不成熟的分泌颗粒电子密度低，向腺泡腔移动过程中逐渐变为高电子密度，再分泌至腺腔。线粒体提供合成及分泌过程的能量。静止的细胞含大量的分泌颗粒，进食引起的唾液外流可使颗粒急剧减少。

在浆液细胞之间可见有通向腺泡腔的细胞间小管，浆液细胞的细胞膜形成一些微绒毛伸向细胞间小管和腺腔。浆液细胞之间的连接有桥粒、中间连接、缝隙连接及紧密连接。紧密连接有助于细胞表面形态的维持以及调节腺腔与细胞间小管的物质交换。紧密连接具有选择通透性，允许离子和水通过。特殊的神经递质可以改变其通透性，允许较大的分子通过。中间连接和桥粒主要维持细胞间的黏附。腺泡细胞的外侧与结缔组织构成的基板形成半桥粒连接，基板外侧有结缔组织的毛细血管。细胞连接与细胞内蛋白质及细胞骨架间的相互作用可为细胞提供环境信号。缝隙连接则可协调腺泡细胞的活动，形成腺泡细胞的功能单位。浆液细胞也含有其他细胞器如细胞骨架成分、溶酶体和过氧化物酶体等。

二、黏液性腺泡

黏液性腺泡（mucous acinus）是由黏液细胞构成的管状腺，分泌物为蛋白质与碳水化合物结合形成的黏液，较黏稠。分泌物成分主要为糖蛋白，因此具有典型的合成糖蛋白细胞的形态学特点。

光镜下黏液细胞中黏液因含黏原颗粒故不容易被常规染料染色，或是在切片制备过程中被破坏，造成黏液丧失，细胞质常呈絮状，弱嗜碱性，染色浅。细胞核多受压呈扁梭形，位于细胞基底部（图2-1-3）。细胞质 PAS 及阿辛蓝（Alcian blue）染色阳性。

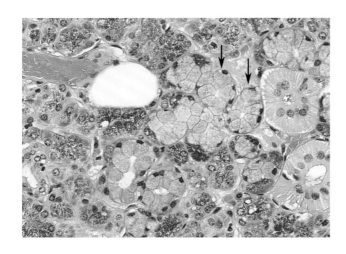

图2-1-3 黏液性腺泡的光学显微镜下所见（箭头示）

电镜下黏液细胞容易与浆液细胞区别，与浆液细胞相比，除大量粗面内质网及线粒体外，高尔基体更发达，主要是由于有更多的碳水化合物要加至分泌蛋白上。此外，还可见许多圆形彼此分离的分泌颗粒。与浆液细胞相同，黏液细胞以胞吐作用将黏原颗粒分泌至腺泡腔。

黏液性腺泡细胞间也有细胞连接复合体。与浆液细胞不同的是，黏液细胞间无细胞间小管。

三、混合性腺泡

混合性腺泡（mixed acinus）由黏液细胞和浆液细胞共同构成，以黏液细胞为主，由数个排列呈新月状的浆液细胞覆盖在黏液性腺泡的盲端而形成。浆液细胞形成的新月样结构称为半月或半月板（demilune）（图2-1-4），一般认为其分泌物通过细胞间小管排入腺泡腔。

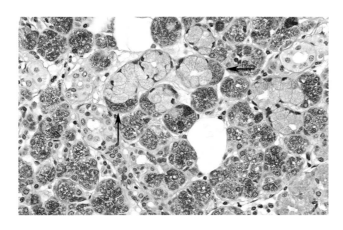

图2-1-4 半月板（箭头示）

最近的研究显示,半月板的形成是常规制片过程中的人工假象。用冷冻的方法使固定造成的变形和二维变化减至最小后,证明所有浆液细胞都与黏液细胞排列成一排,围绕一个共同的腺腔,观察不到半月板。常规固定方法使黏液细胞膨胀,造成浆液细胞向腺泡的基底部移位从而形成半月板。此种假象已得到三维重建的证明。除此之外,黏液颗粒的膨胀也使细胞核变扁并移至细胞基底部。

第二节　肌上皮细胞

肌上皮细胞(myoepithelial cell)是带突起的树枝状细胞,位于腺泡细胞、闰管细胞与基板之间。由于肌上皮细胞有许多突起包绕腺泡,所以也称篮细胞(basket cell)。常规切片在光学显微镜下观察,此细胞仅见扁的细胞核,且不易观察。但可用肌上皮细胞抗原标记物如肌动蛋白、钙调蛋白和角蛋白 14 进行免疫组织化学染色观察(图 2-2-1)。

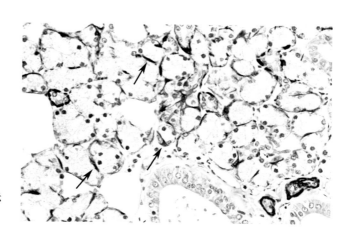

图 2-2-1　钙调蛋白免疫组织化学染色显示的肌上皮细胞(箭头示)

在腺泡周围,肌上皮细胞的突起位于细胞表面的沟内,腺泡的外形仍是平滑的。围绕闰管的肌上皮细胞细长,沿导管纵向走行,突起较短,位于细胞表面。

电镜下,肌上皮细胞扁平,与蛋白合成相关的细胞器不多,但是细胞质及突起中有许多直径 7nm 的可收缩肌动蛋白微丝,故肌上皮细胞类似于平滑肌,具有收缩功能。肌上皮细胞与腺上皮之间有桥粒连接,与邻近的肌上皮细胞有缝隙连接,与基板有半桥粒连接,提示它的某些活动经基板传导。在靠近基板的细胞膜处还可见吞饮泡和致密附着区。

目前已明确的是肌上皮细胞兴奋对唾液腺可产生以下影响:①加速唾液初始性外流(初始部位指腺泡、闰管处);②减小腺泡腔体积;③增强分泌压力;④支持腺实质,减少液体回渗。

肌上皮细胞收缩可以支持腺泡内唾液的主动分泌,有助于腺泡内原始唾液排入导管系统。闰管的肌上皮细胞收缩可使管道变短、变粗,使其维持开放状态。最近的研究提示其还有比收缩能力更重要的功能,即腺泡细胞提供维持细胞极性和细胞结构的信号。肌上皮细胞可形成许多蛋白质,有的具有肿瘤抑制功能如蛋白酶抑制剂(金属蛋白酶组织抑制剂),还有抗血管生成因子。这些细胞还可以提供抗肿瘤侵袭的屏障。

第三节　导管系统

导管系统由闰管、分泌管和排泄管构成。闰管直接与腺泡连接，再导入分泌管，闰管和分泌管位于腺小叶内，分泌管的下一级导管为排泄管，走行于小叶间结缔组织，最后汇入总排泄管。

闰管（intercalated duct）直径最小，是由 4~6 个立方状细胞围成的单层管，常位于拥挤的腺泡间。光学显微镜下见闰管细胞体积小，细胞质少，弱嗜碱性（图 2-3-1）。细胞核位于细胞中央。电镜下，细胞质中与蛋白质合成相关的细胞器很少，包括少许粗面内质网和小的高尔基体。管腔侧细胞膜有少许短的微绒毛，有时近管腔的细胞质中含少许分泌颗粒。细胞侧面有连接复合体。邻近的细胞间可见折叠的、相互交错的细胞突起。导管细胞的外围可见肌上皮细胞。闰管细胞可视为干细胞，在需要时，可分化为腺泡细胞、肌上皮细胞及分泌管上皮细胞。下颌下腺中的闰管较腮腺的短。普通光学显微镜下不容易观察到。

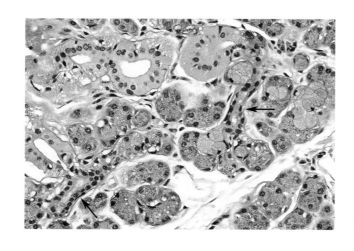

图 2-3-1　闰管的光学显微镜下所见（箭头示）

闰管细胞形成大分子成分储存于分泌颗粒并分泌至唾液中。这些成分包括溶菌酶和乳铁蛋白，还可能包括目前未知的成分。原始唾液的一些液体成分是在闰管区加入的。

分泌管（secretory duct）与闰管相连，较长，管径较粗。下颌下腺的分泌管长而明显，在常规切片中很容易观察。分泌管由单层导管细胞构成。细胞质丰富，强嗜酸性。细胞核圆形，位于细胞中央。在近基底部的细胞质中，可见与基底膜垂直排列的纵纹（图 2-3-2），因此也称为纹管（striated duct）。电镜下可见近基板处的细胞膜反复向细胞内折返，形成平行排列的与基板垂直的皱褶，皱褶内细胞质中含大量垂直排列的线粒体。此结构特点构成了光学显微镜下的纵纹。分泌管的结构特点说明其具有转运电解质和水的功能。当腺泡的分泌物流经分泌管时，细胞可对其电解质进行重吸收（钠和氯）。此重吸收是逆浓度的，所以需要高能量。同时，也向其中分泌电解质（钾、碳水化合物），使腔内的液体由等渗转为低渗。因此，分泌管在结构和功能上与肾远曲小管细胞相似。分泌管的近基底膜处还有稀疏分布的基底细胞。

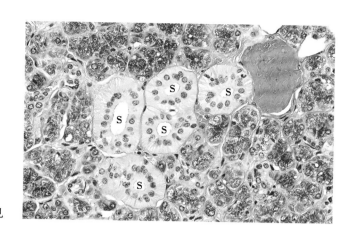

图 2-3-2 分泌管（S 示）的光学显微镜下所见

分泌管细胞近管腔的细胞质中有小的分泌颗粒，含表皮生长因子、溶菌酶、血管舒缓素和分泌型 IgA。此颗粒在人少于其他种属，在腮腺少于下颌下腺。近管腔的细胞质内还有电子密度低的泡，提示细胞具有内吞作用。

分泌管细胞也含有许多溶酶体和过氧化物酶体。细胞核周围的细胞质常见糖原沉积。相邻的细胞有发育良好的细胞连接复合体，但缺乏缝隙连接。

有些种属的下颌下腺的分泌管细胞在结构上有改变，称为颗粒曲管细胞（granular convoluted tubule cell）。对于啮齿类动物，这些特化的导管储存和分泌激素与其他活性物质，如神经生长因子（NGF）、肾素和表皮生长因子（EGF）。而人则无颗粒曲管。

排泄管（excretory duct）也称集合管（collecting duct），与分泌管相连，起始于小叶内，再进入小叶间结缔组织，称为小叶间导管。小叶间的排泄管最后汇总为总排泄管，随着管径的逐渐增大，管壁由单层立方状上皮逐渐变为假复层及复层柱状上皮，并可见少量杯状细胞（图 2-3-3）。近基底膜处为基底细胞，紧密排列，形成完整的一层，细胞质少，细胞体积小。此外，基底细胞表达细胞角蛋白 5（CK5）（图 2-3-4）、CK14、p63 和抗凋亡因子 Bcl-2，增殖指数约为 3%，在唾液腺中最高。其可能在唾液腺组织更新、再生和化生过程中起潜在的干细胞作用，但是腺泡细胞、肌上皮细胞也可分裂，参与唾液腺的再生。导管细胞在近口腔黏膜处转变为复层鳞状上皮，与口腔上皮融合后形成开口。导管上皮转变为复层鳞状上皮时，原来的单纯上皮的细胞角蛋白中间丝也发生转变。排泄管也参与唾液的离子转运，由等渗转为低渗的过程。

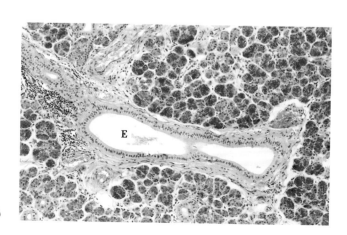

图 2-3-3 唾液腺的排泄管（E 示）

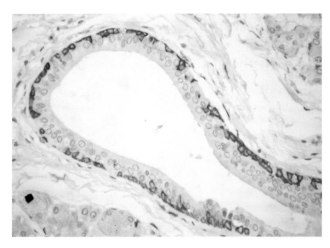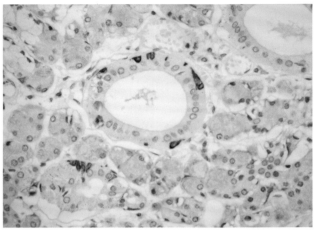

图 2-3-4 分泌管、排泄管的基底细胞表达 CK5

唾液腺腺泡细胞含有中性至酸性的混合性糖蛋白,可以用组织化学方法证明。糖蛋白的酸性基团(如羧基或硫酸盐基团)可以用 pH 2.5 阿辛蓝染色,所有糖蛋白中的乙二醇基团可以用 PAS 染色。上述染色证明:①下颌下腺的浆液细胞含中性、酸性、混合性糖蛋白;②黏液细胞主要含酸性糖蛋白;③腮腺的浆液细胞含中性糖蛋白;④闰管细胞常含混合性糖蛋白;⑤分泌管细胞常含中性糖蛋白。

分泌颗粒中结合一定量的钙,可以抵消糖蛋白中所携带的阴性电荷相互排斥的初始分泌,便于初始分泌颗粒中分子的压缩。酸性糖蛋白越多,需要的钙也越多。因此,黏液性腺泡和下颌下腺的浆液性腺泡的分泌颗粒中含的钙较腮腺的腺泡多,而分泌管细胞中基本不含钙。分泌颗粒释放后,其中的钙可结合受损伤的细胞膜释放的磷脂,参与微小结石的形成。

导管系统的近腔面细胞表达低分子量 CK7(图 2-3-5)、CK8、CK18 和 CK19。

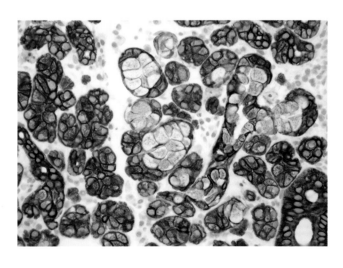

图 2-3-5 下颌下腺的导管腔面细胞、腺泡细胞表达 CK7

第四节　间　质

　　下颌下腺的间质结缔组织形成被膜、叶间及小叶间隔，并围绕唾液腺导管和腺泡，内有支配腺体的神经及血管。结缔组织中还含有浆细胞、成纤维细胞、巨噬细胞和淋巴细胞。导管周围可见弥散的淋巴组织，但无淋巴结。这些结缔组织不仅对腺体构成结构上的支持，而且有助于维持口腔内环境的稳定。在病理状态下特别是炎症过程中也起重要作用。

（高　岩）

参考文献

1. NANCI A. Ten Cate's Oral Histology：Development, Structure, and Function. 8th ed. St Louis：Elsevier Mosby, 2012.
2. BERKOVITZ B K B, HOLLAND G R, MOXHAM B J. Oral Anatomy, Histology and Embryology. 5th ed. St Louis：Mosby Elsevier, 2018.
3. CHIEGO D J. Essentials of Oral Histologyand Embryology. 4th ed. St Louis：Mosby Elsevier, 2014.
4. HAND A R, FRANK M E. Fundamentals of Oral Histology and Physiology. West Sussex：John Wiley & Sons, Inc, 2014.
5. FEHRENBACH M J, POPOWICS T. Illustrated Dental Embryology, Histology, and Anatomy. 4th ed. Maryland Heights：Elsevier Saunders, 2016.
6. KUMAR G S. Orban's Oral Histology and Embryology. 13th ed. New Delhi：Elsevier, 2011.
7. DE PAULA F, TESHIMA T H N, HSIEH R, et al. Overview of Human Salivary Glands：Highlights of Morphology and Developing Processes. Anat Rec（Hoboken）, 2017, 300（7）：1180-1188.

第三章

下颌下腺的生理功能

下颌下腺作为三大唾液腺之一,是维持摄食、消化、言语等口腔及消化道正常功能必不可少的器官。下颌下腺属于外分泌系统,主要功能是分泌唾液。在静息状态下,下颌下腺的分泌量占总唾液量的60%~65%。唾液参与机体的摄食与消化,抑制或杀灭口腔中的细菌及病毒,保护口腔软组织及牙齿,维持口腔和上消化道上皮的完整性及组织修复等。此外,下颌下腺也有内分泌功能,在某种意义上,其又是内分泌器官,通过分泌蛋白和肽类物质等,对下颌下腺局部及全身器官的功能进行调节。

本章主要对下颌下腺的生理功能,包括分泌、消化、营养、保护功能,以及唾液蛋白质的功能进行介绍。

第一节　分　泌　功　能

下颌下腺既有外分泌功能也有内分泌功能。迄今为止,大多集中在对其外分泌功能的研究。因此,关于下颌下腺外分泌功能的认识远多于对其内分泌功能的了解。

一、外分泌功能

与大多数外分泌腺,如胰腺、乳腺、胃腺、前列腺、汗腺等一样,下颌下腺的主要外分泌功能是分泌其产生的特有液体——唾液。

(一)唾液分泌量

1. 唾液分泌量　关于唾液的分泌量,曾有人认为健康成年人每天分泌 1~1.5L。这个数值显然是一种过高的估计。静止状态下人混合唾液流率为 0.3~0.4mL/min,假设人的非睡眠时间为 16h,所分泌的唾液应为 288~384mL;睡眠时的最大分泌量为 0.1mL/min,如果睡眠时间为 7h,所分泌的唾液量应为 42mL。此外,人每天用于进食的平均时间为 54min,而进食所刺激的流率为 4mL/min,所以进食时所分泌的唾液量应为 216mL。因此,人每天唾液总分泌量应为 546~642mL。

在三大唾液腺中,下颌下腺是分泌量最大的腺体,其分泌量占每日静息唾液总量的 60%～65%;其次为腮腺,占 20%～25%;舌下腺分泌量占 7%～8%,而小唾液腺的分泌量较小,总共不超过 7%～8%。

2. 唾液流率　唾液流率也称为唾液分泌速率,通常以 mL/min 或 g/min 表示。它是通过收集单位时间内分泌的唾液量来确定的,又分为非刺激性流率(又称静息流率)及刺激性流率。刺激状态下,腮腺分泌量可占全唾液的 50%,下颌下腺占 35%,舌下腺占 7%～8%,小唾液腺占 7%～8%。

唾液流率是衡量唾液分泌功能最重要的指标,在维持口腔健康方面起着极为重要的作用。唾液流率降低可出现口干症,使口腔的正常生理功能受到损害,如言语、咀嚼和吞咽等活动明显困难,牙菌斑形成增多,亦会使口腔疾病如口腔黏膜感染、龋病及牙周病的发生率明显升高。

3. 影响唾液流率的因素

(1)影响非刺激性流率的因素:许多因素可以不同程度地改变非刺激性唾液的分泌,其中最重要的因素有体液含量、体位和光线、生物节律、药物、性别、年龄、心理因素及疾病等。

1)体液含量:身体脱水时,唾液分泌减少;相反,水潴留时唾液分泌增加。这也是日常生活中常常见到的状况,当大量出汗时,唾液分泌减少,会感到口干;如果失水量达 8%,唾液分泌就会完全停止。

2)体位和光线:直立位可使唾液流率升高,而平卧位则使流率降低。黑暗环境或遮光状态可使唾液流率降低 30%～40%。

3)生物节律:一昼夜当中,唾液流率以下午最高,睡眠时最低。这种节律变化也为睡前清洁口腔提供了依据。

4)药物:许多药物可影响唾液分泌,其作用机制不同,有的是间接作用,有的是直接阻断唾液腺细胞膜上的受体。已报道的可影响唾液分泌的药物有镇痛药、食欲抑制药、抗风湿药、抗胆碱药、止泻药、止吐药、抗组胺药、降血压药、利尿药、治疗帕金森病药、抗焦虑药、抗抑郁药及抗癫痫药等,但在这些药物中,并不是每种剂型均有抑制唾液分泌的作用。

5)性别和年龄:唾液流率有男性高于女性的趋势,但机制不明。成年人非刺激性流率与年龄无关,但老年人的唾液流率降低。另外,孕妇的唾液流率通常高于正常人。

6)心理因素:看到食物、想象进食甚至听到食物加工的声音均可在一定程度上促进唾液的分泌,望梅止渴就是通过心理因素反射性引起唾液分泌增加,但想到不喜欢吃的食物时则会降低唾液分泌。紧张、焦虑、兴奋、愤怒等情绪变化也可能对唾液分泌有影响,但未见专门研究。

7)疾病:有些直接累及唾液腺功能的疾病如自身免疫性疾病,包括舍格伦综合征、风湿病、系统性红斑狼疮等可明显减少唾液分泌。头颈部肿瘤放射治疗亦可造成唾液分泌减少。除此之外,一些消化道疾病,如食管癌、胃激惹等也可以影响唾液的分泌,这可能与消化道疾病引起的反应如恶心有关。

(2)影响刺激性流率的因素:刺激性流率是指唾液腺受到分泌性刺激时的分泌速率,腮腺以分泌刺激性唾液为主。最常见的刺激是进食和咀嚼,可使唾液分泌大量增加。许多因素可影响刺激性流率:

1)刺激的性质:进食时的刺激是一种混合性刺激,它包含咀嚼、味觉与嗅觉等多方面的刺激。单纯咀嚼运动所引起的唾液分泌增加小于咀嚼加味觉和/或嗅觉的刺激。因此,在研究刺激性分泌时,刺激的性质需要经过仔细的考虑和设计。研究中常用的刺激物有石蜡、口香糖、糖块、柠檬汁及柠檬酸等,均可引起唾液大量分泌,但增加程度差异较大。例如,石蜡刺激后混合唾液流率为 1.6mL/min,咀嚼口香糖所观察到的混合唾液流率为 1.7mL/min，1% 柠檬酸刺激的下颌下腺唾液流率为 0.8mL/min，用葡萄味道的糖块所引起的腮腺唾液流率为 1.0mL/min，而用柠檬汁刺激所引起的腮腺唾液流率为 1.5mL/min。由此可见，使用不同刺激所观察到的结果之间不具有可比性。

2）味觉和嗅觉刺激：五种味道刺激可明显增加唾液分泌，即酸、咸、苦、甜、辣，其中以酸刺激的作用最强烈。研究表明，5% 柠檬酸刺激可获得 7mL/min 的最大唾液流率。临床评价口干症时，常统一使用 2.5%～3% 柠檬酸进行刺激，以便收集的结果一致性高。相比之下，嗅觉刺激的作用弱于味觉刺激，而且嗅觉刺激也更难设计和评价。

3）吸烟：吸烟对唾液分泌的影响评价不一。有些观察认为，吸烟或尼古丁可刺激唾液分泌。由于控制唾液分泌的神经纤维含有尼古丁受体，血液中尼古丁含量增加可以刺激唾液分泌，但唾液腺的腺泡细胞并无尼古丁受体，因而尼古丁并不能直接作用于腺泡细胞。也有一些研究认为，长期吸烟有抑制唾液分泌的作用，其机制尚待阐明。

4）单侧咀嚼：有些人习惯在进食时单侧咀嚼，这种不平衡的机械刺激可引起该侧唾液分泌增加，但长期后果尚待进一步评价。

5）腺体大小：非刺激性唾液流率可能和腺体大小无关，但刺激性唾液流率与腺体大小成正比。

6）性别和年龄：与非刺激性唾液流率一样，刺激性唾液流率呈男性高于女性的趋势。年龄对刺激性唾液流率有一定的影响，儿童的唾液流率较低，13～15 岁时达到成年人水平，老年人唾液流率降低。

7）进食：进食是极为强烈的分泌刺激，但由于进食时唾液难以准确收集，所以对这种作用的研究甚少。另外也有研究发现，食物的味觉刺激作用远远大于单纯的咀嚼刺激，咀嚼口香糖就是一个明显的例子。口香糖在最初 10min 内可引起很高的唾液流率，之后随着其味觉刺激的减弱，唾液流率降低。

8）药物：同静息分泌一样，刺激性唾液分泌也明显受药物的影响。许多老年人需服用不同种类的药物治疗疾病，其副作用之一就是抑制唾液分泌。探索保持药物疗效的同时，减少或消除口干的副作用，是一个重要的研究领域。

（二）唾液 pH

正常静息状态下，全唾液的 pH 平均为 6.7（范围为 6.2～7.6），其中来自下颌下腺分泌的唾液 pH 平均为 6.39（范围为 6.02～7.14），来自腮腺分泌的唾液 pH 平均为 5.81（范围为 5.45～6.06）。正常人唾液的 pH 与唾液流率相关，因此会随着生物节律而变化。一昼夜当中，睡眠时的唾液流率最低，此时唾液 pH 也最低；进食后，唾液大量分泌，由于含有较高的 HCO_3^-，其 pH 也随之升高，甚至可以高至 8.0。

（三）唾液成分

唾液的成分以水为主，占 99% 以上，固体成分不足 0.7%，其中有机物为 0.5%，无机物为 0.2%。下颌下腺分泌液中的黏蛋白和钙离子含量较高，属于混合型分泌液。腮腺分泌液中的有机物和无机物含量均较高，属于浆液性分泌液。舌下腺分泌液中的黏蛋白含量高，高于下颌下腺。小唾液腺分泌液属于纯黏液性分泌液。

1. 唾液中的无机物　唾液中的无机物主要是一些电解质，如钠、钾、钙、镁、氯、氟、碘以及硫酸盐、硫氰酸盐、磷酸盐和碳酸盐等。表 3-1-1 列举了全唾液、下颌下腺和腮腺分泌液中主要无机组分在非刺激（静息状态）和刺激状态下的含量。

表 3-1-1　全唾液、下颌下腺和腮腺分泌液中无机组分在非刺激和刺激状态下的含量

无机组分	全唾液		下颌下腺分泌液		腮腺分泌液	
	非刺激	刺激	非刺激	刺激	非刺激	刺激
钠 /mmol·L⁻¹	8	32	3	45	1.3	36
钾 /mmol·L⁻¹	21	22	14	17	24	21
钙 /mmol·L⁻¹	1.35	1.7	1.6	2.4	1.05	1.6
镁 /mmol·L⁻¹	0.3	0.4	0.07	0.4	0.15	0.12
氯 /mmol·L⁻¹	24	25	12	25	22	28
碳酸氢盐 /mmol·L⁻¹	2.9	20	4	18	1	30
磷酸盐 /mmol·L⁻¹	5.5	10	6	5	9	4
硫氰酸盐 /mmol·L⁻¹	2.5	1.2	ND	ND	ND	ND
碘化物 /μmol·L⁻¹	ND	14	1	0.5	0.5 ~ 2.3	0.2 ~ 1.2
氟化物 /μmol·L⁻¹	1.5	5	ND	ND	1.5	1.0

资料来源：Abraham E. Nizel 主编 *Nutrition in Preventive Dentistry：Science and Practice*。
注：ND 代表未见数据报道。

2. 唾液中的有机物　唾液中的有机物主要是各种蛋白质，此外还有一些低分子量有机物，如尿素、尿酸、游离葡萄糖、游离氨基酸、乳酸盐和脂肪酸等。表 3-1-2 列举了全唾液、下颌下腺和腮腺分泌液中主要有机物组分的含量。

表 3-1-2　全唾液、下颌下腺和腮腺分泌液中有机物组分的含量

有机组分	全唾液	下颌下腺分泌液	腮腺分泌液
蛋白质 /mmol·L⁻¹	1 750	1 100	2 300
血清白蛋白	25	11	2
γ 球蛋白	50	60	80
黏蛋白	450	800	800
唾液淀粉酶	420	300	1 000
溶菌酶	140	ND	200
过氧化物酶	5 ~ 6	ND	ND
乳铁蛋白	1 ~ 2	ND	1 ~ 2
富脯蛋白	ND	ND	2 000
组氨酸	ND	ND	100
纤维连接蛋白	2 ~ 6	2 ~ 6	2 ~ 6
碳水化合物 /mg·L⁻¹	270 ~ 400	300	450
血型物质 /mg·L⁻¹	10 ~ 20	10 ~ 20	0
葡萄糖 /mmol·L⁻¹	0.02 ~ 0.17	0.03	0.03
脂类 /mg·L⁻¹	20	20	20
糖皮质激素 /mmol·L⁻¹	2 ~ 20	ND	ND
氨基酸 /mg·L⁻¹	40	20	10
尿素 /mmol·L⁻¹	2.0 ~ 4.2	0.7 ~ 1.7	2.0 ~ 4.2
氨类 /mmol·L⁻¹	0.6 ~ 7.0	0.2 ~ 7.0	0.6 ~ 7.0

资料来源：Abraham E. Nizel 主编 *Nutrition in Preventive Dentistry：Science and Practice*。
注：ND 代表未见数据报道。

二、内分泌功能

多种动物,特别是啮齿类动物(小鼠、大鼠和仓鼠)的唾液腺还存在内分泌功能,由唾液腺合成并分泌入血的肽类物质达 30 种以上。常见的激素样物质或调节肽有:表皮生长因子(epidermal growth factor, EGF)、神经生长因子(nerve growth factor,NGF)、腮腺素(parotin)、胰高血糖素(glucagon)、胃泌素(gastrin)、激肽释放酶(kallikrein)、促红细胞生成素(erythropoietin,EPO)、心房钠尿肽(atrial natriuretic peptide, ANP)、S100 蛋白(S100 protein)、神经元特异性烯醇化酶(neuron specific enolase)、生长抑素(somatostatin)、突触囊泡蛋白(synaptic vesicle protein)、嗜铬粒蛋白(chromogranin)和降钙素(calcitonin)等。

虽然这些内分泌多肽可由不同的唾液腺合成、储存和分泌,但绝大多数分泌入血的肽类是由下颌下腺合成并分泌的,舌下腺可能也有类似的功能。只有少数动物的腮腺导管系统中可见到某些肽类,如猪的腮腺可合成胰高血糖素和胃泌素,而狗的腮腺可合成胃泌素。腮腺素为腮腺的特异性分泌。

唾液腺内分泌物质的合成几乎全部是在导管系统。导管系统的颗粒曲管(granular convoluted tubule, GCT)细胞及纹管细胞是合成并储存这些多肽物质的主要场所(表 3-1-3)。由于啮齿类动物有发达的 GCT 系统,所以常被用来研究这些多肽物质的合成与分泌。人类唾液腺没有 GCT 系统,因而内分泌物质可能存在于纹管细胞内,但有待于进一步证实。

表 3-1-3　下颌下腺多肽物质的细胞分布

多肽	分泌终端	GCT 颗粒细胞	GCT 柱状细胞	纹管细胞
表皮生长因子	−	+	−	−
神经生长因子	−	+	−	−
激肽释放酶	−	+	−	−
促红细胞生成素	−	+	−	−
心房钠尿肽	−	+	−	+
S100 蛋白	−	−	+	+
神经元特异烯醇化酶	−	−	+	+
胰高血糖素	−	+	−	+
生长抑素	−	+	−	+
突触囊泡蛋白	−	−	+	−
嗜铬粒蛋白	+[*]	−	−	−
降钙素	+[*]	+	−	−

注:[*]仅见于出生后早期的细胞中。

各种多肽在细胞内的储存形式也不相同。表皮生长因子和神经生长因子储存于分泌颗粒内,而其他调节肽则散在于细胞质内。这些多肽的分泌机制尚不清楚。以往的研究由于很少观察到除生长因子以外的多肽分泌到唾液中,因此有人认为,在所有唾液腺细胞内调节肽的释放都是内分泌过程,激素样物质进入血液的途径可能是直接由导管细胞从基侧膜分泌到血液中的,而不是通过先分泌到初始唾液中再由导管细胞重吸收入血的。此外,这些由唾液腺直接分泌的物质也不是由胃肠道吸收入血的。近年来的研究发现,唾液腺(下颌下腺和腮腺)导管系统以及浆液性腺泡也可以分泌生长激素释放肽(ghrelin)和脂联素(adiponectin)等直接进入唾液,并且生长激素释放肽在唾液中表达量明显高于血浆中的含量,但脂联素是否会由唾液分泌入血进而发挥内分泌的作用尚需深入研究。

（一）生长因子

唾液腺导管系统的颗粒导管上皮可合成生长因子,包括表皮生长因子、神经生长因子及其他生长因子。这些生长因子通常储存在分泌颗粒内。刺激 α- 肾上腺素受体可使这些因子释放到唾液中。激活胆碱能受体也可引起类似的释放,但作用弱于 α- 肾上腺素受体。生长因子分泌入血的过程及调节机制目前尚不清楚,可能与促进口腔及胃黏膜的生长发育和修复有关。根据这种假设,有人曾用生长因子来治疗胃溃疡,获得良好效果。

1. EGF Cohen 等于 1962 年首次从雄性小鼠下颌下腺中分离提取出 EGF,之后的研究相继发现 EGF 存在于小鼠下颌下腺 GCT 细胞内,主要储存部位是分泌颗粒。后来用原位杂交技术证明,EGF mRNA 在 GCT 细胞中大量表达。EGF 也大量存在于大鼠和仓鼠的下颌下腺 GCT 细胞中。雄性动物 EGF 的含量明显高于雌性,并且用雄性激素处理动物可使 EGF mRNA 大量表达。切除雄性动物睾丸后,EGF 降低到雌性动物水平。孕激素可能有类似作用,但尚有争议。给予切除睾丸的雄鼠及正常雌鼠注射孕激素均可引起下颌下腺 EGF 含量增加,而妊娠和哺乳雌鼠 GCT 细胞内 EGF 水平明显升高。与之相反,雌激素抑制 EGF mRNA 的表达,切除卵巢后 EGF 表达增强。切除肾上腺的小鼠,细胞内 EGF 表达显著降低。肾上腺皮质激素,如可的松及地塞米松均可使 EGF 表达恢复。甲状腺素可使 EGF mRNA 表达增加,而甲状腺功能低下时 EGF 水平明显降低。此外,EGF 的合成与发育相关,小鼠出生后 2 周内唾液中不能检出 EGF,而到出生后第 18 ~ 20 天时唾液中可检测出 EGF mRNA 和蛋白。

2. NGF 免疫组织化学结果显示,NGF 存在于小鼠与大鼠下颌下腺 GCT 细胞中。原位杂交技术证明,NGF mRNA 是在 GCT 细胞内表达。NGF 的主要储存部位是分泌颗粒,提示其分泌过程可能为胞吐作用。研究表明,刺激蛋白质分泌后,细胞内 NGF 水平降低。而 Zn^{2+} 可以稳定 NGF 的结构,Zn^{2+} 与 NGF 共存于分泌颗粒内。

细胞内 NGF 水平受雌激素调节。甲状腺素亦可使 NGF mRNA 表达增加。另外,给予成年小鼠泼尼松龙可提高细胞内 NGF 水平,表明肾上腺皮质激素亦参与 NGF 表达的调节。最近的研究发现,褪黑素可能也参与 NGF 合成的调节过程。NGF 表达水平与 GCT 系统发育平行,小鼠出生后 3 周可检出 NGF,在 3 ~ 12 周 NGF mRNA 表达逐渐增加。

3. 激肽释放酶 人唾液腺可合成激肽释放酶,其可分解激肽原(kininogen)形成激肽(kinin)。激肽可使平滑肌松弛,从而使血压降低。Ellison 等于 1967 年发现刺激鼓索神经可引起下颌下腺血管扩张,这种作用与激肽释放酶相关。

自 1936 年 Werle 和 Von Roden 报道激肽释放酶存在于唾液腺中以来,唾液腺已被公认为可合成此酶的器官。下颌下腺的 GCT 细胞是该酶的储存场所,腮腺和舌下腺激肽释放酶的含量很小。激肽释放酶的活性结构可能是 rK2 ~ rK10,rK1 的生理功能仍不清楚。已有证据表明,大鼠下颌下腺激肽释放酶可释放入血,因为切除唾液腺后的 24h 内血中激肽释放酶浓度降低 36%。热应激可引起激肽释放酶分泌入血。

电刺激交感神经也可引起激肽释放酶释放入血。例如,10Hz 刺激 1min 血中激肽浓度升高;50Hz 刺激单侧交感神经 1s,间隔 10s 反复共 60min,可使血清 rK1 浓度增加 48%。与之类似,刺激副交感神经使血清 rK1 浓度增加 46%。切除下颌下腺和舌下腺后 4 天,血清 rK1 浓度降低 50%。这些研究表明,生理状态下下颌下腺可分泌 rK1 入血,但唾液中 rK1 量变化不明显。由于血清中存在激肽释放酶抑制蛋白,可使入血的激肽释放酶很快失去活性。

4. 肾素 肾素存在于小鼠的下颌下腺中,雄性高于雌性。雄激素对其有调节作用。雄性小鼠出生后 25 天时即可在 GCT 细胞中检出肾素,雌性小鼠要到 30 天时才可检出,晚于 EGF 和 NGF 的检出时间。免疫组织化学结果显示,肾素存在于 GCT 细胞的分泌颗粒及致密囊泡中。此外,同种细胞表达肾素有很大的差异。大多数 GCT 细胞表达 EGF 和肾素,但有些 GCT 细胞只表达 EGF 而不表达肾素。对此,Bing 等认为这可能是由固定样品时的不当处理所致。此外,近年来的研究表明,肾素的合成比较复杂,可形成多种蛋白质形式,如单链和双链蛋白质等。

肾素的蛋白加工过程受雄激素的调节,并且肾素表达又受遗传因素的控制,有些种类的小鼠表达肾素水平高,有些种类则表达水平低。这种遗传变异是由于小鼠含有两种结构不同的肾素基因 Ren-1 和 Ren-2。含有 Ren-1 基因的小鼠 GCT 细胞中肾素很低,而 Ren-2 基因则可使 GCT 细胞合成大量肾素。Ren-2 基因具有发育和激素调节的组织特异性。给仅含有 Ren-1 基因的小鼠受精卵表达 Ren-2 基因而产生的转基因小鼠,其下颌下腺可合成高浓度的肾素,该合成过程受睾酮和甲状腺素的调节。然而大鼠的 GCT 细胞不能合成肾素,即使把 Ren-2 基因转到大鼠细胞内,仍无肾素合成。

5. EPO 唾液腺被认为是 EPO 合成和分泌的后备器官。小鼠下颌下腺可合成 EPO。然而,正常小鼠唾液腺中并不能检出 EPO,但在贫血、缺氧及肾切除后则可检出,说明 EPO 可根据机体的状态在下颌下腺中诱导性合成。此外,EPO 的合成和分泌可能受性激素的调节。用睾酮处理小鼠可使唾液腺 GCT 细胞合成睾丸酮 EPO 大量增加。

6. ANP ANP 是一种激素类物质,由心肌细胞合成和分泌,参与血压和体液的调节。近年的研究发现,唾液腺中也含有高浓度的 ANP,主要存在于 GCT 细胞和柱状细胞内。目前对 ANP 分泌过程知之甚少。仅有研究观察到,动物缺水时心肌细胞中 ANP 含量尚未发生改变,而唾液腺 GCT 细胞中 ANP 降低,提示唾液腺 ANP 的调节更为灵敏,也提示唾液腺内的 ANP 可以从细胞中分泌出。但是,目前对唾液腺分泌的 ANP 在全身性血压和体液调节过程以及局部的作用尚不清楚。

7. 生长激素释放肽 除以黏液性腺泡为组成成分的舌下腺外,下颌下腺和腮腺的导管系统以及浆液性腺泡均可分泌生长激素释放肽,在唾液中其表达量明显高于血浆中的含量。中国肥胖儿童和青少年唾液及血清样品的检测结果显示,唾液中生长激素释放肽的含量与其在血清中的含量具有正相关($r = 0.534, P < 0.01$),并且两者均与肥胖者的体重指数(body mass index,BMI)具有正相关($r = 0.523, r = 0.374, P < 0.01$)。这为以唾液代替血液检测、以无创代替有创诊断提供了新思路,因此目前将唾液作为检测体内物质含量的探索是活跃的研究领域。但是,生长激素释放肽在唾液和血液中的表达量差异及其是否会由唾液分泌入血进而发挥内分泌作用尚需深入研究。

第二节　消化和营养功能

唾液有协助消化食物的功能，主要由三种直接或间接的作用所构成。其一是唾液为咀嚼提供了液体，使食物变成食团，从而易于在口腔内移动并被吞咽；其二是唾液中含有多种消化酶，直接参与消化过程；其三是唾液维持味觉，使机体有正常的食欲。此外，唾液中所含的各种多肽物质还具有营养功能。

一、消化功能

（一）协助咀嚼和吞咽

进食过程中，下颌下腺、舌下腺和小唾液腺分泌黏液性唾液，腮腺则分泌大量含水量高的浆液性唾液。水分使食物润滑、软化，而黏液在食团外形成光滑的膜，使之易于移动。唾液中有具有润滑作用的蛋白质如富脯蛋白等可能在这方面起重要作用。唾液也是一种乳化剂和溶剂，食物中的有些成分在唾液中乳化甚至溶解，这为酶的消化过程提供了便利条件，并且这种初步的乳化和溶解也是味觉功能所必需的。口干症患者不但咀嚼困难，而且食之无味，原因之一就是唾液减少从而影响乳化和溶解过程。

（二）直接消化作用

唾液中含有多种酶，如淀粉酶、脂肪酶、核糖核酸酶、酸性和碱性磷酸酶以及激肽酶等，可对食物中的淀粉、脂肪和蛋白质进行分解。然而，由于唾液中酶的浓度较低，食物在口腔中停留时间较短，食物尚未被充分粉碎，这些酶的消化分解作用在口腔内甚为有限，但可以在胃肠道中继续参与消化过程。

1. 碳水化合物的消化　唾液对碳水化合物的消化作用主要来自唾液淀粉酶。尽管下颌下腺等其他唾液腺也合成和分泌淀粉酶，但唾液中的淀粉酶 80% 来自腮腺。淀粉酶并不是唾液腺组织及唾液的特异性蛋白质，许多组织及体液中均含有淀粉酶，如肺、胸腺、甲状腺、肝、扁桃体、子宫内膜、输卵管、宫颈黏膜、小肠黏膜、前列腺、精囊、白细胞、汗液、乳汁、泪液、胆汁、精液及羊水等。但迄今为止，人们对胰腺、唾液腺以及胰液和唾液中的淀粉酶了解最多。唾液淀粉酶主要存在于人和摄入碳水化合物类食物的动物中，如猴、猪、啮齿类动物等，而狗、猫、马、牛、羊等动物唾液中的淀粉酶含量很低。

唾液中的淀粉酶与体内其他淀粉酶一样，是 α- 淀粉酶。它只能水解淀粉、糖原及其他葡萄糖的 α-1，4- 糖苷键。α- 淀粉酶是单链多肽，分子量为 50 000～60 000Da。根据分子量的大小，又可分为胰淀粉酶和唾液淀粉酶，前者分子量比后者小 1 000～4 000Da。各种组织来源的淀粉酶具有不同的最适 pH，例如血清和尿液中的淀粉酶在 pH 为 6.4 和 7.0 时活性最强，胰淀粉酶在 pH 为 7.0 时活性最强，而唾液淀粉酶则在 pH 为 6.4 时活性最强。

虽然淀粉酶的主要功能是分解淀粉和多聚糖，但唾液淀粉酶在口腔内并不能大量分解淀粉类物质，这主要是由于其浓度较低、作用时间短暂所致。尽管分解淀粉类物质的量少，但其功能意义在于为味觉提供条件以及消化餐后口腔内少量的食物残渣。α- 唾液淀粉酶的活性具有个体差异，但可被肠道内高含量的胰淀粉酶的作用所补偿。正常人每日 α- 唾液淀粉酶的变化规律与唾液分泌相一致，早餐前较低，随着进食而升高,中午时达到最高水平,然后又逐渐回落。

2. 脂肪的消化 食物中的脂肪在口腔内的消化并不明显,主要靠唾液脂肪酶的活力。唾液脂肪酶可能是唾液中最重要的消化酶,主要来源是舌腺,由舌腺的腺泡细胞所分泌。上消化道中包括胃内的脂类水解主要是由唾液脂肪酶完成的。

3. 蛋白质的消化 有关唾液腺及唾液中蛋白酶的研究已有数十年历史,但唾液对食物中的蛋白质是否具有消化作用仍有争论。研究表明,唾液中存在分解蛋白质的酶类。例如,人混合唾液中存在分解明胶的酶,生化分析显示明胶酶由一组分子量和等电点各不相同的酶类组成。唾液中也存在胰蛋白酶类,由数种分子量不同的蛋白质组成,存在于唾液腺细胞内。交感神经受体激动剂可刺激其分泌,而且至少部分蛋白酶是从唾液腺细胞中分泌出来的,但是唾液蛋白酶的生物学意义仍不确定。有人认为这些酶可水解口腔黏膜上皮表面的网状纤维素等物质,使其下的受体暴露,为细菌的吸附提供便利的条件,但该确切作用仍需研究证实。这些蛋白酶在食物蛋白质的消化吸收过程中有何作用亦不清楚。

（三）维持味觉功能

摄食过程需要有味觉刺激,否则就会食之无味、味同嚼蜡,大大降低食欲,最终影响摄食。唾液在维持味觉功能方面起重要作用。口干症患者常有味觉减退,原因就在于缺乏唾液。首先,唾液为化学物质的溶解提供了溶剂,只有溶解了的物质才能被味蕾感受到;其次,正常味觉可能需要唾液中的一种锌结合蛋白味觉素(gustin),在唾液减少或锌缺乏时,该蛋白的数量及功能降低,导致味觉迟钝。

二、营养功能

唾液的营养功能与唾液中所含有的多种肽类物质有关,如 NGF 具有高效刺激感觉神经和交感神经生长和分化的功能,EPO 作为多功能营养因子和保护因子具有抗炎和免疫调节作用。也有报道表明,唾液中的物质同软组织、软骨和骨的营养发育有关。

第三节 保护功能

唾液对口腔软组织及牙齿具有重要的保护作用,这也是最早发现的唾液功能。唾液的保护作用是通过多种途径实现的,包括湿润口腔组织、形成润滑性液体、调节口腔 pH 以及抑制口腔内微生物等。

一、润滑作用

口腔组织需要润滑,正常的呼吸、言语、吞咽以及摄食过程均需要口腔内有一定水分使组织湿润。在这种意义上,持续的唾液分泌是必不可少的。唾液分泌降低会使口腔黏膜干裂,组织之间摩擦增加,从而严重影响口腔的基本生理功能。临床上口干症患者均伴有不同程度的口腔黏膜干燥及损伤,有进食、吞咽和言语困难。除了水分以外,润滑作用也来自唾液中的蛋白质。蛋白质可在黏膜和牙齿表面形成薄的液体层,提供润滑作用。这些蛋白质亦可在食物表面形成薄膜,帮助食物在口腔中移动和吞咽,避免比较坚硬粗糙的食物对口腔黏膜的损伤。一般认为,下颌下腺、舌下腺和小唾液腺分泌的黏蛋白起主要润滑作用。近年来发现,腮腺所分泌的富脯蛋白可与血清白蛋白一起构成高效能的润滑剂。

二、维持黏膜的完整

唾液黏蛋白具有高黏度、良好的弹性和很强的吸附力,同时其分子结构能使之有效结合水分子。这些性质使其易在黏膜表面形成天然防水层,使黏膜组织保持水分,免于脱水干燥,也为外来的物理化学刺激提供了保护性屏障。研究表明,下颌下腺分泌的黏蛋白在控制黏膜表面的通透性方面亦起重要作用。黏蛋白层可有效阻挡食物及饮料中刺激性物质的穿透,也有效阻止其他有害物质的直接损伤作用,例如吸烟、饮酒等引起的刺激。动物实验表明,唾液缺乏时,化学致癌剂引起的肿瘤发生率增加,唾液所形成的黏蛋白层可减缓并溶解致癌物,阻止其与黏膜直接接触。还有研究发现,唾液可有效防止黄曲霉毒素B、苯并芘和其他致癌物的致突变作用,亦可防止浓缩的烟草提取物引起的突变。除了黏蛋白之外,下颌下腺分泌的含半胱氨酸的磷蛋白也有抗蛋白酶作用。此外,富组蛋白是半胱氨酸蛋白酶的抑制剂,抗白蛋白酶是颗粒白细胞弹性蛋白酶及组织蛋白酶 G 的有效抑制剂。

三、软组织保护和修复作用

唾液可对软组织起到保护作用,这与唾液中的黏蛋白能够在软组织表面形成润滑膜有关。另外,唾液中的半胱氨酸蛋白酶抑制剂能够降低细菌蛋白酶的活性,使软组织免于细菌入侵。

唾液可促进上消化道组织修复过程,这主要是由于唾液内含有 EGF 和 NGF。动物在受伤时常用舌头吮舔伤口,这可使伤口愈合过程加快,提示唾液生长因子可能在口腔软组织的修复过程中起重要促进作用。切除小鼠下颌下腺后,伤口愈合明显延迟,而切除腮腺则无影响,因为唾液内生长因子是由下颌下腺所分泌的。

四、清除作用

唾液的另一种重要功能是清除和排泄作用。口腔内每天要通过大量物质,许多物质在唾液中溶解,进而扩散到口腔组织内,或与口腔组织发生反应。其中有些对口腔卫生和健康有损害,例如糖和酸。唾液的持续分泌和不停地吞咽,使溶解物的含量得以降低。唾液亦可冲洗口腔软组织及牙齿表面的微生物,使之混合在唾液中被吞咽和清除。研究发现,口腔唾液内的细菌含量极高,因而吞咽唾液是一种重要的生理保护机制。唾液的另一种作用是清除口腔内的软组织碎片和死亡的细胞。唾液的清除作用有较大的个体差异,而且这种差异与口腔疾病易感性的个体差异相关。

（一）清除作用的数学描述

有学者尝试用数学模型对唾液的清除作用加以定量描述。最常用的模型为 Dawes 模型。其理论认为,一次吞咽过程结束后,剩余在口腔内的唾液减少到最小,称为残留容积。唾液分泌到口腔内的流率最初取决于摄入物质的刺激,而稀释后物质浓度低于味觉阈值或味觉适应过程,使阈值提高后分泌流率就降低了,这时的唾液流率称为非刺激性流率。口腔内的唾液容积不断增加,达到最大容积时会刺激引起下一次吞咽。这个过程中,口腔中物质的浓度逐渐稀释,最后排到口腔外。这个模型比较准确地描述了唾液的清除作用,特别适用于不易附着在口腔组织表面的物质。唾液对易于黏附或结合在组织表面的物质如微生物亦有清除作用,但其清除过程要复杂得多。

（二）影响清除作用的因素

从上述模型不难看出,决定唾液清除作用的重要变量是残留容积、最大容积、唾液流率以及物质与口腔组织的结合力。任何改变这些变量的因素均可影响唾液的清除作用。

1. 残留容积的影响　研究表明,成年男性口腔内唾液的平均残留容积为 0.8mL(范围为 0.4 ~ 1.4mL)。残留容积的大小对唾液的清除作用影响很大。例如,用 10% 蔗糖溶液漱口后,口内蔗糖的半存期与唾液的残留容积成正比。换言之,残留容积越大,清除作用就越弱,所需的时间就越长;反之,残留容积越小,清除作用就越强,所需的时间就越短。因此,口腔内唾液吞咽得越完全,清除效果越好。

2. 最大容积的影响　最大容积指的是在吞咽前的口腔内所含的最大唾液容积。成年男性平均为 1.1mL(范围 0.5 ~ 1.2mL)。通常,残留容积和最大容积呈正相关,即残留容积大的人,最大容积也大。与残留容积的影响类似,最大容积越大,口腔内物质的半存期也越长,即清除效率越低。

3. 非刺激性流率的影响　正常人的非刺激性流率为 0.32mL/min,但有较大的个体差异。由于吞咽的频率取决于流入口腔内的唾液量,因而流率就成为一个极为重要的变量。随着流率的增大,口腔内物质的半存期呈指数性衰减。当唾液分泌速率降低时,口腔内物质的半存期明显延长。这种情况在口干症时极为普遍。

4. 刺激性流率的影响　刺激性流率对有害物质的清除作用极为重要。摄入某种物质后,口腔内的初始稀释速率是决定该物质能否大量进入牙菌斑中的关键因素。例如,蔗糖进入口腔后在口腔内的浓度保持得越高,就会有越多的蔗糖进入牙菌斑。因此,刺激性流率越大,有害物质就会越快地被清除。

（三）局部位置的清除

由于唾液流率在清除作用中起关键作用,口腔内不同位置的清除效应就会各不相同,因为唾液流率在口腔局部并不相同。实验表明,摄入蔗糖后的清除过程在不同的牙齿部位显示出不同的速率。大致来讲,舌侧牙面的清除明显好于颊侧,但颊侧上颌磨牙是例外,因为该处为腮腺唾液流入口腔处。另一个例子是牙菌斑的酸清除。当牙菌斑暴露于蔗糖时,细菌就会发酵蔗糖而产酸。酸的去向有两个,一是扩散到牙表面;二是扩散出牙菌斑进入到唾液内。唾液可在牙面上形成异常薄的膜(厚度约为 0.1mm 以下),并以 0.8 ~ 8mm/min 的速度移动。假如唾液膜在牙菌斑表面移动很慢,酸就会蓄积在膜内,使牙菌斑与唾液之间的酸浓度梯度减小,从而使牙菌斑的酸扩散减慢。著名的 Stephan 曲线充分说明了这一点。用 10% 的蔗糖冲洗牙菌斑表面,然后用非刺激性分泌的唾液在牙菌斑表面形成 0.1mm 的膜,并以不同的速度移动。结果表明,当唾液移动速度等于唇侧切牙表面的唾液移动速度(0.8mm/min)时,蔗糖引起的菌斑 pH 变化在 150min 内仍然不能恢复,但当唾液的移动速度等于下颌切牙舌侧表面的唾液移动速度时,pH 恢复明显加快。这说明局部清除作用取决于唾液膜移动的速度。

　　根据上述理论推测,龈上牙石在下颌前牙的舌侧以及上颌磨牙的颊侧易于形成,因为这些部位的唾液膜移动较快。在这种情况下,由于唾液清除作用明显,Stephan 曲线变浅,即 pH 较易恢复,因此磷酸钙被溶解的概率较小。另一方面,颊侧光滑牙表面的龋齿比舌侧更易发生,因为颊侧唾液膜的移动明显慢于舌侧,使蔗糖和酸的清除降低,Stephan 曲线变深,即 pH 降低不易恢复。

五、调节口腔菌群的平衡

　　口腔菌群是决定口腔健康的主要因素之一,而唾液在调节口腔菌群的生态平衡方面起关键作用。唾液既可抑制微生物生长,也可为其生长提供营养。迄今为止,对唾液抑菌作用的了解远多于对其刺激微生物生长作用的了解。唾液对微生物的营养作用来自两方面,一是唾液本身的成分可为某些菌种所利用,从而为其生长提供良好的培养基;二是唾液消化分解食物的产物可为微生物生长提供营养。同理,唾液缓冲和调节 pH 的能力一方面抑制了某些微生物的生长;另一方面也为其他微生物的生长提供了适宜的酸碱环境。

(一)唾液中抑制微生物生长的因子

　　唾液中含有许多有效的抗微生物因子,如过氧化物酶、聚集因子、髓过氧化物酶、富组蛋白、溶菌酶、淀粉酶、乳铁蛋白等。尽管如此,口腔中仍有各种各样的微生物生长。据调查,正常人口腔中的细菌种类多达 500 种以上。通常,每毫升唾液中含有 1 亿个以上的细菌。唾液中的抗菌因子可防止致病菌入侵,但其他可以耐受这些抗菌因子的非致病菌则仍可生长。

　　唾液最有效的抗微生物机制可能是它的冲洗作用,由于唾液中含有大量微生物,吞咽唾液就意味着吞咽大量微生物,这是一种高效率的清除微生物的方法。因此,唾液的分泌流率就显得格外重要。唾液缺乏或流率降低可导致口腔内微生物大量增加,这种现象在某些疾病如舍格伦综合征时常见到。有些口腔细菌在老年人唾液分泌减少时可大量繁殖从而引起支气管炎。越来越多的研究表明,唾液对于控制口腔致病微生物的侵入极为重要。

(二)唾液中聚集细菌的因子

　　能够聚集细菌的因子一直受到极大的关注,并被广泛研究。唾液中最重要的聚集细菌的因子是黏蛋白(mucin),主要有 2 种类型:高分子量黏蛋白(high-molecular-weight mucin,MG1)和低分子量黏蛋白(low-molecular-weight mucin,MG2)。其中 MG2 与链球菌有反应,而 MG1 则没有。这些因子可使细菌聚集在一起,并附着到固体表面。

(三)唾液对细菌生长的支持作用

　　唾液本身就是细菌生长的一种培养基。通过胃管管饲的人和动物口腔内可聚集大量微生物,但乳酸杆菌属、念珠菌属以及链球菌属在这种环境中不能生长。相反,如果经口摄入大量糖类,这些菌群就会大量繁殖。研究发现,如果把唾液用 0.2μm 的滤膜过滤除去微生物,然后与牙菌斑菌群培养,1～2 天就可有菌群密集生长。这种情况下,唾液中的糖首先被分解,其次是蛋白质。因此在缺乏唾液时,如放射线照射后、患舍格伦综合征及服用抑制唾液分泌的药物后,口腔菌群就会发生巨大变化。大致来讲,链球菌属、乳杆菌属、葡萄球菌属、真菌及过氧化物酶阳性的棒状杆菌属增加时,常伴随着血链球菌、奈瑟菌属和梭杆菌属细菌减少。

唾液刺激口腔微生物生长具有选择性。从不同唾液腺收集的唾液可刺激不同的菌群生长。例如，分别收集腮腺、下颌下腺及舌下腺的唾液，用以培养牙菌斑样品，口腔菌群的生长结果大相径庭。原因可能是来自不同腺体的唾液所含糖蛋白的种类不同。大多数在唾液中生长的微生物含有糖苷酶，但唾液中的葡萄糖浓度很低（大约0.05mmol/L），细菌能在含糖如此低的环境中生长是因为有的菌种可以分解糖蛋白。另外，经胃管管饲患者的唾液只能支持相对简单的菌种生长，而膳食成分与唾液混合时就可支持复杂菌种的生长，说明膳食成分也起一定作用。

六、抑制微生物的作用

唾液含有多种直接抑制或杀灭微生物的蛋白质及化学物质，其中蛋白质包括溶菌酶、乳铁蛋白、过氧化物酶、黏蛋白、维生素 B 结合蛋白、免疫球蛋白、富组蛋白、富半胱蛋白和淀粉酶等，杀菌的化学物质包括硫氰酸盐、过氧化物、碘化物、溴化物、硝酸盐、氯化物和氟化物等。

溶菌酶可引起细菌菌体破裂，尤其对变异链球菌作用更为明显。腮腺可分泌富含组氨酸的多肽物质，这些多肽构成唾液中的阳离子多肽，对细菌生长有抑制作用，对真菌也有抑制作用。

乳铁蛋白对需要铁的细菌有抑制作用，其作用机制是与细菌内络合铁的分子竞争铁，从而使细菌因缺铁而受到抑制。也有研究认为，乳铁蛋白可通过其他途径杀灭细菌，但机制尚不清楚。

唾液过氧化物酶是唾液抗微生物系统的一个重要组成部分。细菌产生的过氧化氢可氧化唾液中的硫氰酸盐，生成次硫氰酸盐和次硫氰酸。这些物质可氧化细菌糖代谢酶的巯基，从而影响细菌的代谢。唾液中分泌型免疫球蛋白 A（secretory immunoglobulin A，sIgA）可使过氧化物酶的杀菌作用大为增强，黏蛋白也可增强其他蛋白质的抑菌作用。

口腔中的其他液体如牙龈炎时的龈沟液等有助于抑制微生物。这些液体常含有血清抗体如 IgG，并含有吞噬细胞如多核白细胞，吞噬细胞可进一步释放抗微生物物质如溶菌酶、乳铁蛋白和过氧化物酶等。

已经研究证实，唾液具有抗病毒作用，这可能与唾液中的 sIgA 有关。此外，下颌下腺分泌的黏蛋白 MG2 和凝集素也具有广泛的抗菌和杀病毒作用。艾滋病病毒不易通过唾液传播的原因之一可能就是由于唾液的杀病毒作用。

七、调节牙菌斑的 pH

牙菌斑内的细菌可分解某些碳水化合物而产酸。静息状态下，牙菌斑的 pH 比较稳定，保持在 7 左右，但个体之间和口腔内局部位置之间有差异。当牙菌斑接触碳水化合物之后，pH 迅速下降。通常 5～20min 可降低到 5 以下，之后缓慢恢复，恢复过程费时较多，需 30～60min。这种变化过程的数学描述为 Stephan 曲线。任何可使 Stephan 曲线变深的因素均有利于龋齿的形成；相反，凡是可使该曲线变浅的因素都有利于预防龋病。

用 10% 蔗糖溶液漱口后，维持牙菌斑 pH 最重要的因素是唾液。没有唾液，牙菌斑 pH 就难以恢复，这主要是由于唾液的清除作用和缓冲作用。

（一）清除作用

如前文所述，唾液流率是清除作用的关键。凡可使唾液流率降低的因素，均可使牙菌斑 pH 恢复减缓。

（二）缓冲作用

牙菌斑内的细菌蛋白质及其他物质构成内部固定缓冲能力，唾液中的碳酸氢盐和磷酸盐构成移动缓冲能力。牙菌斑内部的缓冲能力与外部的移动性缓冲能力可以互相交换。形成不久的牙菌斑中的磷酸钙在酸性条件下可以溶解并加入到缓冲行列中，使局部钙离子和磷离子浓度升高。

1. 主要缓冲系统　碳酸氢盐和磷酸盐是唾液中的主要缓冲系统。在刺激性分泌的唾液中，碳酸氢盐的浓度很高，可达 60mmol/L；与之相反，在唾液流率较低时，磷酸盐浓度较高。在非刺激性分泌的唾液中，磷酸盐可达 10mmol/L，但刺激性分泌时磷酸盐浓度明显降低。因此，在非刺激性状态下，磷酸盐缓冲系统在维持局部 pH 方面起重要作用，而在刺激性状态下，碳酸氢盐起主要作用。

2. 其他缓冲系统　唾液中其他影响牙菌斑 pH 的因子有尿素、唾液素和其他肽类物质。唾液中的尿素浓度与血中相似。许多牙菌斑微生物有尿素细菌，可将尿素转化为氨，从而升高 pH。唾液中的唾液素是一种含有精氨酸的碱性肽，可使 pH 升高。此外，有些细菌可催化氨基酸脱羧反应，从而生成胺，后者可结合 H^+ 使 pH 升高。然而，目前还不清楚这些缓冲体系的相对缓冲能力，即在缓冲牙菌斑 pH 方面所起的作用并不清楚。

（三）刺激性唾液分泌与牙菌斑 pH

咀嚼无糖口香糖可使牙菌斑 pH 升高，但咀嚼含糖口香糖时，牙菌斑 pH 先降低，约持续 20min，然后恢复。最近的研究表明，饭后咀嚼含糖口香糖可使牙菌斑 pH 升高，但其效果不及无糖口香糖。与之类似，先咀嚼无糖口香糖或石蜡，然后摄入碳水化合物，牙菌斑 pH 可迅速恢复。这些作用均来自刺激性唾液分泌。此外，尽管奶酪是酸性的，但咀嚼奶酪亦可使蔗糖漱口引起的 pH 降低得以恢复。

大量研究表明，摄食后刺激性唾液分泌可预防龋病，增加保护作用。咀嚼无糖口香糖被认为是一种良好的办法。用山梨糖醇或木糖醇为甜味剂的口香糖亦有良好效果，但以木糖醇效果更好，因为木糖醇还有抗微生物的作用。

八、维持牙齿矿化

唾液的重要功能之一是预防龋病，这已经被大量研究所证实。唾液腺功能低下的患者龋病风险明显增加。唾液本身不能与牙组织相接触，即使在牙菌斑去除的区域也是如此。这是因为牙表面有一层很薄的来源于唾液的物质覆盖了牙釉质，称为获得性膜。仔细清除牙表面后，唾液蛋白和脂质立即形成薄膜吸附在牙釉质上。附着的紧密程度令人惊讶，刷牙以及洁治都不能去除。这层薄膜可保护牙釉质免于机械和化学损害。在某些区域，牙菌斑在牙表面与唾液之间形成第二层阻隔。牙菌斑与牙面相近的一面有一层液体，称为菌斑液。这层液体受到广泛重视，因为脱矿和再矿化过程与这一层液体密切相关。

体内的矿化组织主要由磷酸钙和有机基质组成。基质把无机物晶体联系在一起，调节其形成和再生。牙齿萌出前，牙釉质表层的成釉细胞分泌基质到牙釉质层表面，使钙化物结晶沉积在牙釉质上。牙齿萌出后，成釉细胞消失，牙釉质的保持取决于口腔液体，即唾液和菌斑液。与之不同，牙髓内的成牙本质细胞在牙齿萌出后仍然有活跃的功能,持续使牙本质增长。这是体内天然的抗龋机制。

唾液含有蛋白质和脂质,可以覆盖在牙釉质上形成获得性膜,阻挡牙菌斑形成的酸侵害,并对钙沉积及溶解过程有调节作用。唾液中的钙和磷离子也有类似功能。牙釉质的矿化层主要由羟基磷灰石组成,在钙磷化合物中溶解度最小。它的特点是易于结合外部离子,包括钠、钾、锌、锶等阳离子和氟、碳酸盐等阴离子。与这些离子的结合,使羟基磷灰石的溶解度发生变化,结合碳酸盐使溶解度增加,结合氟离子使溶解度降低。羟基磷灰石的溶解度取决于环境的 pH。在酸性环境(低 pH)中,钙和磷易于溶解,在中性以上环境中则易于沉积。

唾液可以缓冲并调节牙菌斑 pH,从而改变钙磷化合物的沉积 - 溶解平衡。此外,唾液中也含有大量钙磷等离子,有助于维持牙釉质的矿化。

假如牙菌斑持续低于中性,牙釉质的矿物质就会不断溶解,引发龋病形成。即使在龋损形成之后,唾液仍然可以起到防止病变加重的作用。在适当的条件下,唾液还可引起龋损部位再矿化。因此,刺激性唾液分泌可有效防止牙齿脱矿。刺激性分泌的唾液还含有高浓度的碳酸氢盐,可以缓冲菌斑液的 pH,使Stephan 曲线变浅,从而减少脱矿,增加再矿化。研究表明,饭后咀嚼无糖口香糖 20min 可获得明显效果。

第四节　唾液蛋白质的功能

唾液中含有多种蛋白质,主要来自唾液腺细胞,少量来自存在于唾液腺中的免疫细胞。大多数唾液腺细胞可合成和分泌蛋白质,如浆液细胞、黏液细胞、闰管细胞、GCT 细胞和纹管细胞等。然而,肌上皮细胞和排泄管细胞能否合成并分泌蛋白质尚不清楚。唾液中也存在少量由免疫细胞所分泌的蛋白质,称为血清蛋白质。这些蛋白质在唾液中的含量增多往往意味着疾病状态,尤其是唾液腺损伤。例如,放射线照射引起的唾液腺损伤、舍格伦综合征、风湿病及其他自身免疫性疾病时,可在唾液中检测到血清蛋白质的含量增加。

唾液蛋白质的种类很多。迄今为止,已经分离鉴定的蛋白质达 40～50 种,仍有更多的蛋白质在不断地被分离和纯化。表 3-4-1 列出了 20 种常见的唾液蛋白质及其在不同液体中的分布。唾液蛋白质的大小及结构变化极大,有些多肽只有几个氨基酸,而黏蛋白的分子量可达数百万甚至千万以上。

表 3-4-1　唾液蛋白质在体液中的分布

蛋白质	唾液	泪液	鼻黏液	气管黏液	精浆	宫颈黏液	汗液	血浆
黏蛋白	++++	+	++++	++++	+	++++	++++	−
酸性富脯蛋白	++++	−	−	−	−	−	−	−
碱性富脯蛋白	+++	−	+	+	+	−	−	−
α- 淀粉酶	++++	+	+	+	+	+	+	+
糖基化碱性富脯蛋白	+++	−	ND	ND	ND	ND	ND	ND
sIgA	+++	+++	++++	ND	+	ND	+	−
IgG	+	+	+	+	+	+	+	++++

续表

蛋白质	唾液	泪液	鼻黏液	气管黏液	精浆	宫颈黏液	汗液	血浆
IgM	+	+	+	+	ND	ND	ND	++
富半胱蛋白	++	+	+	ND	+	ND	+	++
富酪蛋白	++	+	+	+	ND	ND	ND	ND
腮腺外糖蛋白	+	+	+	ND	+	−	+	−
富组蛋白	+	−	−	−	ND	−	−	−
溶菌酶	+	++++	++++	++++	ND	+	+	+
血管舒缓素	+	ND	+	ND	+	ND	+	+
乳铁蛋白	+	++++	++++	++++	+	+	ND	+
过氧化物酶	+	+	+	ND	+	+	ND	ND
咕啉结合蛋白	+	+	+	ND	+	ND	ND	+
β 微精原蛋白	+	+	++	+++	++++	+	+	+
白蛋白	+	+	+	+	ND	+	+	++++
锌 -α2 糖蛋白	+	+	ND	ND	ND	ND	+	+

注：ND 表示数据不详。

唾液蛋白质的功能很复杂。事实上，唾液的功能大多数与它所含的蛋白质密切相关。现将已知的唾液蛋白质按其主要功能列于表 3-4-2 中。

表 3-4-2　唾液蛋白质的功能

蛋白质种类	功能
黏蛋白	保水作用
黏蛋白、富脯蛋白	润滑作用
味觉素	维持味觉
黏蛋白	形成软组织表面膜
获得性膜蛋白	形成牙釉质获得性膜
淀粉酶、脂肪酶、蛋白酶	消化作用
蛋白酶抑制蛋白、富半胱蛋白、生长因子	软组织修复
富酪蛋白、富脯蛋白、获得性膜蛋白	保护和修复牙组织
碱性肽类	控制牙菌斑 pH
免疫球蛋白、富脯蛋白、糖蛋白溶菌酶、乳铁蛋白、过氧化物酶	抑制微生物

一、糖蛋白

糖蛋白（glycoprotein）是蛋白质与碳水化合物的复合物，碳水化合物占 50%～60%。碳水化合物多为己糖、氨基己糖、甲基戊糖和 N- 乙酰神经氨酸。糖蛋白包括许多蛋白质，例如黏蛋白、乳铁蛋白、富组蛋白等。糖蛋白的功能很多，这是因为它含有多种蛋白质。

二、黏蛋白

唾液中的黏蛋白是由黏液细胞合成的，主要由下颌下腺、舌下腺和一些小唾液腺分泌。已知人和大鼠的腮腺不分泌黏蛋白，提示浆液细胞包括混合细胞可能均不合成黏蛋白。

（一）结构

根据分子结构的特点，黏蛋白可分为两类，一类为高分子量黏蛋白（MG1，即MUC5B），其分子量在1 000kDa以上；另一类为低分子量黏蛋白（MG2，即MUC7），分子量为200～300kDa。MG1占唾液黏蛋白总量的30%以上，它由12%～15%蛋白质、80%～85%碳水化合物和共价结合的脂肪酸组成。MG2约占唾液黏蛋白总量的70%，它由20%～22%蛋白质、68%～72%碳水化合物和0.2%脂肪酸构成。黏蛋白中的碳水化合物主要是半乳糖、岩藻糖、N-乙酰半乳糖胺和N-乙酰葡糖胺。黏蛋白也含3.8%～4.0%唾液酸和3.5%～3.7%硫酸盐。与其他分泌型黏蛋白一样，唾液黏蛋白由一个蛋白质骨架和数百个碳水化合物侧链构成。蛋白质骨架称为黏蛋白核心蛋白（apomucin），富含苏氨酸、丝氨酸和脯氨酸。黏蛋白核心蛋白很难用常规方法分解，所以难以鉴定。近年来，使用重组DNA方法才把人MG2、大鼠和猪下颌下腺黏蛋白的氨基酸序列分析清楚。这些黏蛋白核心蛋白的大小变化很大，其中人MG2和大鼠下颌下腺的黏蛋白核心蛋白分子量分别为39kDa和32.5kDa，而猪下颌下腺的黏蛋白核心蛋白至少含2 800个氨基酸残基。

（二）生物学功能

1. 润滑作用　味觉刺激和咀嚼运动刺激使唾液流率大大增加，唾液黏蛋白的分泌也相应增加。唾液能够在食物表面及软组织表面形成薄膜，从而促进食物移动和吞咽。许多研究证明，黏蛋白具有润滑作用。例如，含有黏蛋白的人下颌下腺和舌下腺分泌液的黏性比腮腺高50%～100%。以牙表面的摩擦系数作为润滑作用的指标来测定人工唾液的润滑作用，发现含有黏蛋白的人工唾液的润滑作用与人下颌下腺及舌下腺分泌液最接近，其中MG1的润滑作用高于MG2。

2. 构成组织表面薄膜　唾液内蛋白质的流变学特点使其能够形成一层厚度为0.07～0.1mm的薄膜覆盖在口腔组织表面。这层薄膜的功能一是保持口腔软组织水分，二是为口腔组织提供润滑作用。已知MG1和MG2都参与形成软组织表面薄膜。

3. 形成牙釉质获得性膜　黏蛋白参与形成牙釉质获得性膜。MG1与牙釉质表面矿物质的亲和力大于MG2。唾液中的富半胱蛋白可取代MG2。临床研究显示，不易患龋病的人唾液中MG2含量多于MG1，而易患龋病的人则相反。此外，对龋病有抵抗力的人唾液中蛋白酶活力较高，可以将MG1水解为MG2。

4. 调节口腔菌群　黏蛋白与唾液中的其他因子共同调节口腔菌群的生态平衡。人下颌下腺和舌下腺唾液可聚集几种链球菌，这种作用取决于唾液酸。MG2可在溶液中与链球菌作用引起聚集，最终导致这些细菌的吸附，而MG1则不具有这种作用。去除人下颌下腺和舌下腺唾液中的MG2可引起聚集作用丧失；与之相反，去除MG1则对细菌的聚集无影响。也有研究证明，黏蛋白聚集细菌的作用与其硫酸盐含量有关，去除唾液酸只引起聚集作用部分丧失，而使黏蛋白脱硫酸化则可完全抑制聚集作用。此外，黏蛋白还可以结合人类免疫缺陷病毒。

三、分泌型免疫球蛋白

唾液内的免疫球蛋白主要有 IgA、IgG 和 IgM，其中 IgA 较为重要。分泌型免疫球蛋白来自免疫细胞，而不是源于唾液腺细胞。正常唾液腺中含有少量免疫细胞，在抗原刺激下可分泌免疫球蛋白，这是一种宿主反应。免疫球蛋白常常是针对某种细菌分子的，包括细胞表面分子如黏附素（adhesin），也可能是针对某些酶的，如葡萄糖基转移酶。这些物质可能在微生物聚集于牙表面形成菌落以及形成牙菌斑方面起重要作用。免疫球蛋白与这些物质的结合可能阻止某些细菌黏附在口腔表面，从而预防这些菌种的繁殖。这种免疫反应为免疫预防龋病及牙周病带来了希望，但许多免疫预防龋病的实验尚未获得成功。

四、乳铁蛋白

（一）结构和来源

乳铁蛋白是一种分子量为 80kDa 的铁结合糖蛋白，存在于乳汁内，其他外分泌液中也有一定含量，如唾液、泪液、胆汁和胰液，但含量少于乳汁。血浆内也含有乳铁蛋白，但浓度较低。乳铁蛋白由一条多肽链组成，对蛋白酶有一定的抵抗力。目前，中性粒细胞、人乳及牛乳的乳铁蛋白 cDNA 已被分析清楚，也已生产出重组的乳铁蛋白。

（二）生物学作用

1. 参与炎症反应　炎症反应时，中性粒细胞释放乳铁蛋白，使循环中的乳铁蛋白浓度增加。乳铁蛋白的功能尚不明确，推测是使转铁蛋白中的铁转移到网状内皮系统，从而使血液中的铁含量降低。此外，乳铁蛋白可能参与调节细胞因子的产生。在浓度为 $10^{-10} \sim 10^{-8}$mol/L（正常血浆浓度为 10^{-9}mol/L）时，乳铁蛋白可抑制淋巴细胞释放白介素 1、白介素 2 和肿瘤坏死因子。

2. 抑菌作用　已经确证，乳铁蛋白有抑菌作用。抑菌原理是它可利用细菌所需的铁，从而抑制细菌繁殖。但也有一些对其敏感的细菌对络合铁有抵抗力，表明乳铁蛋白也有其他抑菌机制。另一种可能的机制是与细菌的卟啉结合，增加细菌的通透性。

3. 参与自身免疫性疾病的发生　自身免疫性疾病患者血液中存在抗乳铁蛋白的抗体，如系统性红斑狼疮、硬皮病等。乳铁蛋白在这些疾病中的具体作用尚不完全明了。

4. 生长因子作用　乳铁蛋白是一种生长因子，例如乳汁中的乳铁蛋白可刺激肠黏膜生长。然而，体外实验中用乳铁蛋白刺激培养的正常肝细胞，并未获得肯定的促繁殖效果。

5. 促进铁吸收　乳铁蛋白最早被认为是促进铁吸收的因子，但许多临床研究未能证实这种作用。尽管如此，乳铁蛋白确实可促进铁在细胞膜上的结合。一般认为，乳铁蛋白的作用是将铁运输到小肠黏膜细胞内，而进一步的吸收则取决于其他生理因素。

目前，人们对唾液中乳铁蛋白的功能知之甚少，推测主要为抑菌作用。

五、溶菌酶

溶菌酶是体内最早发现并鉴定的酶之一。它的作用是水解细胞壁上肽聚糖中的 N- 乙酰胞壁酸与 N- 乙酰葡糖胺之间的 β-1,4- 糖苷键,从而引起细菌崩解死亡。但许多细菌有细胞被膜或其他细胞壁等保护物质,对溶菌酶有抵抗力。体外实验证明,不少口腔微生物,包括变异链球菌在内,对溶菌酶敏感,但体内是否显示相似的敏感性仍不肯定。

口腔内溶菌酶的主要来源是唾液腺细胞、吞噬细胞及龈沟液。唾液中抗菌系统的重要功能之一是清除侵入的外来细菌,溶菌酶可能在这方面扮演重要的角色,但具体功能尚待揭示。溶菌酶可以加强免疫球蛋白的作用,因此有学者提出,当免疫球蛋白结合在细菌体外时,溶菌酶可使之裂解,起到类似补体系统的作用。此外,溶菌酶亦可使某些细菌聚集。

六、过氧化物酶

唾液中另一种重要的抗菌系统是过氧化物酶系统,主要由过氧化物酶、过氧化氢(H_2O_2)和硫氰酸盐(SCN^-)组成。其中过氧化物酶包括唾液过氧化物酶和少量髓过氧化物酶。前者是由唾液腺合成和分泌的,而后者来自中性粒细胞。唾液腺也可使血中的 SCN^- 进入唾液,并使其浓度增加 10 倍,达 $0.1 \sim 5mmol/L$。唾液中的 H_2O_2 则是由细菌和白细胞分泌的。最近的研究证明,腮腺在没有细菌的情况下可产生相当量的 H_2O_2,说明其来源亦可能是唾液腺细胞。

唾液过氧化物酶抗菌系统的作用机制主要是由过氧化物酶催化 H_2O_2,氧化 SCN^-,从而产生强烈的氧化剂次硫氰酸($HOSCN$),后者可分解为次硫氰酸盐和 H^+。

由于 $HOSCN$ 的解离常数为 -5.3,所以在中性环境中,98% 以上是以 $OSCN^-$ 的形式存在。$HOSCN$ 和 $OSCN^-$ 可有效控制口腔及上消化道细菌的生长,其杀菌机制不完全清楚,可能是氧化细菌的巯基及蛋白质。

由于上述反应的限速因素是 H_2O_2 和 $OSCN^-$,因而有学者提出,为口腔中补充 SCN^- 可增加 $HOSCN$ 和 $OSCN^-$ 的产生,从而增强杀菌能力。这种假设已被证实,但能否应用于临床尚待进一步研究。

七、富组蛋白

富组蛋白是一组阳离子型多功能蛋白质,存在于人类和其他灵长类动物的唾液中。自从 20 多年前首次发现这种蛋白质以来,许多研究人员对其性质、分子遗传学特征及生物学功能进行了大量研究。

首先,富组蛋白只能在人和其他灵长类动物中合成,迄今尚未发现任何别的动物组织内存在富组蛋白的 mRNA、DNA 或蛋白质,包括常用的实验动物大鼠、小鼠、仓鼠和狗等;其次,富组蛋白是唾液腺的特异性产物,其他组织均不能合成。对数十种人体组织进行检测,只有下颌下腺能测出富组蛋白的基因,但其 mRNA 可在味蕾及舌腺中检出。血清中含有富组蛋白,其来源不明。由于只有唾液腺可合成富组蛋白,血清中含有意味着它可能具有内分泌性质,但迄今尚无这方面的研究报道。

富组蛋白曾被命名为腮腺碱性蛋白和腮腺后碱性蛋白、组蛋白、富组碱性因子、富组酸性肽和组氨酸释放肽等。现在广泛使用的名称为富组蛋白,其英文名称有两种,histidine-rich protein(HRP)和 histatin。有人主张,富组蛋白亚型 1、3、5 应称为 histatine 亚型 1、3、5,而其亚型 2、4、6 则应称为 HRP 亚型 2、4、6,因为后者的氨基酸序列与前者明显不同。

（一）功能

富组蛋白是多功能蛋白质,现已证明的生物功能主要有以下四类:

1. 形成牙釉质获得性膜　富组蛋白与羟基磷灰石有很强的亲和力,所以极易黏附在牙釉质表面,形成获得性膜。

2. 抑制磷酸钙结晶生长　富组蛋白亚型 1 与富脯蛋白类似,可抑制磷酸钙结晶生成,但不抑制其自发性沉淀。

3. 广谱抗菌作用　富组蛋白可轻度或中度抑制多种细菌,调节口腔内菌群的生态平衡,在预防牙龈炎方面有积极作用。

4. 抗真菌作用　富组蛋白最重要的作用是抗真菌作用。已经证实,富组蛋白是唾液抗真菌活性的主要来源。它可杀灭多种真菌,包括从正常人及艾滋病患者分离出来的菌株。

（二）临床应用的潜力

迄今知道的真菌有十多万种,其中约 150 种可引起人和动物患病。真菌感染呈增加趋势,严重时可引起致命性后果,受到医疗界的关注和忧虑。富组蛋白是一种天然抗真菌物质,存在于人唾液和血清中,对哺乳动物细胞没有毒性,但杀菌作用可与唑类抗真菌药 Azole 相比,而且还可杀死对 Azole 有耐药性的菌株。

如果临床使用富组蛋白作为抗真菌剂,就需要大量生产。可以获得富组蛋白的途径有三种:从唾液中分离、化学合成、基因工程生产。显然,从唾液中分离富组蛋白无法大量生产;用化学方法合成的价格非常昂贵;如能把富组蛋白基因表达到微生物如大肠杆菌中合成这些蛋白质,可能是大规模生产的有效途径。这方面的研究正在进行,已经取得了一些可喜的进展。

目前,不少学者正在设计更好的富组蛋白以便改进其有效性和稳定性,也有研究人员在设计富组蛋白的运载和释放系统。这方面的突破可能会使抗真菌及口腔保健发生重大的变化。

八、富半胱蛋白

富半胱蛋白是一个超家族,含有多种蛋白质,广泛存在于动植物组织内。1985 年在南斯拉夫波托罗兹召开的国际半胱氨酸蛋白酶及其抑制物研讨会上,把富半胱蛋白超家族分为三大族:第一族称为 stefin 族,包括所有缺乏二硫键的蛋白质;第二族称为富半胱蛋白族,由所有含两个二硫键的蛋白质组成;第三族称为激肽原族,包括所有含九个二硫键的蛋白质。

（一）唾液富半胱蛋白的结构和分型

Menaker 等于 1974 年从异丙肾上腺素处理的大鼠下颌下腺中分离出一种蛋白质,命名为"大移动蛋白",20 世纪 80 年代初经纯化鉴定为富半胱蛋白。唾液中的富半胱蛋白属于超家族中的第二族,即富半胱蛋白族,因为它们都含有两个二硫键。富半胱蛋白又被分为数个亚型,其中 SA、SA-I 和 SA-Ⅲ 亚型含有 121 个氨基酸残基,另外两个亚型 SN 和 S 可能分别为 SA-Ⅰ 和 SA-Ⅲ 合成后断裂形成的。

（二）唾液富半胱蛋白的功能

唾液中富半胱蛋白为多功能蛋白,主要功能有:

1. 抑制蛋白分解　唾液中富半胱蛋白与超家族中其他蛋白质的功能相似,可抑制半胱氨酸蛋白酶,减少不必要的蛋白分解。例如,它们可抑制细菌蛋白酶,也可抑制破裂的白细胞所释放的蛋白酶,因而发挥保护机制。

2. 形成牙釉质获得性膜　唾液富半胱蛋白的重要功能之一是与羟基磷灰石结合,从而形成牙釉质获得性膜,但这种作用只相当于富酪蛋白的三分之一。几种富半胱蛋白以磷酸化形式存在,与羟基磷灰石有较强的亲和力。脱磷酸化可使亲和力降低,但不能完全消除。

3. 抑制磷酸钙结晶的生长　唾液富半胱蛋白也有抑制磷酸钙结晶生长的作用,但其抑制能力只有富酪蛋白的十分之一。

九、富酪蛋白

唾液中的富酪蛋白(statherin)是由腺泡细胞所分泌的,但它不仅存在于唾液中,其他体液中也含有一定量的富酪蛋白。它在体液中存在的时间不长,但当唾液停留在口腔内时,富酪蛋白不会被蛋白酶分解。

（一）结构

富酪蛋白是一种富含酪氨酸和脯氨酸的蛋白质,分子量为 5 380Da,由 43 个氨基酸残基组成。富酪蛋白肽链中的电荷不对称,有较强的极性。其氨基端 1~13 位氨基酸残基均带有电荷,主要是由酪氨酸、脯氨酸和谷胱氨酸组成。富酪蛋白的其他三种异构体的氨基酸序列也已清楚。其中之一 SV2 序列与富酪蛋白相似,仅缺乏第 6~15 位残基,即所有的碱性氨基酸。变种 SV1 和 SV3 缺乏羧基端苯丙氨酸,其他序列与 SV2 相同。

（二）生物学功能

1. 参与牙釉质获得性膜的形成　富酪蛋白与羟基磷灰石有很强的亲和力,可紧密结合于其表面。因此,人们认为它可能参与牙釉质获得性膜的形成。

2. 润滑作用　富酪蛋白有良好的润滑功能,它在牙釉质表面的润滑作用明显优于其他蛋白质。

3. 抑制磷酸钙沉积　富酪蛋白可抑制磷酸钙结晶生长,而且它也是唯一能够抑制磷酸钙盐自发性沉积的蛋白质。它的氨基端 18 个残基可抑制晶体生长,并抑制部分自发性沉淀。氨基端 6 个残基抑制晶体生长的作用比全长富酪蛋白强 4 倍,但抑制自发性沉淀的作用明显降低。

4. 促进细菌黏附　富酪蛋白结合到羟基磷灰石表面时可吸附细菌的黏着。

十、富脯蛋白

富脯蛋白(proline-rich protein,PRP)主要由腮腺分泌,下颌下腺也有少量分泌,但舌下腺不能分泌。富脯蛋白结构中脯氨酸含量高达 44%,谷氨酸占 26% 左右。

（一）分类和结构

根据其性质，富脯蛋白又可分为酸性、碱性和糖基化型。根据其结构，酸性富脯蛋白又可分为 6 种亚型。其中 PRP-1、PRP-2 和 PIF-S 分子量较大，具有 150 个氨基酸残基，相互之间只有微小差别，即在第 4 和第 50 个残基处被不同的氨基酸取代。PRP-1、PRP-2 和 PIF-S 裂解，分别产生出含 106 个氨基酸残基的 PRP-3、PRP-4 和 PIF-F。

（二）生物学功能

酸性富脯蛋白有多种功能：

1. 抑制磷酸钙结晶生长　同富酪蛋白一样，富脯蛋白的分子结构高度不对称，前 30 个氨基酸残基含有负电荷，因此可抑制磷酸钙结晶生长。去除羟基端的正电荷会使之抗沉积效应更强。富脯蛋白抑制结晶沉积的作用主要是通过其对羟基磷灰石的吸附作用实现的。

2. 形成牙釉质获得性膜　牙釉质获得性膜只有 0.1～1μm 厚，是由选择性吸附唾液中某些蛋白质而构成的，血清蛋白质及微生物产物也可能起一定作用。富脯蛋白可能是早期获得性膜的主要成分，而且在成熟的表膜中一直存在。

3. 协助细菌黏附　人酸性富脯蛋白可选择性促进细菌黏附在牙齿矿化组织上。在健康的口腔内，最初的细菌黏附是一个高度选择的过程，而且所产生的细菌群落大多为良性，说明宿主 - 细菌相互作用排除了致病菌的黏附。富脯蛋白所引起的黏附在分子水平有高度选择性，如某些放线菌和链球菌的黏附取决于富脯蛋白的脯氨酸 - 谷氨酸的羟基端二肽，而谷氨酸结构的微小变化即可抑制黏附过程。

十一、唾液淀粉酶

唾液淀粉酶是唾液中最丰富的蛋白质之一。如前所述，它有水解淀粉和糖原的功能，在食物消化过程中起一定作用，但唾液淀粉酶还具有与口腔健康相关的其他作用。

（一）结构

唾液淀粉酶是一组蛋白质，它们所带的电荷和糖基化程度不同。非糖基化的淀粉酶分子量为 56kDa，有 2～3 种亚型；而糖基化的淀粉酶分子量为 61kDa，有 3 种亚型。

（二）生物学作用

1. 消化功能　可水解 α-1，4- 糖苷键，在淀粉消化过程中起重要作用。

2. 参与牙釉质获得性膜的形成　牙釉质获得性膜中有淀粉酶，但未见其有保护作用。

3. 吸附细菌　淀粉酶可有效吸附多种细菌，而且在与细菌结合后仍然具有酶活性，进而发挥功能。包括：

（1）促进牙菌斑形成：不少证据表明，唾液淀粉酶有促进牙菌斑形成的作用。首先，牙釉质获得性膜中有淀粉酶，它的作用可能是作为一种受体，使细菌结合于其上；其次，牙菌斑中亦可检出淀粉酶。淀粉酶可与许多链球菌结合，而后者是牙菌斑中首先生长的细菌。淀粉酶亦可与革兰氏阴性细菌结合。

（2）促进龋病发生：由于淀粉类食物可被淀粉酶分解而导致 pH 降低和牙的脱矿作用，淀粉酶被认为可能会促进龋病的发生。体外研究发现，唾液淀粉酶并不结合变异链球菌，而变异链球菌也不会释放淀粉酶。进一步观察表明，变异链球菌本身也不能水解淀粉。与淀粉结合的细菌可以分解淀粉而产酸。因此，龋病可能是由牙菌斑中与淀粉结合的细菌引起的。

综上所述，下颌下腺在维持机体摄食、消化、言语及消化道正常功能中发挥了必不可少的作用。今后，关于下颌下腺生理功能的研究将在唾液分泌功能的调控机制、唾液的临床应用价值和诊断价值等方面更加深入，以期全面和深入地认识下颌下腺的功能，为临床治疗下颌下腺功能异常类疾病提供理论依据。

（丛　馨）

参考文献

1. RENSBURG V, JANSEN B G. Oral biology. Neuburg：Quintessence Publishing Co, 1995.

2. NORMAN J E D, MCGURK M. Color atlas and text of the salivary glands：diseases, disorders and surgery. London：Mosby-Wolfe, 1995.

3. WONG D T. Salivary diagnostics. Ames, Iowa：Wiley-Blackwell, 2008.

4. MICHAEL E, DAWES C, MULLANE D O. Saliva and oral health. 4th ed. Stephen Hancocks Limited, 2012.

5. 俞光岩. 涎腺疾病. 北京：北京医科大学、中国协和医科大学联合出版社, 1994.

6. 马大权. 涎腺疾病. 北京：人民卫生出版社, 2002.

7. AYDIN S, HALIFEOGLU I, OZERCAN I H, et al. A comparison of leptin and ghrelin levels in plasma and saliva of young healthy subjects. Peptides, 2005, 26(4)：647-652.

8. LI B B, CHEN Z B, LI B C, et al. Expression of ghrelin in human salivary glands and its levels in saliva and serum in Chinese obese children and adolescents. Arch Oral Biol, 2011, 56(4)：389-394.

9. WITT R L. Salivary gland diseases：surgical and medical management. New York：Thieme Medical Publishers, 2005.

第四章

正常下颌下腺的分泌与调控

唾液的分泌是一个复杂而又受到精确控制的过程,由神经系统和体液系统共同调控。自主神经系统被激活后,引起神经纤维末梢释放神经递质,发出唾液分泌的信号,唾液腺细胞从细胞膜到细胞内有多种信号系统共同参与完成唾液分泌的过程。有机物和无机物的分泌由不同的神经递质、受体和细胞内、外信号转导系统所控制,这些不同的过程之间又有着许多相互联系和影响。

第一节　与唾液分泌相关的结构

1850 年,德国生理学家 Ludwig 发现电刺激狗的舌神经会引起下颌下腺分泌,从此揭示了神经在唾液腺分泌中的重要性。随后 Bernard 发现将美味的东西放在浅麻醉狗的舌头上会引起唾液分泌,由此发现了唾液分泌的反馈现象。他还发现针刺后脑可引起唾液分泌,由此发现了唾液分泌中枢的存在。许多研究表明,唾液腺的分泌依赖于神经冲动,唾液分泌的调控依赖于神经末梢释放的递质。与机体其他外分泌腺不同,唾液腺的分泌通常不是由激素始动,但是激素能够影响分泌细胞的代谢和唾液分泌的成分。

一、下颌下腺分泌的神经支配

支配下颌下腺的神经可分为两类:感觉神经和分泌神经,其中分泌神经又可分为交感神经与副交感神经。下颌下腺的感觉神经来自三叉神经的舌神经。

副交感神经的节前纤维起自脑桥内的上涎核,经中间神经、面神经的鼓索支,并随舌神经进入下颌下神经节。节后纤维来自下颌下神经节。下颌下神经节位于下颌舌骨肌后缘后方的舌骨舌肌浅面、舌神经的下方。交感神经的节后纤维发自颈上神经节,颈上节的下端发出颈外动脉神经,其分支围绕颈外动脉而形成颈外动脉神经丛,由此丛发出的分支伴随面动脉的分支进入下颌下腺。

二、下颌下腺细胞的自主神经支配

下颌下腺细胞均受自主神经系统调节。下颌下腺大多有交感神经纤维和副交感神经纤维的分布,但个体细胞所受的神经支配却有较大变异。

下面介绍神经效应器的特征、种属差异和腺体差异。

1. 特征　唾液腺内的自主神经末梢由透明神经鞘细胞和折叠轴突构成。末梢轴突位于神经鞘细胞的细胞质内,外部由基膜包绕。轴突内含有纺锤状突触,内含神经小管、神经微丝、神经分泌颗粒和线粒体。神经鞘细胞的基侧膜常与效应细胞即腺泡细胞、导管细胞及肌上皮细胞的基侧膜相接触。末梢轴突也可穿过基底膜与效应细胞直接接触。这种无髓鞘神经纤维与效应细胞直接接触的位点称为膜下神经效应器位点。这种位点的特征是:它与效应细胞的距离不超过20nm。当轴突及其囊泡与上述细胞间的距离大于100nm时,或当轴突位于基膜外面时,称为膜外神经效应器位点。突触内有两种神经分泌颗粒,一种为颗粒状,在显微镜下呈空泡状,称为类颗粒泡,属于胆碱系统;另一种分泌颗粒在镜下呈致密梭状,称为颗粒泡,属于肾上腺素系统。

2. 种属差异　膜下神经效应器位点在种属之间有很大差异。大鼠腮腺无髓鞘神经纤维可穿过基膜,形成膜下神经效应器位点,而人和其他灵长类动物、牛、羊、猫等的腮腺内尚未发现这种位点。

3. 腺体差异　神经效应器位点在不同唾液腺的分布也不同,如大鼠腮腺有膜下神经效应器位点,而下颌下腺却没有。

三、下颌下腺细胞表面的受体

分布在下颌下腺内的自主神经纤维可释放神经递质,称为第一信使。当递质与细胞膜上的受体蛋白质结合后,经由细胞内信号传递系统,最终转化为细胞反应如蛋白质、水和电解质的分泌。下颌下腺的各种细胞膜上有针对不同递质的特异性受体。刺激这些受体所激活的信号传递系统不同,所引起的生理反应也不同。迄今为止,已经证明有多种受体可引起下颌下腺细胞的分泌反应,包括胆碱能受体、肾上腺素受体、P2核苷酸受体和多肽受体(图4-1-1)。生理状态下,胆碱能受体是由副交感神经系统激活的,而肾上腺素受体则为交感神经所激活。

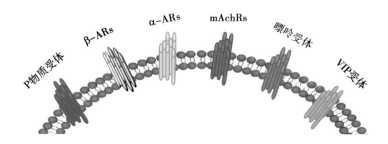

图4-1-1　下颌下腺腺泡细胞表面的受体

(一)胆碱能受体

1. 分类　胆碱能受体分为烟碱受体(nicotinic acetylcholine receptor, nAChR)和毒蕈碱受体(muscarinic

acetylcholine receptor, mAChR）两类。前者可形成离子通道，使阳离子进入细胞；后者属于 G 蛋白偶联受体，通过 G 蛋白激活细胞膜上的磷酸肌醇信号转导系统。近年来已经证实，毒蕈碱受体至少有 5 种亚型。人下颌下腺腺细胞含有全部 5 种亚型，其中 1 型和 3 型与水及电解质的分泌有关，而 2 型和 4 型与蛋白分泌有关，5 型功能未知。目前认为 3 型受体在下颌下腺分泌中的作用最重要。

烟碱受体存在于神经及肌肉细胞，唾液腺细胞没有烟碱受体。但是，由于给予分离的大鼠唾液腺细胞烟碱可引起细胞内 Ca^{2+} 浓度升高，有人认为唾液腺细胞可能含有烟碱受体。后来，Zhang 等（1996）的研究证明，在分离的大鼠舌下腺分泌终端仍存在神经纤维末梢，而且这些末梢的突触具有功能。由于神经末梢含有烟碱受体，在受到烟碱刺激时，突触释放乙酰胆碱，从而激活分泌终端细胞的毒蕈碱受体，引起 Ca^{2+} 动员。当把分泌终端分解为单细胞时，烟碱引起的反应消失，而对乙酰胆碱的反应仍然存在。

2. 受体的分布和密度　唾液腺的各种细胞，包括分泌终端、导管系统及肌上皮细胞，均有大量毒蕈碱受体。大鼠腮腺每个腺泡细胞膜约有 23 000 个毒蕈碱受体。据分析，产生最大细胞反应只需激活 1 800 个受体即可，可见 90% 以上的受体并不参与反应。这种现象的意义尚不明了，可能是为了保证少量的神经递质即可引起完全的细胞反应。

3. 细胞内的信号转导系统　刺激毒蕈碱受体可引起分泌终端细胞的水与电解质分泌以及肌上皮细胞的收缩反应，但导管细胞的反应尚不肯定，可能是抑制离子转运。这些作用是通过磷酸肌醇信号系统实现的。配体与受体结合后激活细胞膜内的 Gq 蛋白，后者由 α、β 和 γ 三个亚单位构成。G 蛋白活化后 βγ 与 α 亚单位分离。Gqα 进一步激活磷脂酶 C（phospholipase C，PLC）。磷脂酶 C 至少有 8 种亚型，即 β1、β2、β3、β4、γ1、γ2、δ1 和 δ2，唾液腺细胞含有 β1、β3、γ1 和 γ3 四种亚型，Gqα 所激活的是 β 亚型。磷脂酶 C 可催化分解细胞膜上的磷脂酰肌醇二磷酸（phosphatidylinositol diphosphate，PIP_2），释放 1，4，5- 三磷酸肌醇（inositol 1，4，5-triphosphate，IP_3）和二酰甘油（diacylglycerol，DAG）。IP_3 与内质网膜上的 IP_3 受体结合，引起 Ca^{2+} 通道开放，使细胞质内 Ca^{2+} 浓度骤然升高。进而激活 Ca^{2+} 敏感的离子通道及水通道，离子转运形成细胞膜内外的电化学梯度，吸引水分子经由细胞间隙进入腺泡腔，水分子也可经由水通道直接分泌到腺泡腔，完成水和电解质的分泌（图 4-1-2）。

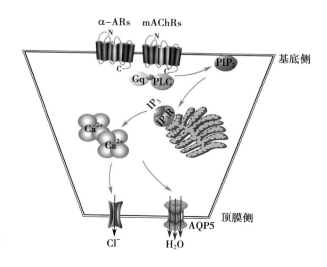

图 4-1-2　磷酸肌醇信号系统

（二）肾上腺素受体

1. 分类　肾上腺素受体分为 α 和 β 两类。α 受体又分为 α1 和 α2。根据对抑制剂的敏感程度不同，α1 受体分为 α1A、α1B、α1C 和 α1D 四种亚型。α2 受体分为 α2A、α2B、α2C 和 α2D。β 受体分为 β1、β2 和 β3 三种亚型。

2. 受体的分布及密度

（1）α 受体：成年唾液腺细胞表达 α1 受体，但不表达 α2 受体。发育中的不成熟细胞含有大量 α2 受体，意义不明，且在囊性纤维化时，唾液腺中的 α2 受体大量显现。

（2）β 受体：在人下颌下腺腺泡细胞表达 β1 和 β2 受体，但不表达 β3 受体。家兔下颌下腺 β1 受体广泛表达于下颌下腺腺泡与导管细胞的细胞膜上，而 β2 受体主要分布在导管细胞膜上。放射配体竞争结合实验所得的结果显示，β1 受体占 β 受体总量的 71.9%，其余 28.1% 为 β2 受体，这表明在家兔下颌下腺 β 受体中以 β1 受体为主。

3. 细胞内信号传递系统　激动 α1 受体和 β 受体所产生的反应完全不同。激动分泌终端细胞的 α1 受体引起水和电解质的分泌，而激动 β 受体则主要引起蛋白质分泌。与腺泡细胞不同，激动导管细胞的 α1 受体可能抑制离子转运，而激动 β 受体则激活离子转运。这些作用是通过激活细胞内不同的信号转导系统实现的。

（1）α1 受体：一般认为，激动 α1 受体所引起的反应与激动毒蕈碱受体相同，二者均激活细胞内磷酸肌醇信号传递系统（图 4-1-2），但近年来这种理论受到有力的挑战。研究发现，α1 受体可能激活完全不同的信号传递系统。首先，α1 受体激动剂并不能引起大量 IP_3 产生；其次，Ca^{2+} 释放反应也远小于乙酰胆碱所引起的反应，而且激动 α1 受体常可引起更多的 Ca^{2+} 内流。有人提出，α1 受体所激活的细胞内第二信使可能是环二磷酸腺苷核糖（cyclic ADP-ribose，cADPR）。

（2）β 受体：与 β 受体相匹配的细胞内信号传递系统是 G 蛋白和腺苷酸环化酶。β 受体激活后，G 蛋白 α 与 βγ 亚单位分离并可激活细胞膜上的腺苷酸环化酶，催化产生环磷酸腺苷（cyclic AMP，cAMP）。cAMP 又可进一步激活蛋白激酶 A（protein kinase A，PKA），后者可使细胞质内多种蛋白磷酸化，其中一种分子量为 26kDa 的蛋白在细胞以胞吐形式分泌蛋白质的过程中发挥重要作用（图 4-1-3）。

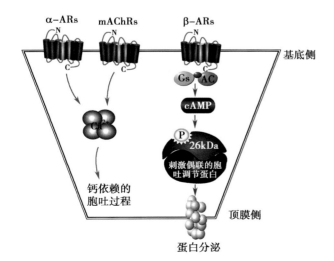

图 4-1-3　cAMP-PKA 信号系统

（三）P2 核苷酸受体

1. 分类　P2 核苷酸受体分为 P2X 和 P2Y 两大类。P2X 受体至少有 7 种亚型，分别为 P2X1~P2X7。P2Y 受体至少有 5 种亚型，分别为 P2Y1、P2Y2、P2Y4、P2Y6 和 P2Y11。其中 P2X7 曾称为 P2Z；P2Y1 曾称为 P2Y、P2T；P2Y2 曾称为 P2U。

2. 分布　1982 年，Gallacher 首次证明 P2 受体存在于小鼠腮腺细胞，而且细胞外 ATP 可调节这些细胞的分泌过程。后来众多的研究证明，有四种 P2 核苷酸受体亚型存在于唾液腺细胞中，即 P2X4、P2X7、P2Y1 和 P2Y2。

3. 细胞内信号传递系统

（1）P2X 受体：这类受体没有细胞内信号系统与之相匹配，它们可能在细胞膜上形成离子通道。这种通道的选择性较差，体积小的阳离子如 Na^+、K^+、Ca^{2+} 均可通过。P2X 受体与 ATP 结合时通道打开，因此又称为 ATP 控制的离子通道。由于所有 P2X 受体亚型均可导致 Ca^{2+} 内流，因而这些受体在非兴奋性上皮细胞内的 Ca^{2+} 调节方面可能有重要意义。

（2）P2Y 受体：这类受体均与细胞内磷酸肌醇信号传递系统相匹配。配体与受体结合后激活细胞膜上的 G 蛋白，进而激活磷脂肪酶 C，生成 IP_3 和二酰甘油，最终导致细胞内 Ca^{2+} 浓度升高和蛋白激酶 C 活化。除此之外，有人提出 P2Y1 可激活 Giα，从而抑制 cAMP 的产生。

4. 生物学意义　有研究表明，P2X7 受体激活后可以引起小鼠下颌下腺细胞内 Ca^{2+} 浓度升高，使用 ATP 灌流小鼠离体下颌下腺，可增加离体下颌下腺的分泌。但若同时使用卡巴胆碱，ATP 会抑制卡巴胆碱引发的分泌。在 P2X7 敲除小鼠上证实，ATP 引起的下颌下腺分泌主要通过激活 P2X7 而实现。迄今为止，尚无体内研究证明 P2 核苷酸受体在唾液腺中的生理作用。虽然正常的神经突触释放核苷酸，且核苷酸被广泛认为是一种神经递质，但由于细胞膜上含有高活性的核苷酸酶，核苷酸很快就被分解，因而在生理状态下能否到达这些受体并产生生物学效应还不清楚。

值得注意的是，在成熟的唾液腺节段或细胞上，一般很难观察到强烈的 P2 核苷酸受体反应，而发育中的不成熟细胞呈现较强的反应，提示这些受体可能和发育过程有关。例如，P2Y1 受体在出生时浓度很高，随发育过程而降低，到发育成熟时再也检测不到。此外，如果结扎下颌下腺的主排泄管，P2Y2 受体也会大量增加。这些现象说明，P2 核苷酸受体可能与发育、组织损伤后的再生和修复过程有关。关于 P2 核苷酸受体在下颌下腺的功能仍需大量的研究工作。

（四）肽类受体

支配唾液腺的神经末梢突触也合成和释放一些肽类递质，最常见的有血管活性肽、P 物质、神经肽 Y、降钙素基因相关肽（calcitonin gene-related peptide，CGRP）等。研究证明，血管活性肽和 P 物质在唾液腺分泌过程中起重要作用。

1. 血管活性肽受体　血管活性肽是 1971 年从猪小肠中分离出来的。此后，大量研究证明，它存在于许多组织中。猪血管活性肽是一种碱性单链多肽，含 28 个氨基酸残基。它的主要生物学作用是使平滑肌特别是血管平滑肌松弛，以及刺激腺体分泌。

（1）分布：唾液腺的血管活性肽来自支配唾液腺的节后副交感神经纤维，它一般与乙酰胆碱、P 物质及一氧化氮等共存于突触内。近来的研究发现，血管活性肽也存在于交感神经纤维的突触中。这些纤维分布在人下颌下腺分泌终端和导管周围。有些纤维分布在分泌终端细胞之间,大部分纤维分布在黏液性小管周围,浆液性腺泡周围则较少。这种现象也存在于大鼠下颌下腺和腮腺以及人唇腺。

血管活性肽受体存在于许多组织中,其分子量大小取决于所在的种属及组织类型。血管活性肽受体的分子量一般在 43~80kDa。受体所含的二硫键在与激动剂的结合中起重要作用。然而,唾液腺细胞的血管活性肽受体还没有被分离鉴定。

(2)细胞内信号转导系统:激动血管活性肽受体激活 G 蛋白,活化腺苷酸环化酶,引起 cAMP 生成(图 4-1-3)。

(3)生物学作用:唾液腺中的血管活性肽受体受到激动时,主要产生三种反应:直接刺激唾液分泌、增加唾液血流量及加强副交感神经所引起的分泌反应。用血管活性肽刺激大鼠唾液腺,如下颌下腺和舌下腺可引起小量唾液分泌。这种唾液富含蛋白质,表明是 cAMP 信号系统的作用。这种分泌反应不受交感神经及副交感神经拮抗剂如普萘洛尔和阿托品的影响,因而称为非肾上腺素能非胆碱能作用。同时,血管活性肽亦可使唾液腺血管扩张,血流量明显增加,这无疑可促进唾液分泌。大量研究表明,血管活性肽与胆碱能激动剂有协同作用,可使后者的分泌反应大大增强。

2. P 物质受体　P 物质是 1931 年首次发现的,当时并不了解其结构。1934 年命名为 P 物质。直到 1971 年,其结构才得以确定。它的分子量为 1 340Da,由 11 个氨基酸残基构成。20 世纪 70 年代末到 80 年代初,它被归类于速激肽(tachykinin)。在哺乳动物肽类中,也称为神经激肽(neurokinin)。神经激肽受体有三种(NK-1,NK-2 和 NK-3),其中 NK-1 对 P 物质有最高的亲和力,故常被称为 P 物质受体。这三种神经激肽受体均为小分子量蛋白质,含有 350~500 个氨基酸残基,在细胞膜上的结构与视紫质相似。

(1)分布:P 物质是由副交感神经纤维的突触合成释放的,它一般与乙酰胆碱、血管活性肽等神经肽共存。

(2)细胞内信号转导系统:与 P 物质受体相匹配的信号转导系统是磷酸肌醇系统(图 4-1-2)。

(3)P 物质受体的脱敏:P 物质受体的一个鲜明特点是迅速脱敏。受体激活后,细胞内信号转导系统的激活一般只保持 1~2min。而脱敏作用却持续 1~2h,即去除激动剂之后,需要 1~2h 才能恢复反应。脱敏反应的机制尚不确定。一般认为是蛋白激酶 C 活化的结果,但尚有争议。

(4)生物学作用:P 物质有多种重要功能,但在唾液腺中的功能及意义尚不明了。

3. 降钙素基因相关肽(CGRP)　CGRP 是一种由 37 个氨基酸残基组成的酸性神经肽,于 1982 年首次发现,后来证实这种多肽存在于神经系统中。大鼠 CGRP 以两种形式存在,分别为 α-rCGRP 和 β-rCGRP,二者只有一个氨基酸残基不同。人 CGRP 也有两种形式,分别为 α-hCGRP 和 β-hCGRP,二者有三个氨基酸残基不同。

(1)受体分类:一般认为 CGRP 受体有两个亚型,即 CGRPR1 和 CGRPR2。前者对 CGRP8-37 有亲和力,但不能被 CysACM-CGRP 所激活。后者对 CGRP8-37 亲和力较低,但可以被 CysACM-CGRP 激动。目前对这种分类法仍有争议。

(2)在唾液腺中的分布:CGRP 主要由感觉神经末梢合成释放,而副交感神经亦可合成和分泌少量 CGRP。因为它通常与 P 物质共存,常被误认为主要由副交感神经纤维合成。人下颌下腺中含 CGRP 的神经纤维比较稀疏,而在腺体内的分布也有争论。有的研究发现含 CGRP 的纤维分布在腺泡周围,另一些研究则未观察到这种分布。

（3）细胞内信号转导系统：CGRP 受体激活后的主要细胞内反应是生成 cAMP。另外也有报道认为，CGRP 可活化钾离子通道。

（4）生物学作用：CGRP 的生物学功能不完全清楚，可能与葡萄糖代谢、体液调节有关。它在唾液腺中的意义尚不知晓。给大鼠静脉注射 CGRP 可短暂性增加唾液腺血流量 43%，这种作用小于血管活性肽的作用，后者可引起血流量增加 166%。注射 CGRP 并不能引起唾液分泌。但在注射 CGRP 后 20s 时给予毒蕈碱受体激动剂卡巴胆碱可使唾液分泌明显增加，比单纯注射卡巴胆碱增加 60%。这些结果说明 CGRP 可增强毒蕈碱受体激动剂所引起的唾液分泌。

4. 脂联素受体

（1）受体分类：一般认为脂联素受体有两个亚型，即 AdipoR1 和 AdipoR2。

（2）在唾液腺中的分布：AdipoR1、AdipoR 2 分布于大鼠下颌下腺组织腺泡和导管细胞的基底膜侧以及肌上皮细胞中。在 SMG-C6 中，AdipoR1、AdipoR2 主要分布于细胞膜上。

（3）细胞内信号转导系统：AdipoR1、AdipoR2 激活后，细胞内的 AMPK 磷酸化激活，细胞间的紧密连接分子表达改变，细胞间的紧密连接宽度增加，细胞间的通透性增加，而介导水分子跨细胞转运的分子水通道蛋白 5 表达与分布并没有明显改变。

（4）生物学作用：AdipoR1、AdipoR2 在唾液腺的意义尚不明确，目前已有的研究证实，经动脉用脂联素灌流离体大鼠的下颌下腺，唾液分泌明显增加。

（五）瞬时感受器电位家族（transient receptor potential，TRP）

近年来的研究发现，在下颌下腺上还存在其他可以调节其分泌的受体。如辣椒素受体，又称香草醛受体，隶属于瞬时感受器电位家族（transient receptor potential vanilloid subtype 1，TRPV1）。TRPV1 主要分布于躯体、内脏中枢感觉神经元膜上。当与配体结合后，主要引起钙离子（也有钠离子）进入细胞内，钾离子出细胞，从而引起细胞去极化。以往国内外对 TRPV1 的研究工作主要集中在神经系统，后来有研究发现，在下颌下腺细胞也有 TRPV1 的表达。在人下颌下腺，TRPV1 主要分布在浆液性腺泡细胞和肌上皮细胞中（图 4-1-4），TRPV1 激活后可见细胞内 Ca^{2+} 升高，用受体激动剂辣椒素灌流离体家兔及大鼠下颌下

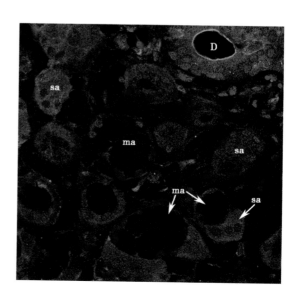

图 4-1-4　人下颌下腺中 TRPV1 的表达
D. 导管　sa. 浆液性腺泡　ma. 黏液性腺泡

腺,可促进下颌下腺分泌,其机制与细胞内 Ca^{2+} 升高、AQP5 活化及调节细胞间的紧密连接蛋白表达分布,进而调节细胞间通透性有关。这些新的研究结果为认识下颌下腺分泌的调控机制提供了新见解。

第二节　唾液分泌的调控

一、唾液的成分

唾液中 99% 是水,另 1% 除各种电解质外,尚有大分子有机物质如蛋白、糖蛋白和酶等,小分子的有机物质如葡萄糖、尿素、肌酸酐、氨等。这些有机分子有些来自腺泡细胞,有些在导管细胞内合成,而有些则由血液转运至唾液。

二、唾液分泌的节律

唾液腺的分泌量取决于腺体受刺激的状况。静止状态下,人体混合唾液的流率为 0.32mL/min。所谓静止状态,仅仅是指没有明显的刺激因素,绝对静止状态是不存在的。实际上,所有有关唾液流率的资料均来自收集测定唾液量,而测定的操作过程本身即有刺激作用。例如测定时的张口和闭口,以及放置唾液收集器具等,均可刺激唾液分泌。静止状态下,即在没有刺激时所分泌的唾液主要来自下颌下腺和小唾液腺,这种分泌称为自发性分泌。动物研究表明,参与自发性分泌的腺体及分泌量取决于动物种类。羊的腮腺在静止状态下有大量分泌,而狗和猫的自发性分泌主要来自舌下腺。有人认为,大多数唾液腺均有自发性分泌,但有些则不能被观察到。一天当中,非刺激性唾液流率以下午最高,睡眠时最低。唾液分泌在进食时增加。

当支配唾液腺的交感神经纤维和副交感神经纤维受到刺激时,如进食、咀嚼或味觉及嗅觉神经受到刺激时,唾液可大量分泌,流率可增加 6 倍左右,其中以腮腺刺激后的分泌量增加为主,可达 20 倍以上。

三、水与电解质的分泌及调节

1861 年,德国生理学家 Ludwig 发现,唾液的分泌不是由单纯的过滤作用所产生,而是一种主动的分泌过程。然而,真正理解唾液分泌的机制是在大约 100 年之后。1954 年,Thaysen 等首次提出假设,认为刚从唾液腺分泌终端分泌出来的初始唾液的电解质成分与血浆的电解质组成相似。这种假设在后来得到证实。1966 年,Martinez 等首次应用显微穿刺技术将微管插到分泌终端的腔内收集初始唾液,测定其电解质成分,结果证实 Thaysen 的假设是正确的。同年,Young 等和 Mangos 等也分别报道了类似结果。此后,众多研究证明,初始唾液是等渗的,有时甚至是轻微高渗的液体,含有高浓度的 Na^+ 和 Cl^-,而 K^+ 和 HCO_3^- 含量则很低。当唾液流经导管系统时,导管上皮细胞的离子转运体系使唾液的电解质成分发生重大改变,Na^+ 和 Cl^- 浓度明显降低,K^+ 和 HCO_3^- 浓度明显升高(表 4-2-1),导管上皮细胞进一步分泌蛋白质和有机物到唾液中,流入口腔的唾液称为终末唾液,简称唾液,这就是唾液分泌的两阶段学说(图 4-2-1)。在整个唾液分泌过程中,分泌终端细胞的分泌及导管细胞的修饰作用均为复杂的离子转运过程,有许多离子转运蛋白参与,并受到数种细胞内信号转导系统的调节。

表 4-2-1　初始唾液和终末唾液的电解质成分比较 / mmol·L^{-1}

电解质	初始唾液	终末唾液
Na^+	$125 \sim 160$	$8 \sim 32$
K^+	$7 \sim 8$	$14 \sim 32$
Cl^-	105	$17 \sim 29$
HCO_3^-	少量	$3 \sim 20$

资料来源:俞光岩. 涎腺疾病. 北京:北京医科大学、中国协和医科大学联合出版社,1994。

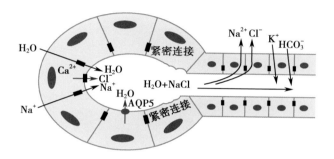

图 4-2-1　唾液分泌的两阶段学说

(一)分泌终端细胞水与电解质的分泌机制

1. 水与电解质的分泌模型　一般认为,唾液腺分泌终端细胞水和电解质的分泌过程可用 Silva 等 1977 年提出的鲨鱼直肠细胞离子分泌模型来描述。近 30 年的大量研究结果均支持这个模型。简单而言,参与分泌终端细胞水与电解质转运的共有七种转运系统,即基侧膜上的钠泵、Na^+-K^+-$2Cl^-$ 协同转运蛋白、K^+ 通道、Na^+-H^+ 交换体、Cl^--HCO_3^- 交换体、顶膜上的 Cl^- 通道以及水通道。离子转运动力是来自钠泵所建立的 Na^+ 梯度,即细胞外 Na^+ 明显高于细胞内,前者为 135mmol/L,而后者仅为 $15 \sim 20$mmol/L。离子转运信号的结果为细胞内 Ca^{2+} 浓度的增加。

如图 4-2-2 所示,当毒蕈碱受体、α1 肾上腺素能受体或 P 物质受体激活时,细胞内 Ca^{2+} 升高。后者激活顶膜上的 Cl^- 通道以及基侧膜上的 K^+ 通道,使 Cl^- 外流到腺泡腔中,而 K^+ 外流到血流中。Cl^- 吸引 Na^+ 通过相邻细胞间的紧密连接进入腺泡腔,进而引发水的分泌。同时,基侧膜上的 Na^+-K^+-$2Cl^-$ 协同转运蛋白将 Cl^-、Na^+ 和 K^+ 运入细胞内。这对 K^+ 是一个逆浓度梯度的过程,但对 Na^+ 和 Cl^- 来说是顺浓度梯度运输。Cl^--HCO_3^- 交换体激活还可导致 HCO_3^- 外流,后者使细胞内与之配对的 H^+ 相对浓度增加,因而 pH 降低。pH 降低激活基侧膜上的 Na^+-H^+ 交换体,引起 Na^+ 内流,H^+ 外流,使 pH 恢复。腮腺和下颌下腺细胞含有与 Na^+-H^+ 交换体相配对的 Cl^--HCO_3^- 交换体,后者在细胞内 pH 升高时激活,引起 Cl^- 进入细胞,HCO_3^- 出细胞,从而使 pH 下降。当细胞受到分泌性刺激时,pH 降低,随后由于 Na^+-H^+ 交换体的激活常引起 pH 反弹性升高,这时 Cl^--HCO_3^- 交换体激活,使 pH 恢复到正常水平。

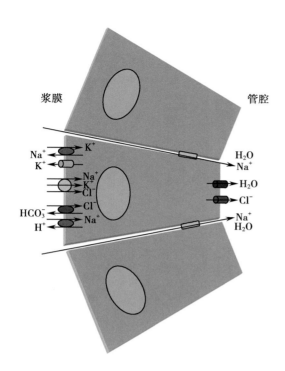

图 4-2-2 下颌下腺细胞水和电解质分泌

上皮细胞分泌水可经由两种途径,一种是经由细胞间紧密连接;另一种是经由分泌细胞膜上的水通道。

在上述过程中,细胞发生三种生理变化,即细胞容积、膜电位及细胞内 pH 均发生改变。分泌的早期,膜电位降低(负值变小),后来逐渐恢复。细胞容积在分泌初期减小,然后逐渐恢复。细胞内 pH 的改变早期为酸化,即 pH 降低,之后逐渐恢复甚至反弹性升高。这些改变均与细胞内 Ca^{2+} 浓度的变化密切相关。换言之,Ca^{2+} 是整个分泌过程的主要信号。

2. 水与离子转运机制

(1)钠泵:唾液腺分泌细胞跨膜 Cl^- 转运的能量来自钠泵所形成的 Na^+ 梯度,抑制钠泵则可阻断整个分泌过程。20 世纪 60 年代,钠泵的结构和功能就已清楚,而且已经证明唾液腺含有很强的钠泵活性。测定 ^3H 标记的毒毛旋花苷(ouabain)的结合,用生化方法检测毒毛旋花苷敏感的 Na^+-K^+ATP 酶活性及用免疫组织化学方法均证明钠泵存在于人、猫、狗、猪、大鼠、小鼠的腮腺、下颌下腺及舌下腺细胞的基侧膜上。尽管也有人报道钠泵存在于顶膜上,但通常被认为是实验误差所造成的。有趣的是,黏液细胞的钠泵少于浆液细胞,这可能与浆液细胞可在短时间内大量分泌的性质有关。

(2)Cl^- 通道:唾液腺细胞分泌水与电解质的过程是由跨膜的 Cl^- 转运触发,因而 Cl^- 通道在分泌过程中起极为重要的作用。近年已经明了,唾液腺分泌终端细胞含有四种 Cl^- 通道,但哪些参与分泌过程仍有争议。

1)Ca^{2+} 激活的 Cl^- 通道:此型 Cl^- 通道是分泌性细胞最重要的 Cl^- 通道。副交感神经激动所引起的 Cl^- 分泌几乎全部是经此途径。首次直接测定唾液腺 Ca^{2+} 激活的 Cl^- 通道是在大鼠腮腺腺泡细胞。近年来,许多研究直接测定此通道的性质,它显示很强的外向整流作用。离子选择性为 $I^- > NO_3^- > Br^- > Cl^- > HCO_3^-$。尽管电压改变不能直接激活这种 Cl^- 通道,但其动力学研究表明该通道有电压依从性。Ca^{2+} 激活的 Cl^- 通道可被 Cl^- 通道阻滞剂所抑制。2008 年,有三个研究小组各自独立克隆出了 Ca^{2+} 激活的 Cl^- 通道,即

TMEM16A/Anoctamin1（ANO1）。TMEM16A/ANO1 在腺泡细胞的顶膜高表达，使用 siRNA 敲低其表达会降低唾液的分泌。由于 TMEM16A/ANO1 在气管发育中发挥重要作用，所以基因敲除的小鼠在宫内或出生后早期就会死亡。因此，需要采用定向敲除的方法进一步研究 TMEM16A/ANO1 在腺泡细胞分泌中的作用。

2）cAMP 激活的 Cl⁻通道：这种 Cl⁻通道存在于分泌终端及导管细胞中。其编码基因是囊性纤维化跨膜传导调节物（CFTR）基因。临床可见囊性纤维化患者的唾液腺也被累及，表现为分泌减少，细胞内 Na⁺和 Cl⁻浓度升高。该通道的激活需要 cAMP 升高和蛋白激酶 A 活化，后者使通道蛋白质磷酸化而开放。cAMP 激活的 Cl⁻通道在导管的重吸收中发挥重要作用。

3）细胞容积调节的 Cl⁻通道：腮腺腺泡细胞肿胀可激活此型 Cl⁻通道，相反，细胞容积减小则抑制此通道。人下颌下腺细胞株 HSG 也含有这种 Cl⁻通道。考虑到分泌终端细胞在分泌过程中有容积改变，此型 Cl⁻通道有可能参与分泌过程，但仍需研究证实。

4）电压控制的 Cl⁻通道：此型 Cl⁻通道存在于唾液腺分泌终端细胞及导管细胞中，它是由膜电位控制的。已经证明，电压控制的 Cl⁻通道蛋白质是 CLC-2。此型 Cl⁻通道可被膜超级化所激活。在生理状态下，唾液腺细胞膜电位为 −50mV 到 −70mV，足以使之激活。因此在非刺激（即静息）状态下，电压控制的 Cl⁻通道可能处在激活状态。已知唾液腺细胞有非刺激性 Cl⁻分泌，这种分泌可能经由该 Cl⁻通道。

（3）Na⁺-K⁺-2Cl⁻协同转运蛋白：20 世纪 70 年代初期就已发现 Na⁺和 K⁺的协同转运现象，数年后发现，这种转运是与 Cl⁻转运共同进行的。

1）性质：Na⁺-K⁺-2Cl⁻协同转运蛋白由电中性转运机制调控，同时转运 1 个 Na⁺，1 个 K⁺和 2 个 Cl⁻。3 种离子必须同时存在，任何一种离子的缺乏均可明显抑制整个协同转运机制。Na⁺-K⁺-2Cl⁻协同转运的方向取决于细胞种类，亦取决于蛋白所处的位置。在分泌细胞，它大多处于基侧膜，其转运方向是从血流转运离子进入细胞，但在吸收性上皮，如肾小管上皮细胞，其分布是在顶膜，功能是重吸收单价离子。Na⁺-K⁺-2Cl⁻协同转运蛋白的特异性抑制剂是磺胺类利尿剂，包括速尿灵。迄今，已经有两种亚型被鉴定，即 NKCC1 和 NKCC2。NKCC1 存在于大多数分泌性上皮细胞，如胃、大肠、肺、支气管、胰和唾液腺上皮细胞。NKCC2 则只存在于肾亨利襻的小管细胞。NKCC1 在唾液分泌中发挥重要作用，若敲除 NKCC1，唾液分泌会减少 70%。

2）激活：Na⁺-K⁺-2Cl⁻协同转运蛋白可被以下几种因素激活：激素刺激、细胞容积缩小、细胞内 Cl⁻浓度降低。①激素刺激：凡可使细胞内 cAMP 水平升高的激素均可引起 NKCC1 磷酸化而活化。然而，cAMP 引起的 NKCC1 磷酸化并不是经由激活蛋白激酶 A，因为 NKCC1 并没有蛋白激酶 A 的磷酸化位点。研究证明，cAMP 增加可引起 Cl⁻通道开放，从而使细胞内 Cl⁻浓度降低。后者是激活 NKCC1 的原因。② Cl⁻浓度降低：现已明确，细胞内 Cl⁻浓度降低是激活 NKCC1 的最有效的因素。Cl⁻浓度降低也可使 NKCC1 磷酸化。③细胞容积缩小：任何可引起细胞容积缩小的因素均可激活 NKCC1。例如用高渗溶液培养细胞可激活 NKCC1。事实上，细胞容积也是由细胞内 Cl⁻浓度来调节的，因而，细胞容积改变也可能反映了 Cl⁻浓度的作用。④细胞骨架的作用：细胞骨架的状态对 NKCC1 有很大影响。用纤维状肌动蛋白（F-actin）稳定剂如鬼笔环肽（phalloidin）或类鬼笔环肽（phallicidin）处理细胞可抑制纤维状肌动蛋白的再分布，从而也抑制了 NKCC1 的活化，使 Na⁺-K⁺-2Cl⁻转运降低。与之相反，用细胞松弛素（cytochalasin D）

破坏纤维状肌动蛋白微丝则可激活 NKCC1。这些现象均表明细胞骨架可能参与 Na^+-K^+-$2Cl^-$ 协同转运的调节。⑤尿素：尿素可抑制 Na^+-K^+-$2Cl^-$ 协同转运。用软海绵酸（okadaic acid）预处理细胞可防止尿素的这种抑制作用，表明尿素可能激活某些蛋白质的磷酸酶，从而使 Na^+-K^+-$2Cl^-$ 协同转运蛋白失活。

（4）K^+ 通道：在 Cl^- 通道开放时，必须伴随有 K^+ 通道的开放，否则由于电化学平衡的缘故，Cl^- 无法外流。研究证明，抑制唾液腺细胞的 K^+ 通道可抑制 Cl^- 分泌。K^+ 通道的作用是：①使细胞膜电位处于超级化状态，从而为阴离子分泌提供动力；②为 Na^+-K^+-$2Cl^-$ 协同转运蛋白及钠泵提供条件，如果细胞内 K^+ 持续处于高浓度状态，Na^+-K^+-$2Cl^-$ 协同转运和钠泵均无法有效工作。在下颌下腺上现已发现存在两类 K^+ 通道，即 Ca^{2+} 依赖的 K^+ 通道（MaxiK）及电压门控的 K^+ 通道（IK1）。

（5）Na^+-H^+ 交换体：Na^+-H^+ 交换体（NHE）几乎存在于所有的细胞，其功能是催化细胞外 Na^+ 的与细胞内的 H^+ 进行电中性交换。Na^+-H^+ 交换在细胞内 pH 调节方面起极为重要作用。其他调节细胞内 pH 的机制有 Na^+-HCO_3^- 协同转运、Cl^--HCO_3^- 交换及 H^+ 泵。唾液腺细胞细胞膜有 Na^+-H^+ 交换和 Cl^--HCO_3^- 交换，没有 Na^+-HCO_3^- 协同转运，也没有 H^+ 泵，但研究表明细胞内分泌颗粒膜上表达有 H^+ 泵。

1）Na^+-H^+ 交换体亚型：已经鉴定的哺乳动物细胞 Na^+-H^+ 交换体至少有 6 种，NHE1～NHE6。功能研究已经反复证实，唾液腺细胞含有 Na^+-H^+ 交换体。分子生物学研究证明，大鼠腮腺腺泡细胞有 NHE1 表达，位于基底膜上。导管细胞含有 NHE1 和 NHE3，NHE1 位于基侧膜，而 NHE3 位于顶膜。大鼠下颌下腺分泌终端细胞基侧膜有 NHE1 表达，导管细胞基侧膜有 NHE1 表达，而顶膜有 NHE2 表达。

2）Na^+-H^+ 交换的激活：细胞内 pH 降低是 Na^+-H^+ 交换功能激活的主要因素之一。当唾液腺分泌终端受到副交感神经刺激时，细胞内 Ca^{2+} 升高，pH 降低，Na^+-H^+ 交换激活。而导管系统的 Na^+-H^+ 交换激活过程尚不完全了解。Na^+-H^+ 交换激活可能是由于细胞内 pH 降低，或者是由于 Ca^{2+} 升高。迄今为止，还不能把 pH 降低和 Ca^{2+} 升高的作用完全区别开来，因为 pH 降低也是 Ca^{2+} 激活引起的。

3）细胞间的差异：Na^+-H^+ 交换在不同的细胞之间有很大差异。如上所述，分泌终端细胞与导管细胞所含的 NHE 亚型不完全相同。而且，不同腺体之间也有差异。大鼠腮腺腺泡细胞毒蕈碱受体受到刺激时细胞内 pH 短暂降低（约 0.1），1～3min 恢复，此后呈反弹性升高，即细胞内碱化。抑制 Na^+-H^+ 交换功能可使这种现象消失，说明存在 Na^+-H^+ 交换过度运行的现象。与此不同，大鼠舌下腺分泌终端细胞受到同样刺激时呈现类似的 pH 降低（约 0.2），大约在 3～5min 恢复正常水平，但从不出现反弹性升高的现象。这种细胞间差异的机制仍不清楚，推测可能是由于混合（浆黏液）细胞与黏液细胞之间的差异。

4）Na^+-H^+ 交换活性的调节：Na^+-H^+ 交换活性至少受 5 种因素的调节：酪氨酸激酶、蛋白激酶 A、蛋白激酶 C、Ca^{2+} 及细胞容积的改变。最重要的调节方式可能是 NHE 蛋白的直接磷酸化。已经证明，NHE 的氨基酸序列中含有磷酸化位点，可被蛋白激酶 A、蛋白激酶 C 和钙调蛋白激酶磷酸化。促丝裂原活化蛋白激酶（MAPK）亦可使 NHE 磷酸化。此外，酪氨酸激酶激活剂如生长因子或磷酸酶抑制剂等均可激活 Na^+-H^+ 交换。近来的研究认为，Na^+-H^+ 交换的激活还需要一些相关蛋白如钙调蛋白、钙调磷酸酶 B（calcineurin B）同源蛋白以及热休克蛋白 70 等。

（6）Cl^--HCO_3^- 交换体：功能性研究证实，唾液腺细胞含有 Cl^--HCO_3^- 交换机制。目前，已经鉴定的 Cl^--HCO_3^- 交换体有 4 种，AE1～AE4。分子生物学研究表明，小鼠下颌下腺表达的 Cl^--HCO_3^- 交换体亚型为 AE2，NHE1 和 AE2 在维持下颌下腺细胞内的 pH 平衡中发挥重要作用。AE2 在细胞内 pH 升高时被激活,在 pH 降低时功能受到抑制。

（7）水通道:20 世纪 90 年代以前,人们一直认为唾液中水的分泌是由于细胞内外电解质浓度差形成的电化学梯度驱动水分子的扩散完成的。近年来的研究发现,虽然大多数哺乳动物的细胞膜允许水分子自由扩散,但某些细胞如红细胞、肾近曲小管上皮细胞对水的通透性过高,不能单纯以水扩散穿过膜脂质双分子层来解释,因而提出在某些组织上,除了跨膜的电化学梯度驱动水的运输外,还存在水转运蛋白调节水分子跨膜的快速转运的假说。1991 年水通道蛋白（aquaporin,AQP）被克隆,随后有不同亚型的蛋白被克隆,迄今已知有 13 种水通道蛋白（AQP0～AQP12）存在于哺乳动物细胞内,这些蛋白均含有 6 个跨膜区,形成 5 个环,水分子的通道由这些环折叠形成,有些水通道亦可允许甘油分子通过。在唾液腺上发现了 AQP5 和 AQP8,而 AQP5 的含量较高。AQP5 缺乏的大鼠唾液分泌功能严重受损,而且 AQP5 敲除后还会影响细胞间紧密连接的完整性,减少水从旁细胞途径转运,从而证明 AQP5 在调节唾液分泌中起重要作用。进一步的研究发现,细胞内钙离子浓度增加都能促使 AQP5 从细胞质向细胞顶膜转位,参与水分子快速转运。1997 年,有学者曾将 AQP1 的 cDNA 转到放射线照射后的大鼠唾液腺中,成功使唾液分泌量增加了 2～3 倍,从而为基因治疗唾液腺功能低下带来了希望。

（8）其他离子转运蛋白:尽管现在流行的水与电解质分泌模型并不需要其他电解质转运系统参与,但并不能排除这些可能性。已经发现,还有数种离子转运体系参与水与电解质分泌过程。

1）非选择性阳离子通道:已证明在唾液腺分泌终端细胞的基底膜有一种 Ca^{2+} 激活的非选择性阳离子通道允许多种阳离子通过,但它在水与电解质分泌过程中的地位仍未确定。

2）Na^+-HCO_3^- 协同转运蛋白:大鼠舌下腺分泌终端细胞不含有 Na^+-HCO_3^- 协同转运体系,但其他唾液腺是否含有仍不清楚。已知羊和牛的腮腺分泌高浓度 HCO_3^-,推测这些组织可能含有 Na^+-HCO_3^- 协同转运蛋白。

（9）细胞间紧密连接对分泌的影响:唾液腺上皮细胞在体内高度极化,水、离子和可溶性分子（如氨基酸和葡萄糖）的转运可通过跨细胞和旁细胞两种途径穿越细胞层。紧密连接（tight junction）是位于相邻上皮细胞的侧面,与黏着连接（adherens junction）、缝隙连接（gap junction）和桥粒（desmosome）共同组成连接复合物。紧密连接位于连接复合体的最顶端,是物质通过旁细胞通路转运的限制因素。紧密连接由跨膜蛋白[闭锁蛋白（occludin）、claudins 蛋白家族和连接黏附分子（junctional adhesion molecule,JAM）]和细胞质蛋白——闭锁小带蛋白（zonula occludens,ZO）家族组成。研究者利用 ^1H 核磁显像技术分别在离体灌流的家兔和大鼠下颌下腺发现旁细胞途径是水转运主要的方式,采用激光共聚焦技术在大鼠离体孵育的腮腺和下颌下腺组织中观察到,给予胆碱能受体激动剂卡巴胆碱和肾上腺素受体激动剂异丙肾上腺素均可不同程度地增加旁细胞途径对小分子荧光物质的通透性。当唾液腺分泌增加时,也可在电镜下观察到细胞间紧密连接的宽度增加。

（二）分泌终端细胞水与电解质分泌的调节

分泌终端细胞水与电解质的分泌主要由毒蕈碱受体及 α1 肾上腺素受体调节。上述受体的激动均可导致细胞内 Ca^{2+} 的动员,从而使细胞质内游离 Ca^{2+} 浓度升高。Ca^{2+} 是水和电解质分泌的主要第二信使。上述受体的激动亦可引起蛋白激酶 C 激活,后者对细胞内其他信号传递系统有修饰作用,从而使分泌反应改变。

1. Ca^{2+} 信号系统　细胞内 Ca^{2+} 信号系统是磷酸肌醇信号系统的一部分,它的最终目标是使细胞质内游离 Ca^{2+} 浓度升高。

（1）细胞质内 Ca^{2+} 浓度:细胞质内游离 Ca^{2+} 浓度是一种极为重要的信号,它的升高会导致一系列细胞反应。在神经细胞将引起细胞兴奋,发生神经传导反应。在肌肉细胞将引起肌肉收缩。肌肉细胞的肌浆网上 75% 蛋白质是 Ca^{2+} 泵,这是由于肌肉细胞需要在极短的时间内将细胞质内的 Ca^{2+} 重新摄入 Ca^{2+} 池中,一方面使肌肉松弛,另一方面为下一次收缩作准备。唾液腺细胞虽然不需要这种短时间的 Ca^{2+} 摄取,但也必须迅速完成该过程,以便受到再次激动时能作出同样的分泌反应。由此可见,在非激动状态下保持细胞质内 Ca^{2+} 浓度在一个很低的水平是至关重要的。

唾液腺细胞细胞质内游离 Ca^{2+} 浓度在非刺激状态下为 100nmol/L 左右,为细胞外液的 Ca^{2+} 浓度（1.2~1.5mmol/L）1/12 000。当毒蕈碱、α1 或 P 物质受体激动时,细胞质内游离 Ca^{2+} 浓度可在短时间（数秒钟）内升高数倍,达 300nmol/L（舌下腺和下颌下腺）或 1μmol/L（腮腺）。如果刺激持续存在,而且细胞外液中含有足够的 Ca^{2+},这种升高可持续很长时间。

（2）Ca^{2+} 动员过程:当细胞受到刺激时,细胞质内 Ca^{2+} 浓度升高。Ca^{2+} 的来源主要有两种,即细胞内的 Ca^{2+} 池和细胞外的 Ca^{2+}。受体激动后引起 IP$_3$ 产生和释放,进而引起细胞内 Ca^{2+} 池的释放。IP$_3$ 与细胞内对 IP$_3$ 敏感的 Ca^{2+} 池特异性受体相结合,后者本身也是 Ca^{2+} 通道,因而导致 Ca^{2+} 外流。整个过程一般仅需要 1~5s。对 IP$_3$ 敏感的 Ca^{2+} 池的排空可产生一种信号,使细胞膜上的 Ca^{2+} 通道开放,引起 Ca^{2+} 内流,从而使细胞质内 Ca^{2+} 浓度保持在较高的水平。现已充分证明,唾液腺细胞水与电解质分泌的起始过程是由 Ca^{2+} 释放所激发的,但持续分泌则是由细胞外 Ca^{2+} 内流而维持的。除去细胞外 Ca^{2+} 或阻滞 Ca^{2+} 内流均可使分泌减少或停止。

当神经刺激终止时,IP$_3$ 不再产生,细胞质内的 Ca^{2+} 主要有两种途径从细胞质中消除,即细胞膜 Ca^{2+} 泵和 Ca^{2+} 池 Ca^{2+} 泵。实际上,Ca^{2+} 动员的过程也伴随着 Ca^{2+} 消除的过程。当 Ca^{2+} 浓度高于非刺激状态的水平时,Ca^{2+} 泵就活化。

（3）细胞内 Ca^{2+} 池:细胞内储存 Ca^{2+} 的位点称为 Ca^{2+} 池。一般是指储存大量 Ca^{2+} 的细胞器。它可分为两类,一类对 IP$_3$ 敏感,一类不敏感。通常认为,IP$_3$ 控制的 Ca^{2+} 池是在内质网内,但最近几年的研究提出,其他细胞器也可能有同样的作用。然而这些假设仍有很多争议。对 IP$_3$ 不敏感的 Ca^{2+} 池包括线粒体、分泌颗粒等。

1）IP$_3$ 控制的 Ca^{2+} 池:这是细胞内最重要的 Ca^{2+} 池,因为它可在短时间内释放或摄入大量 Ca^{2+},在细胞质内 Ca^{2+} 调节中起主要作用。一般认为位于内质网内。Ca^{2+} 池内 Ca^{2+} 浓度为 1~10mmol/L,比细胞质内 Ca^{2+} 浓度高 1 万~10 万倍。Ca^{2+} 池内 Ca^{2+} 的储存方式仍不清楚。早期认为可能与草酸结合成草酸钙而储存。许多研究发现,草酸的存在会使 Ca^{2+} 摄取量大大增加,因而支持上述假设。也有人认为大部分 Ca^{2+} 与内质网蛋白质结合而储存。然而,无论 Ca^{2+} 与何种物质结合,必须满足一个条件,即在 IP$_3$ 与受体结合时可在极短时间内游离出来,并释放到内质网外。许多研究试图计算 IP$_3$ 控制 Ca^{2+} 池的大小或储存能力,但由于影响因素众多,各种计算均不一定与实际情况相符。有人计算了胰腺腺泡细胞此类 Ca^{2+} 池的容量,认为每个细胞中此类 Ca^{2+} 池储存 $2.5×10^{-15}$g 的分子 Ca^{2+}。以此类推,可以判定唾液腺细胞可能有类似的储存量。

Ca^{2+} 进入此类 Ca^{2+} 池是经由内质网膜上的 Ca^{2+} 泵,而 Ca^{2+} 释放是经由 IP_3 受体所构成的 Ca^{2+} 通道。也有一种理论认为,IP_3 引起的 Ca^{2+} 释放的起始部分是经由 IP_3 受体通道,而其后的部分则是经由 Ca^{2+} 引起的 Ca^{2+} 释放。这种释放机制广泛存在于神经肌肉细胞,是 Ca^{2+} 释放的一种重要机制,但其在唾液腺细胞的存在及生物学意义仍有争议。

2）其他 Ca^{2+} 池:唾液腺分泌终端细胞也含有非 IP_3 控制的 Ca^{2+} 池,如咖啡因、环二磷酸腺苷核糖、鞘脂控制的 Ca^{2+} 池。然而,同一种细胞并不一定含有所有 Ca^{2+} 池,而且这些 Ca^{2+} 池的细胞内位置及生物学意义仍不确定。

从功能上来说,唾液腺细胞内非 IP_3 控制的 Ca^{2+} 池可分为以下几种:①咖啡因控制的 Ca^{2+} 池。一般认为神经肌肉等可激动细胞内 Ca^{2+} 释放的主要途径之一是 Ca^{2+} 引起的 Ca^{2+} 释放通道。在肌肉细胞内这类通道位于肌浆网,其开放是由兰尼定(ryanodine)受体所控制的。唾液腺细胞内是否存在这类 Ca^{2+} 池仍有争议。一些研究表明,咖啡因可引起唾液腺细胞少量 Ca^{2+} 动员,从而认为唾液腺细胞含有咖啡因控制的 Ca^{2+} 池。此类 Ca^{2+} 池在水与电解质分泌过程中的作用尚不明了。②环二磷酸腺苷核糖(cADPR)控制的 Ca^{2+} 池。cADPR 是一种细胞内第二信使,可引起多种细胞的 Ca^{2+} 释放反应。唾液腺细胞对其也有反应,但作用位置不明。它所释放的 Ca^{2+} 的来源仍有争议,有人认为是源自特异性 Ca^{2+} 池,但一般认为可能是来自 IP_3 控制的 Ca^{2+} 池。③鞘脂控制的 Ca^{2+} 池。鞘脂代谢物如鞘氨醇 -1- 磷酸盐可引起 Ca^{2+} 释放,但其 Ca^{2+} 池的部位仍不清楚。

就 Ca^{2+} 池在细胞内的位置来讲,非 IP_3 控制的 Ca^{2+} 池可分为以下几种:①线粒体 Ca^{2+} 池。20 世纪 80 年代早期,线粒体被认为是细胞内主要的 Ca^{2+} 池,后来发现线粒体 Ca^{2+} 释放并不能由 IP_3 激发,也不能迅速再摄入 Ca^{2+},因而其重要性明显降低。然而,线粒体确实可储存大量 Ca^{2+},而且可以在某些特定的情况下释放出来,但其摄取和释放的调节及生物学意义仍不清楚。②核包膜体 Ca^{2+} 池。直到最近几年,核包膜体才被认为在细胞内 Ca^{2+} 调节中起一定作用。应用激光共聚焦技术对细胞内的 Ca^{2+} 进行分析,发现 IP_3 可引起核包膜体 Ca^{2+} 浓度降低,从而认为是一种 Ca^{2+} 池。然而,有些研究未能重复这种结果,故对这种理论产生了怀疑。③分泌颗粒 Ca^{2+} 池。唾液腺分泌终端细胞含有大量分泌颗粒,其 Ca^{2+} 含量十分惊人,可达 200mmol/L。作为一种 Ca^{2+} 来源,分泌颗粒无疑具有很大潜力。最近的研究提出,分泌颗粒膜上可能存在 IP_3 受体,在受到刺激时,一部分储存的 Ca^{2+} 可迅速释放出来,但这种假设尚未得到广泛支持。分泌颗粒中储存的 Ca^{2+} 在正常状态下不易释放,原因未明,可能是由于 Ca^{2+} 与蛋白质相结合。研究表明,分泌颗粒膜内外的 pH 梯度可能影响 Ca^{2+} 释放。已知分泌颗粒内部的 pH 大多较低。当这种 pH 梯度受到破坏时,可观察到大量 Ca^{2+} 外流。迄今为止,对分泌颗粒 Ca^{2+} 池的生物学意义知之甚少,唯一已知的作用是唾液 Ca^{2+} 的主要来源。

（4）IP_3 受体:IP_3 引起的 Ca^{2+} 释放是通过 IP_3 受体所形成的 Ca^{2+} 通道。已经有 5 种 IP_3 受体被分离鉴定。1 型 IP_3 受体由 2 749 个氨基酸残基组成,分子量为 313kDa。2 型受体由 2 701 个氨基酸残基组成,分子量为 307kDa。3 型受体由 2 670 个氨基酸残基组成,分子量为 304kDa。4 型和 5 型与 2 型十分类似。这些受体的分子结构已经清楚,其肽链的氨基末端构成 IP_3 的结合部位,而羧基末端有 6 个跨膜节段组成 Ca^{2+} 通道孔。1 型受体广泛分布于神经、肌肉细胞包括平滑肌细胞,也存在于血小板内。2 型受体则大量表达于胰腺、小肠、肺、肾和脑中。一般认为唾液腺细胞的 IP_3 受体是第 3 型。

IP$_3$ 受体构成的 Ca^{2+} 通道孔径较大，可允许多种二价阳离子通过。其离子选择性为 Ba^{2+} > Sr^{2+} > Ca^{2+} > Mg^{2+}。令人惊奇的是，Mg^{2+} 也可通过。Mg^{2+} 通常为许多水分子所包绕，使之带有很强的极性，而且体积明显增大，一般不易迅速移动。这种 Ca^{2+} 通道对单价阳离子的通透性较小，例如对 Ba^{2+} 和 K$^+$ 的通透性比为 6.3。细胞质内 Ca^{2+} 浓度对通道的开放有影响。Ca^{2+} 浓度升高可抑制其开放，Ki 为 300nmol/L。这种通道的开放需要磷酸化作用。已知 1 型受体含有蛋白激酶 A 磷酸化位点，而 2 型和 3 型不含有此位点，说明唾液腺细胞的 IP$_3$ 受体可能不受蛋白激酶 A 调节。

（5）Ca^{2+} 内流机制：可兴奋性细胞如神经、肌肉细胞的细胞膜含有多种 Ca^{2+} 通道，可导致 Ca^{2+} 迅速内流。这些 Ca^{2+} 通道主要为电压控制 Ca^{2+} 通道，包括 L 型、N 型、P 型、Q 型和 T 型 Ca^{2+} 通道。上述细胞也含有受体控制 Ca^{2+} 通道和非选择性阳离子通道。唾液腺细胞不含有电压控制的 Ca^{2+} 通道，Ca^{2+} 内流主要是通过 Ca^{2+} 池控制的。

寻找并克隆 Ca^{2+} 池控制的 Ca^{2+} 内流通道一直是研究热点，有研究者提出瞬时感受器电位（transient receptor potential，TRP）家族可能是该通道的蛋白质。当瞬时感受器电位通道 1（transient receptor potential canonical 1，TRPC1）过表达在人下颌下腺细胞（HSG）中，可使 Ca^{2+} 池控制的 Ca^{2+} 内流明显增加。与之相应，用针对 TRPC1 蛋白的抗血清处理，可显著抑制这种 Ca^{2+} 内流，从而证明 TRP 类蛋白质可能是一种 Ca^{2+} 池控制的 Ca^{2+} 通道。目前，关于更多种类的 TRP 家族成员在下颌下腺细胞中的功能正在研究之中。

Ca^{2+} 池排空如何将信号传递到细胞膜 Ca^{2+} 通道，以及信号的性质一直是细胞内 Ca^{2+} 调节研究领域饱含争议的问题。迄今为止已有多种假设提出，但大多缺乏令人信服的证据。Randriamampita 和 Tsien 等在 1993 年提出 Ca^{2+} 内流因子假说，认为当 Ca^{2+} 池排空时，会产生一种蛋白质，称为 Ca^{2+} 内流因子，作为第二信使，可使 Ca^{2+} 通道激活并引起 Ca^{2+} 内流。目前有学者提出基质相互作用分子 1（stromal interaction molecule 1，STIM1）可作为一种内质网 Ca^{2+} 排空的感受器，当 Ca^{2+} 池排空后，STIM1 可与细胞膜上的 TRPC1 结合并使之活化，引起 Ca^{2+} 内流。

（6）细胞质内 Ca^{2+} 的清除：细胞质内 Ca^{2+} 浓度升高激活细胞膜和 Ca^{2+} 池膜上的 Ca^{2+} 泵，迅速将 Ca^{2+} 泵入 Ca^{2+} 池或泵出细胞。Ca^{2+} 泵又称为 Ca^{2+}-ATP 酶或 Ca^{2+}-Mg^{2+}-ATP 酶，于 1966 年首次发现。它属于 P-型 ATP 酶类，换言之，它的反应过程需要磷酸化中间体。尽管细胞膜 Ca^{2+} 泵与内质网 Ca^{2+} 泵十分类似，但它们在功能上仍有许多不同之处。

1）细胞膜 Ca^{2+} 泵：细胞膜 Ca^{2+} 泵存在于所有的真核细胞，分子量约为 134kDa。它与 ATP 的亲和力很高。细胞膜 Ca^{2+} 泵可被钙调蛋白激活。聚不饱和脂肪酸、酸性磷脂、蛋白激酶 A 和蛋白激酶 C 均可激活细胞膜 Ca^{2+} 泵。细胞膜 Ca^{2+} 泵每消耗一个 ATP 可泵出一个 Ca^{2+}。它可被钒酸盐和 La^{3+} 有效抑制。

目前，已经分离鉴定的细胞膜 Ca^{2+} 泵亚型至少有 4 种，分别称为细胞膜 Ca^{2+} 泵 1~4 型。对唾液腺细胞细胞膜泵的研究很少，推测它在水与电解质分泌过程中有重要作用，但仍有待于研究证实。

2）肌浆网/内质网 Ca^{2+} 泵：肌细胞内肌浆网是储存和释放 Ca^{2+} 的主要细胞器，在非肌细胞该功能由内质网完成。内质网 Ca^{2+} 泵（sarcoplasmic/endoplasmic reticulum calcium ATPases，SERCA）由单条肽链组成，分子量 100kDa 左右。在 Ca^{2+} 存在时，ATP 的 γ 位 Pi 转到第 351 个氨基酸残基上，一个 ATP 水解可使 2 个 Ca^{2+} 从高亲和力位点转到低亲和力位点，从而在膜的另一侧（囊内）释放。目前，已经分离鉴定的 SERCA 至少有 5 个亚型，其中 SERCA1a 和 1b 在骨骼肌表达，SERCA2a 在心肌表达，而 SERCA2b 存在于平滑肌及非肌肉组织中。SERCA3 在非肌肉组织表达,包括内皮细胞、上皮细胞、淋巴细胞和血小板内。

SERCA 把 Ca^{2+} 泵入内质网后,内质网内的 Ca^{2+} 可达 10mmol/L 以上,这意味着大量的正电荷被泵入,如果没有一种电荷平衡机制,这个过程是无法实现的。因而有学者提出,当 Ca^{2+} 泵入肌浆网和内质网的同时可能伴随其他阳离子(Mg^{2+} 和 H^+)的外流,或是 Ca^{2+} 泵入的同时伴随磷酸盐的摄取,从而保持电荷平衡。

与细胞膜 Ca^{2+} 泵不同,SERCA 的特异性抑制剂是毒胡萝卜素(thapsigargin)。毒胡萝卜素可与 SERCA 的 10 个跨膜区中的第三个跨膜区结合,使 SERCA 处于完全失活的状态。大量实验研究证明,毒胡萝卜素特异性抑制 SERCA,对细胞膜 Ca^{2+} 泵没有影响。它已成为研究 IP_3 控制 Ca^{2+} 池的有效工具。测定完整细胞中 IP_3 控制的 Ca^{2+} 池容量的简单方法就是用毒胡萝卜素处理细胞。由于毒胡萝卜素极易通过细胞膜,所以很快抑制 SERCA,引起 Ca^{2+} 迅速泄漏。一般在 5~7min 可引起该 Ca^{2+} 池完全排空。已经证明,唾液腺细胞 IP_3 控制的 Ca^{2+} 池对毒胡萝卜素敏感。

2. 蛋白激酶 C 系统

(1)分类:激动唾液腺细胞的毒蕈碱受体、α1 肾上腺素受体、P 物质受体及 P2Y2 受体均可引起 IP_3 和二酰甘油生成。二酰甘油是某些蛋白激酶 C 的生理性激活剂。蛋白激酶 C 是一个大的酶体系,目前已经分离鉴定的蛋白激酶 C 亚型至少有 12 种。按照激活过程可分为三大类,第一类为经典蛋白激酶 C(classical or conventional protein kinase C),包括 α、β1、β2 和 γ 四种亚型。经典蛋白激酶 C 的激活需要 Ca^{2+}、二酰甘油和磷脂酰丝氨酸。第二类为新蛋白激酶 C(new protein kinase C),包括 δ、ε、η、ι、θ 和 μ 等亚型。这类蛋白激酶 C 的激活需要二酰甘油和磷脂酰丝氨酸,但不需要 Ca^{2+}。第三类为非典型蛋白激酶 C(atypical protein kinase C),包括 ξ 和 λ 亚型。它们的激活机制不明,既不需要 Ca^{2+},也不需要二酰甘油。

(2)唾液腺细胞中的表达:蛋白激酶 C 在唾液腺细胞中的表达一直不清楚。直到最近,才对这个问题进行了系统探讨。各种唾液腺细胞包括大鼠下颌下腺分泌终端细胞、大鼠下颌下腺分泌终端细胞系(SMG-C6)、人下颌下腺纹管细胞系(A253)、人腮腺闰管细胞系(HSY)、大鼠腮腺腺泡细胞系(PAR-C5)都表达 δ 和 ε 两种亚型,而大多数细胞系都表达 μ 和 λ 亚型,只有 HSY 表达 α 和 γ 亚型。由于闰管细胞是唾液腺的干细胞,新生大鼠唾液腺也含有大量闰管细胞,这种表达模式反映了 α 和 γ 亚型可能与细胞的增殖分化有关,但尚待进一步研究证实。

(3)激活:蛋白激酶 C 的激活机制仍不完全清楚。一般认为,大多数蛋白激酶 C 在活化过程中需要在细胞内重新分布,典型的方式是从细胞质转移到细胞膜而激活。因而测定蛋白激酶 C 从细胞质到细胞膜的重新分布已成为极为重要的活性分析。但蛋白激酶 C 亚型众多,有的亚型可能不需要转移到细胞膜,而是转移到细胞核激活。

(4)生物学意义:蛋白激酶 C 可使多种蛋白质磷酸化,从而改变其活性。由于细胞内存在多种蛋白质,各种蛋白的功能又不尽相同,显然,蛋白激酶 C 的作用极为广泛和复杂。在唾液腺细胞中,蛋白激酶 C 可与许多信号传递系统相互作用。

1)在蛋白质分泌中的作用:20 世纪 80 年代,日本的研究人员发现,大鼠腮腺腺泡细胞淀粉酶的分泌需要蛋白激酶 C 激活。他们发现用蛋白激酶 C 激活剂处理细胞,可使淀粉酶的释放明显增加,而且也可以加强毒蕈碱受体激动剂引起的分泌。相反,抑制蛋白激酶 C 使淀粉酶的分泌明显降低。然而,Quissell

等在大鼠下颌下腺分泌终端细胞未能观察到类似的结果。他们用相同的蛋白激酶激动剂未见黏蛋白分泌增加。最近,德国的研究人员用豚鼠腮腺测定发现,蛋白激酶 C 活性被抑制 90% 时,并不改变卡巴胆碱引起的胞吐作用。这种处理反而使异丙肾上腺素引起的胞吐作用增加了 1 倍。美国的研究人员也发现,蛋白激酶 C 的 α 和 δ 亚型对大鼠腮腺淀粉酶的分泌有抑制作用,并不是促进作用。这种作用可能是由于蛋白激酶 C 对蛋白激酶 A 系统的修饰造成的。显然,蛋白激酶 C 在蛋白质分泌过程中的作用仍需进一步研究。

2)在水与电解质分泌过程中的作用:蛋白激酶 C 可能参与水与电解质分泌过程的调节。已知激活蛋白激酶 C 可改变 Cl^-、K^+ 的转运,但这方面的研究较少,尚难作出任何结论。蛋白激酶 C 系统对 Ca^{2+} 动员过程有明显影响。在某些唾液腺细胞,如大鼠腮腺和下颌下腺细胞,激活蛋白激酶 C 可明显抑制乙酰胆碱或卡巴胆碱所引起的 Ca^{2+} 释放,其机制尚不完全明了。蛋白激酶 C 可能抑制磷脂酶 C,使 IP_3 生成减少,也可能直接作用于 IP_3 受体和 Ca^{2+} 池控制的 Ca^{2+} 内流通道,使 Ca^{2+} 释放减少或 Ca^{2+} 摄取增加。

3. 其他信号传递系统

(1)酪氨酸蛋白激酶系统:唾液腺细胞含有酪氨酸蛋白激酶,而且细胞膜上也大多含有生长因子受体,后者直接与酪氨酸蛋白激酶信号系统相匹配。然而,酪氨酸蛋白激酶系统在蛋白质、水与电解质分泌过程中的作用却知之甚少。

酪氨酸蛋白激酶系统可激活磷脂肪酶 Cγ 亚型,所以理论上可以激活 Ca^{2+} 动员反应,从而引起水与电解质的分泌,但尚未见到实验证据。

(2)cADPR 系统:近年来发现 cADPR 是细胞内的一种重要信号,它可引起 Ca^{2+} 从兰尼定(ryanodine)控制的 Ca^{2+} 池中释放。已经证实,激动 α1 肾上腺素受体可引起泪腺和唾液腺细胞产生 cADPR,进而引起 Ca^{2+} 释放。腮腺腺泡细胞对 cADPR 显示出强烈的 Ca^{2+} 动员反应。用分离的大鼠腮腺内质网进行研究,发现 cADPR 可释放内质网中的 Ca^{2+},这种作用不受肝素的抑制(肝素选择性抑制 IP_3 受体)。狗的腮腺和下颌下腺细胞也显示了类似的结果。

(3)鞘脂系统:鞘脂系统可能也有第二信使的作用。鞘脂醇可引起大鼠腮腺腺泡细胞生成 IP_3 并释放 Ca^{2+},同时也激活 Ca^{2+} 内流。鞘脂的 Ca^{2+} 动员作用的机制和生物学意义仍不清楚,它是否可以激活水与电解质的分泌仍有待于探讨。

(三)导管细胞电解质的转运机制

目前对唾液腺导管细胞电解质转运机制的了解仍然很少。与肾脏和其他吸收性上皮的导管系统不同,唾液腺导管系统对水没有通透性,因此初始唾液中的水分不会发生改变,其渗透压的改变均来自导管细胞对离子成分的修饰。

1. 电解质转运模型 唾液腺导管细胞电解质转运过程可用 Knauf 等 1982 年首先提出,后来被 Cook 等修改的模型描述。这个模型提出,基侧膜上的钠泵维持细胞内高 K^+ 与低 Na^+ 状态,从而产生跨膜 Na^+ 梯度。管腔中的 Na^+ 可经由顶膜上的 Na^+ 通道或 Na^+-H^+ 交换进入细胞,Cl^- 可经过 Cl^- 通道以及不依赖 Na^+ 的 Cl^--HCO_3^- 交换进入细胞,H^+ 可通过 K^+-H^+ 交换进入细胞。细胞内的 K^+ 和 Cl^- 可经基侧膜上的 Cl^- 通道及 K^+ 通道流入血流。细胞内的 Na^+ 则被钠泵泵出(图 4-2-3)。推测导管细胞细胞质 pH 是由 K^+-H^+ 交换和 Cl^--HCO_3^- 交换维持的,但具体作用过程不明。不难看出,整个离子转运过程是一个从管腔内重吸收 Na^+

和 Cl⁻ 到血流中的过程。与之相匹配,细胞同时分泌 K⁺ 和 HCO₃⁻ 到管腔内。这个过程的动力来自钠泵所产生的细胞内低 Na⁺ 状态。在这个过程中,cAMP 是主要的第二信使,Na⁺ 和 Cl⁻ 的重吸收是由 cAMP 所激活。Ca²⁺ 信号的作用尚不确定,推测是抑制 Na⁺ 和 Cl⁻ 的重吸收。导管细胞的细胞间连接对水和离子均没有通透性。

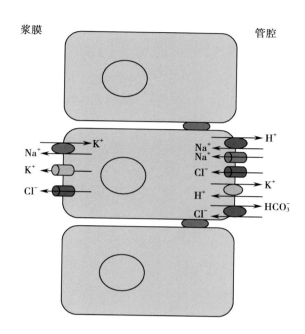

图 4-2-3 导管细胞电解质修饰

2. 离子转运机制

(1)管腔侧(顶膜)Na⁺ 通道:从管腔到血液 Na⁺ 的重吸收是导管细胞电解质转运的主要动力。导管细胞顶膜存在 Na⁺ 通道,可导致大量 Na⁺ 内流入细胞。实际上,所有吸收性上皮包括唾液腺导管细胞,均含有 Na⁺ 通道。近年来,对上皮组织 Na⁺ 通道的研究取得了很大进展。

上皮 Na⁺ 通道的分类很复杂,迄今已有多种方法。①按对抑制剂氨氯吡嗪脒(amiloride)的敏感程度分类:这种分类法把 Na⁺ 通道分为高敏感通道和低敏感通道。凡氨氯吡嗪脒的 50% 抑制浓度(Ki)< 1μM 者,称为高度敏感性 Na⁺ 通道,而 Ki > 1μM 者,称为低敏感 Na⁺ 通道。②按对 Na⁺ 和 K⁺ 的选择性分类:这种方法把上皮 Na⁺ 通道分为三组,分别为 Na(5)型、Na(9)型、Na(28)型。Na(5)型具有很高的离子选择性,又称为高度选择性通道,其对 Na⁺ 和 K⁺ 的选择性 PNa/PK > 10。Na(9)型具有中等选择性,其 PNa/PK 为 3,而 Na(28)型对 Na⁺ 和 K⁺ 没有选择性。③按分子结构分类:20 世纪 90 年代早期,用大鼠大肠对上皮 Na⁺ 通道进行了克隆,发现这些通道由三种同源亚单位构成,即 α、β 和 γ 上皮细胞钠离子通道(epithelial Na⁺ channel, ENaC)。ENaC 均属于高度选择性 Na⁺ 通道。

(2)顶膜 Na⁺-H⁺ 交换:许多研究表明,大鼠唾液腺导管细胞顶膜含有电中性 Na⁺-H⁺ 交换体,这提供了另外一种 Na⁺ 进入细胞的途径。由于 Na⁺ 入细胞,H⁺ 出细胞后与 HCO₃⁻ 结合最终可能导致 HCO₃⁻ 清除。已经观察到,如果用 Cl⁻ 取代家兔导管管腔内的 HCO₃⁻,Na⁺ 的吸收则降低 30%。如果用脂溶性物质丁酸盐取代 HCO₃⁻,则不会影响 Na⁺ 的吸收,表明 Na⁺-H⁺ 交换体的作用是转运 Na⁺。更重要的是,溶液中含有碳酸酐酶抑制剂时也产生类似作用,表明 HCO_3^- 来自 CO_2。但是所有这些物质对大鼠导管系统没有影响,提示家兔 Na^+ 吸收比大鼠更复杂。迄今为止,Na^+-H^+ 交换在导管细胞 Na^+ 吸收中的重要性仍不确定。

（3）Cl^- 通道:Na^+ 经 Na^+ 通道进入细胞产生的细胞内正电荷增加,必须伴随负电荷进入细胞或正电荷出细胞。曾经有人考虑 K^+ 外流到管腔内的可能性,但很快就被否定了。因为顶膜对 K^+ 的通透性很低。家兔导管系统存在阴离子电导,后来证实不是经由细胞间紧密连接,而是通过跨细胞转运途径。虽然导管上皮是非常"紧密"的,但家兔导管对 Cl^- 的阻力却很低。当导管上皮管腔和基侧的溶液中含有相同浓度的 Cl^- 时,其电阻仅为 $10\Omega\cdot cm^2$。用 SO_4^{2-} 取代 Cl^- 时,电阻增加到 $40\Omega\cdot cm^2$,表明存在 Cl^- 的电导。后来单细胞通道技术也证明,导管细胞的顶膜和基侧膜上均有 Cl^- 通道,且为 cAMP 激活的 Cl^- 通道(CFTR)。在细胞内外 Cl^- 浓度正常时,CFTR 作为 Cl^- 通道对 HCO_3^- 仅有很小的通透性。但当管腔侧 Cl^- 浓度降低时,HCO_3^- 可通过 CFTR 分泌到管腔。CFTR 介导的 HCO_3^- 分泌受 WNK/SPAK 信号途径调控,在 HCO_3^- 分泌中起重要作用。

（4）K^+ 分泌机制:大鼠下颌下腺导管可分泌大量 K^+,其分泌速率为 $2.5nmol/(cm^2\cdot s)$,相当于 Na^+ 吸收速率的 50% 以上,达到稳态时的电化学梯度为 7.5kJ/mol,而 Na^+ 的电化学梯度为 10kJ/mol。这样高的电化学梯度除了来自主动转运机制之外,还由于顶膜 K^+ 倒流的通透性极小。在导管细胞的顶膜和基底膜均有 K^+ 通道,在顶膜上还有 K^+-H^+ 交换体。

K^+ 的分泌有明显的种属差异,家兔导管分泌 K^+ 的能力明显低于大鼠。家兔导管 K^+ 分泌的速率一般在 $0.5nmol/(cm^2\cdot s)$,仅相当于大鼠的 20%。然而家兔导管转运 Na^+ 的能力却是大鼠导管的 3 倍。与之相符,家兔导管所产生的 K^+ 梯度仅为 2.5kJ/mol,只有大鼠的 1/3。这种差异的原因不明,既不是来自于顶膜的 K^+ 通透性不同,也不是由于钠泵的活性不同。唯一可能的解释是大鼠导管含有更多的 K^+-H^+ 交换体。

（5）HCO_3^- 的分泌机制:导管细胞可主动分泌 HCO_3^-。下颌下腺导管细胞表达 Cl^--HCO_3^- 交换体,基底膜侧表达 AE2(SLC4A2),顶膜侧表达 SLC26A6。基底膜侧 Cl^--HCO_3^- 交换体为细胞内蓄积了 HCO_3^- 并转运 Cl^- 至血液,而顶膜侧 Cl^--HCO_3^- 交换体在重吸收 Cl^- 的同时分泌 HCO_3^- 至管腔。此外,HCO_3^- 还可通过顶膜的 CFTR 分泌到管腔。有人认为,HCO_3^- 可以 CO_2 的形式自由扩散,证据是抑制碳酸酐酶就可以抑制 HCO_3^- 转运,直到现在仍不完全清楚 HCO_3^- 转运的确切方式。

（四）导管细胞电解质转运的调节

40 多年前,人们普遍认为唾液腺导管系统的电解质转运可能不受自主神经系统的调控。然而,多种研究表明这种看法是错误的。首先,形态学观察证实交感神经纤维和副交感神经纤维分布于唾液腺导管系统;其次,刺激神经系统可使导管的电解质转运发生改变;再次,微灌流技术提供的直接证据表明,唾液腺导管的电解质转运是在自主神经的紧密控制之下。除此之外,内分泌系统对其也有调控作用。

1. 自主神经系统的控制　大量研究表明,刺激副交感神经纤维或激动胆碱能受体可抑制 Na^+ 重吸收。在家兔和大鼠下颌下腺导管基底侧给予胆碱能受体激动剂,使 Na^+ 重吸收明显抑制。这种作用仅需要 $10^{-11}mol/L$ 乙酰胆碱,而改变跨上皮电位需要 $10^{-9}mol/L$ 乙酰胆碱。与之类似,激动 α1 肾上腺素受体亦可抑制 Na^+ 重吸收。相反,激动 β 肾上腺素受体却使 Na^+ 重吸收明显增加。这些研究表明,导管细胞重吸收 Na⁺,可能也包括 Cl⁻ 的过程是由 β 肾上腺素受体所激活,由胆碱和 α 肾上腺素受体所抑制。

　　调节导管细胞离子转运的细胞内信号系统仍不完全清楚,但一般认为 Na⁺ 和 Cl⁻ 的重吸收是由 cAMP 信号系统所激活的。激动 β 肾上腺素受体引起 Na⁺ 和 Cl⁻ 重吸收,这种作用是依赖 cAMP 的。导管细胞 Cl⁻ 的重吸收是经由 cAMP 依赖的 Cl⁻ 通道和 Cl⁻-HCO$_3^-$ 交换体。

　　与此相反,增加细胞内 Ca^{2+} 浓度可明显抑制 Na⁺ 和 Cl⁻ 的重吸收,这可能是毒蕈碱受体及 α1 受体激动剂抑制 NaCl 重吸收的机制。例如,蟾蜍膀胱上皮细胞 Na⁺ 通道可被 $10^{-8} \sim 10^{-6}$mol/L Ca^{2+} 抑制。大鼠肾皮质集合管细胞 Na⁺ 通道亦可被 Ca^{2+} 抑制。

　　2. 内分泌系统的控制　　多种激素可调节唾液腺导管系统电解质转运过程,包括盐皮质激素、血管紧张素、胃肠道神经肽等。

　　(1)盐皮质激素:一般认为,人及动物的唾液电解质组成可反映体内盐皮质激素的状态。已知促肾上腺皮质激素或盐皮质激素可使唾液 Na⁺ 降低,K⁺ 增加。这种情况也可在高醛固酮血症及妊娠时见到。相反,肾上腺皮质功能低下时则出现相反的变化。研究表明,大鼠腮腺、家兔下颌下腺及羊腮腺的导管系统是醛固酮的靶器官,但唾液腺的分泌终端不受其调节。切除大鼠肾上腺皮质或给予螺内酯使唾液中 Na⁺ 降低,HCO$_3^-$ 分泌增加。Knauf 认为,醛固酮主要作用于导管细胞 Na⁺ 转运,并使 Na⁺-H⁺ 交换活性增加,也使基底膜上钠泵活性增强。后来许多研究均证明,醛固酮可直接作用于 Na⁺ 通道、K⁺ 通道、Na⁺-H⁺ 交换体、Cl⁻-HCO$_3^-$ 交换体、钠泵和 H⁺ 泵。

　　醛固酮的调节机制主要为:①改变细胞的基因表达,引起 Na⁺ 转运蛋白合成增加。②通过两种受体刺激 Na⁺ 转运,Ⅰ型受体为高亲和力受体,Kd 为 1nmol/L 醛固酮;Ⅱ型受体为低亲和力受体,Kd 为 20 ~ 60nmol/L。Ⅰ型受体是特异性盐皮质激素受体,Ⅱ型受体则为非特异性糖皮质激素受体。醛固酮的作用是通过三种途径实现的,即激活或诱导顶膜 Na⁺ 通道、激活或诱导基侧膜钠泵,以及诱导线粒体合成 ATP 的酶类。

　　醛固酮的作用可分为四个阶段:①无反应期,大约为给药后 0.5 ~ 1h,蛋白质合成已经开始,但 Na⁺ 转运尚未改变;②早期反应期,大约为处理后 1.5 ~ 3h,主要作用是使已经存在的 Na⁺ 通道和钠泵激活;③后期反应期,大约为给药后 6 ~ 24h,诱导钠泵和 ENaC 已经完成,Na⁺ 转运保持在高水平;④慢性反应期,大约为处理后数日,Na⁺ 转运持续增加,组织形态学也有改变。

　　(2)血管紧张素:已知许多唾液腺(大鼠下颌下腺除外)含有大量肾素,但尚无证据表明它影响全身性血管紧张素水平。然而,其局部作用却仍不能排除。虽然唾液腺合成分泌的血管紧张素对唾液腺细胞未必有重要影响,但血管紧张素对吸收性上皮细胞 Na⁺ 泵确有调节作用。血管紧张素及其异构体如缩宫素和加压缩宫素均可使 Na⁺ 通道的活性增加 2 ~ 5 倍,并与醛固酮有协同作用。这种作用是通过增加顶膜侧 Na⁺ 通道的密度实现的,单通道电导并无改变。

　　(3)胃肠道调节肽:体内的调节肽,如血管活性肠肽和泡蛙肽(physalaemin)可激活唾液腺分泌。在大鼠和家兔下颌下腺主要导管系统的基侧膜,应用 $4×10^{-8}$mol/L 泡蛙肽可刺激 Na⁺ 转运,相反 10^{-11}mol/L 血管活性肠肽却使 Na⁺ 转运抑制。

　　(4)胰岛素:已有报道,胰岛素可激活包括青蛙皮肤、蟾蜍膀胱、大鼠肺细胞等几种细胞的 Na⁺ 通道,其机制可能与酪氨酸激酶有关。然而,唾液腺导管细胞对胰岛素有何反应尚未见到报道。

3. 离子浓度的作用

（1）细胞内 Cl^- 浓度的作用：Na^+ 和 Cl^- 电导的大小与细胞质内 Cl^- 浓度有关。当 Cl^- 浓度升高时，Na^+ 电导降低，而细胞质内 Cl^- 浓度的增加对 Cl^- 电导影响不大。

（2）细胞内 Na^+ 浓度的作用：细胞内 Na^+ 浓度的升高抑制 Na^+ 的通透性。用整体细胞膜片钳技术记录小鼠下颌下腺导管细胞 Na^+ 的通透性，发现当细胞内 Na^+ 浓度升高时，Na^+ 通透性降低。

综上所述，目前对唾液腺导管细胞离子转运的机制及其调节过程知之甚少，加强这方面的研究将会对揭示唾液的生成和修饰机制大有裨益。

四、蛋白质的分泌与调节

分泌终端细胞合成并分泌绝大多数唾液蛋白质，虽然导管系统也分泌蛋白质，但其量与分泌终端细胞相比则甚为微小。在三组大唾液腺中，腮腺和舌下腺所分泌的蛋白质比较均匀一致，腮腺分泌酶类和延展性多肽（elongate polypeptide）。酶类包括淀粉酶、核糖核酸酶、脱氧核糖核酸酶、过氧化物酶等，而延展性多肽包括富脯蛋白、富组蛋白等。舌下腺主要分泌黏蛋白。下颌下腺分泌的蛋白质种类则介于腮腺和舌下腺之间，主要为黏蛋白、酶类、延展性多肽、特异性生长因子、蛋白酶及其他内分泌蛋白质等。有的蛋白质在各种唾液腺中均分泌，有的则只在某种唾液腺中分泌。迄今为止，关于唾液腺蛋白质分泌过程的知识远远少于对水和电解质分泌过程的了解。

（一）蛋白质的合成与修饰

蛋白质的合成与修饰涉及许多复杂的生物学过程，概括起来可分为四个阶段，即氨基酸的摄取、多肽合成后修饰、蛋白质分选和密集储存。

1. 氨基酸的摄取 唾液腺细胞摄取氨基酸的过程仍不清楚，但一般认为，猫下颌下腺细胞摄取氨基酸的模型可能适用于其他动物唾液腺细胞。该模型形成于 20 世纪 70 年代末到 80 年代初。按照这种模型，唾液腺分泌终端细胞至少含有四种氨基酸转运机制。其中一种是用来摄取酸性氨基酸的，一种是摄取碱性氨基酸的，另外两种是用来摄取中性氨基酸的。后者之一是转运短链氨基酸的，需要有 Na^+ 参与；另一种是转运长链氨基酸，不依赖 Na^+。遗憾的是近 30 年来，关于唾液腺氨基酸转运的研究一直没有开展，因而至今不了解唾液腺细胞氨基酸摄取的机制。

2. 多肽合成后修饰 唾液腺细胞的多肽合成过程与其他细胞类似，因而不再叙述，这里仅简单介绍唾液腺蛋白质合成后的修饰。这些过程包括多肽链的糖基化和硫酸化、空间结构的改变如肽链的进一步折叠以及肽链的聚合。

（1）内质网内的修饰：新合成的多肽要依次在内质网和高尔基复合体中进行修饰。多肽链在生物合成的过程中即被转运到粗面内质网内。在此，多肽链要经历首次分选。这是根据肽链所含的氨基酸的信号序列进行的。信号序列一般为 20 个氨基酸残基，其序列与主序列不同，只存在于分泌蛋白质的前体，如原淀粉酶、原富脯蛋白等。信号序列在合成后很快就被切割，不能带到下一个阶段。

内质网中进行修饰之一是把低聚糖加到肽链的天冬酰胺 -X- 丝氨酸 - 苏氨酸序列上。这种修饰发生在大多数但不是全部唾液腺蛋白质。多肽的折叠和初步聚合也在内质网中进行。这个过程一般需要内质网催化二硫键形成的酶参与,使蛋白质靠二硫键折叠或聚合。因而,凡含有二硫键的蛋白质均在内质网就开始了折叠和聚合过程。

近年的研究也表明,转运出内质网的蛋白质要受到"质量检验",这是分选的一个过程。这个过程使完成一定折叠和聚合的蛋白质被转运出内质网,使未达到这种程度或错误折叠或聚合的蛋白质保留在内质网内。

多肽转运出内质网是一种耗能过程,是由穿梭囊泡进行的。内质网上的出口位于距离高尔基复合体很近的地方。已经证明,多肽转运出内质网是一个对温度变化敏感的过程。温度改变到15℃时可完全抑制这个过程。

(2)高尔基复合体内的修饰:唾液腺细胞高尔基复合体是一种多层结构,内有许多分隔的空间。它们对合成的蛋白质进行不同的修饰。首先,不同的蛋白质,如分泌性蛋白质、溶酶体蛋白质、膜蛋白质可能在不同的细胞间隔内进行修饰。其次,一种蛋白质要经过一系列细胞间隔的修饰,例如,糖基化过程是沿着高尔基体轴从一间隔进入另一间隔。间隔间转运是由非网格蛋白包绕的囊泡进行的。其过程是由一个间隔突出到下一个间隔,然后膜发生融合使之进入下一个间隔。这个过程以极高的效率进行。此外,所有的分泌蛋白质都必须顺序通过一系列间隔,不管其是否已经被修饰过。

3. 蛋白质分选　分选是将修饰过的蛋白质按其类别分别转运到不同的颗粒或囊泡的过程。唾液腺蛋白质的去向主要有两种,一种为分泌颗粒,进入分泌颗粒的蛋白质一般要经过调节性分泌而排出细胞外;另一种为非调节性分泌囊泡,其排出过程不需要特异信号。大约85%新合成的蛋白质被分选到分泌颗粒中,仅15%被分选到非特异性分泌囊泡中。

4. 密集储存　分泌颗粒形成的一个重要特征是它密集储存分泌性蛋白质。以腮腺分泌颗粒为例,其颗粒内储存的蛋白质浓度为300～500mg/ml,比内质网高出1～2个数量级。这种密集储存主要是由两个因素决定的,一是分泌颗粒有选择性地聚集某些蛋白质;二是这些分泌蛋白质是在低渗透压状态下密集的,因而凡影响渗透压的因素可能都会不同程度地影响密集过程。

(二)蛋白质的分泌

唾液腺蛋白质的分泌主要经由胞吐作用(exocytosis),亦称出泡作用。广义而言,胞吐作用分为两种,一种为非调节胞吐作用或固有胞吐作用;另一种为调节性胞吐作用。非调节性胞吐指的是分泌囊泡形成后,立即与细胞膜融合,释放出其内容物,不受外来刺激的调节。非调节性胞吐所分泌的蛋白质被包裹在一种特异性囊泡中,其特点是体积小,在电镜下呈清亮状态。调节性胞吐作用与之不同,首先,新合成的蛋白质要经过分选,有选择地将新合成的蛋白质转运到分泌颗粒中,进行进一步的密集储存。其次,当刺激信号传达到分泌颗粒时,分泌颗粒停泊于细胞膜附近,进而与细胞膜接触、融合。分泌颗粒与细胞膜融合后,会以三种不同的方式将内容物释放到细胞外:①完全崩解(full collapse),分泌颗粒与细胞膜完全融合,释放内容物至细胞外;②接触后游离(kiss and run),分泌颗粒与细胞膜发生融合并部分释放内容物后与细胞膜解离;③复合胞吐(compound exocytosis),分泌颗粒与细胞膜融合的部位可作为其他分泌颗粒锚定的位置,形成一串相连的胞吐颗粒,释放内容物(图4-2-4)。所有的真核细胞都有非调节性胞吐作用,但调节性胞吐作用则只存在于某些细胞种类,如内分泌、外分泌及神经细胞。显然,唾液腺细胞的蛋白质分泌是以调节性分泌为主。

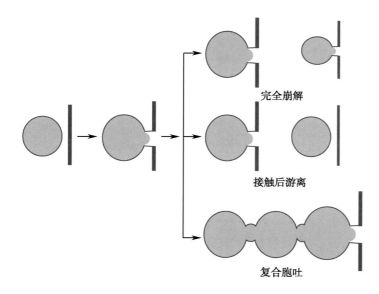

完全崩解

接触后游离

复合胞吐　　　　　　　　　　图 4-2-4　调节性胞吐的模式

（三）蛋白质分泌的调节

1. 调节蛋白质分泌的受体类型　唾液腺细胞蛋白质分泌主要是由 β 肾上腺素受体控制。激动大鼠下颌下腺 β 肾上腺素受体，可引起大量黏蛋白分泌，但激动胆碱能受体或 α1 肾上腺素受体则不会引起蛋白质分泌。体外研究发现，刺激 α1 肾上腺素受体可引起蛋白质分泌，但其量甚微，仅略高于静止分泌量。有趣的是，同时激动胆碱能受体或 α1 肾上腺素受体及 β 肾上腺素受体所诱发的分泌远远大于它们各自的反应。这种作用显然是由于 cAMP 和 Ca^{2+} 信号系统的协同作用。

2. 细胞内信号系统

（1）cAMP- 蛋白激酶 A 系统：激活 β 肾上腺素受体可导致胞吐作用，这是由 cAMP 介导的。cAMP 可激活依赖 cAMP 的蛋白激酶（又名蛋白激酶 A）系统。已经观察到，激动大鼠腮腺和下颌下腺细胞的 β 受体时，胞吐作用与蛋白激酶 A 的激活时间是吻合的，但 cAMP 升高和蛋白激酶 A 活化的时间却不完全吻合。激动 β 受体后，细胞内 cAMP 水平立即明显升高，大约 5min 后开始逐渐降低，而蛋白激酶 A 却保持在活化状态。因此，与 cAMP 比较，蛋白激酶 A 活力增强更能反映胞吐作用的状态。

唾液腺蛋白激酶 A 有两种类型，即 I 型和 II 型，在结构上均是由两个催化亚单位（α 亚单位）和两个调节亚单位（β 和 γ 亚单位）构成的异源四聚体复合物。体外研究表明，α 亚单位和 γ 亚单位均可与 β 亚单位直接结合，但 α 亚单位不与 γ 亚单位结合，这说明 β 亚单位是形成三聚体的动力。蛋白激酶 A 的活化过程很特别，它先由两个催化亚单位和两个调节亚单位构成四聚体，当与 cAMP 结合时，使一个催化亚单位活化而与全酶分离。活化的亚单位可使蛋白质磷酸化。

蛋白激酶 A 在唾液腺蛋白质分泌中起主要调控作用，其调节机制可能是蛋白质的磷酸化和脱磷酸化。从大鼠腮腺和下颌下腺分离出的一种 26kDa 蛋白，体外研究证明它是蛋白激酶 A 的良好基质。26kDa 蛋白磷酸化速率与唾液腺胞吐过程相吻合，而且其磷酸化程度也与 β 受体激动所引起的蛋白质分泌的剂量反应关系一致。此外，腮腺和下颌下腺的 26kDa 蛋白质在结构上极为类似。这些性质均提示 26kDa 蛋白质可能是一种调节唾液腺细胞蛋白质分泌的重要因子。然而阐明其调节机制仍需要大量的研究工作。

（2）Ca²⁺系统：虽然唾液腺细胞内 Ca²⁺浓度升高并不引起蛋白质分泌（大鼠舌下腺例外），但它可以加强该过程。1963 年，Douglas 和 Poisner 首次报道 Ca²⁺在唾液腺蛋白质分泌过程中有重要作用。此后，这种理论被反复证实。例如，用无 Ca²⁺的溶液或含 Ca²⁺络合剂 EGTA 的溶液培养细胞可使唾液腺细胞淀粉酶分泌明显降低。同样处理可使下颌下腺细胞分泌黏蛋白减少。另一方面，激动 α1 肾上腺素受体、毒蕈碱受体或 P 物质受体均可引起细胞内 Ca²⁺浓度升高，使蛋白质分泌增加。当用 Ca²⁺载体 A23187 处理细胞，单纯引起细胞内游离 Ca²⁺浓度增加，但并不引起蛋白质分泌。而使用可通过细胞膜的 cAMP 异构体处理细胞则引起蛋白质分泌。若同时给予 A23187 和细胞膜通透性 cAMP 异构体，可激发更大的反应，这种信号系统之间的协同作用机制仍不完全清楚。

Ca²⁺可与许多蛋白质结合，从而改变它们的活性，例如钙调蛋白、蛋白激酶 C 和磷酸二脂酶等，这些蛋白质可能直接或间接参与蛋白质分泌过程。Ca²⁺的这些作用使其在蛋白质分泌过程中的意义更为复杂。

已经证实，钙调蛋白以及钙调蛋白结合蛋白在唾液腺细胞蛋白质分泌中有重要作用，但其确切机制尚不清楚。蛋白激酶 C 也可促进蛋白质分泌。用蛋白激酶 C 激活剂处理唾液腺和下颌下腺细胞，可引起淀粉酶和黏蛋白分泌。这种分泌不依赖 Ca²⁺，但如同时应用 Ca²⁺载体 A23187 则可使分泌增强。现已证明，大鼠腮腺分泌颗粒含有蛋白激酶 C。由于钙调蛋白和蛋白激酶 C 均可使其他蛋白质磷酸化，它们促进蛋白质分泌的作用可能与磷酸化过程有关。

3. 细胞骨架蛋白　细胞的胞吐过程涉及颗粒的运输及细胞膜的融合，细胞骨架蛋白在其中发挥重要的作用。近年来研究者使用活体显微镜（intravital microscopy）在小鼠下颌下腺上发现，分泌蛋白与细胞膜融合形成融合孔后，F-actin 会在分泌颗粒表面聚集。若使用细胞松弛素 D 抑制 actin 聚合，不仅会减少分泌颗粒释放，并且会导致分泌颗粒体积增大。此外，肌动蛋白Ⅱ的两个亚型（A 和 B）也会在分泌颗粒表面聚集，通过收缩提供颗粒内容物释放的动力。

（四）小分子有机物的分泌

唾液腺小分子有机物的分泌很有限，一般是通过被动扩散，因而其脂溶性起决定性作用。1956 年，Burgen 对 10 种不同大小和脂溶性的非电解质进行了系统研究，发现这些物质进入唾液的量取决于其分子量和脂溶性。同时，这些物质的分泌也明显受到神经系统的调节。此后的数年中，小分子物质的分泌并未受到应有的关注，因而这方面的研究未取得很多进展。最近 20 年中，有一些关于葡萄糖和尿素分泌的研究。有的研究比较了类固醇激素与其缀合物的分泌。Case 等（1985）研究了可溶于水和脂类物质的乙醇和安替比林的分泌，发现这些物质在唾液中的浓度与在细胞间隙中的浓度相同，从而得出结论：它们可直接通过脂质膜而无需经水通道。与之相反，有极性的亲水物质如尿素、乙二醛、甘油、赤糖醇、甘露醇和蔗糖则难以分泌到唾液中，需要经过水通道才能分泌。

唾液的分泌是一个复杂的神经体液调节的过程，除了传统的细胞膜离子转运体、受体的研究外，现在的一些研究热点如干细胞修复唾液腺损伤，外泌体对上皮细胞物质转运的影响等也为上皮分泌的调节提供了新的思路。随着人们对唾液分泌机制研究的不断深入，可以为临床人工干预唾液的分泌提供更多的潜在靶点，更好地维持口腔健康。

（张　艳）

参考文献

1. 俞光岩. 涎腺疾病. 北京: 北京医科大学、中国协和医科大学联合出版社, 1994.

2. YANG Y D, CHO H, KOO J Y, et al. TMEM16A confers receptor activated calcium dependent chloride conductance. Nature, 2008, 455(7217): 1210-1215.

3. SCHROEDER B C, CHENG T, JAN Y N, et al. Expresion cloning of TMEM16A as a calcium activated chloride channel submit. Cell, 2008, 134(6): 1019-1029.

4. CAPUTO A, CACI E, FERRERA L, et al. TMEM16A, a membrane protein associated with calcium dependent chloride channel activity. Science, 2008, 322(5901): 590-594.

5. ZHANG Y, XIANG B, LI Y M, et al. Expression and characteristics of vanilloid receptor 1 in the rabbit submandibular gland. Biochem Biophysic Res Commun, 2006, 345(1): 467-473.

6. ZHANG Y, CONG X, SHI L, et al. Activation of transient receptor potential vanilloid subtype 1 increases secretion of the hypofunctional, transplanted submandibular gland. Am J Physiol Gastrointest Liver Physiol, 2010, 299(1): 54-62.

7. DING Q W, ZHANG Y, WANG Y, et al. Functional Vanilloid Receptor-1 in Human Submandibular Gland. J Dent Res, 2010, 89(7): 711-716.

8. LI Y M, ZHANG Y, XIANG B, et al. Expression and functional analysis of β-adrenoceptor subtypes in rabbit submandibular gland. Life Science, 2006, 79(22): 2091-2098.

9. LEE M G, OHANA E, PARK H W et al. Molecular mechanism of pancreatic and salivary gland fluid and HCO_3^- secretion. Physiol Rev, 2012, 92(1): 39-74.

10. DING C, LI L, SU Y C, et al. Adiponectin increases secretion of rat submandibular gland via adiponectin receptors-mediated AMPK signaling. PLoS One, 2013, 8(5): e63878.

11. YANG N Y, DING C, LI J, et al. Muscarinic acetylcholine receptor-mediated tight junction opening is involved in epiphora in late phase of submandibular gland transplantation. J Mol Histol, 2017, 48(2): 99-111.

12. CONG X, ZHANG Y, YANG N Y, et al. Occludin is required for transient receptor potential vanilloid subtype 1-modulated paracellular permeability in submandibular gland. J Cell Sci, 2013, 126(Pt5): 1109-1121.

13. CONG X, ZHANG Y, SHI L, et al. Activation of transient receptor potential vanilloid subtype 1 increases expression and permeability of tight junction in normal and hyposecretory submandibular gland. Lab Invest, 2012, 92(5): 753-68.

14. XIANG R L, MEI M, CONG X, et al. Claudin-4 is required for AMPK-modulated paracellular permeability in submandibular gland cells. J Mol Cell Biol, 2014, 6(6): 486-97.

15. MEI M, XIANG R L, CONG X, et al. Claudin-3 is required for modulation of paracellular permeability by TNF-α through ERK1/2/slug signaling axis in submandibular gland. Cell Signal, 2015, 27(10): 1915-1927.

第五章

下颌下腺的发育与增龄性变化

第一节　下颌下腺的发育

下颌下腺在胚胎第 6 周末开始发育，可能起源于颌舌沟舌下肉阜处的内胚层上皮。上皮芽沿口底向后生长，在下颌角内侧、下颌舌骨肌的后缘转向腹侧，胚胎 12 周时导管和腺泡形成，胚胎 16 周时发挥功能。

一、下颌下腺的发育过程

唾液腺的发育主要是胚胎期间上皮和间充质相互作用的结果。除发育的部位和时间不同外，所有唾液腺的发育过程都基本相似。上皮 - 间充质相互作用是指邻近组织间的相互作用，其含义是紧靠上皮的间充质对于上皮的正常发育是必要的。唾液腺组织的发生、细胞生长和分化是由邻近的间充质调节的，同时间充质还形成腺体的支持组织。

与牙的发育相似，唾液腺发育从口腔上皮细胞的增生开始。最初是在将要发生唾液腺始基处的原始口腔上皮，在其深部间充质的诱导下，基底细胞向间充质增殖，形成一个芽状上皮蕾或上皮团。此上皮蕾借基板与邻近密集的间充质细胞分隔，借上皮条索与表面上皮连接。外胚间充质细胞变得致密，围绕上皮蕾。上皮蕾不断增生的过程中产生裂隙，使单个上皮蕾变为 2 个或者 2 个以上新的上皮团。此过程在上皮的增生中不断进行，称为分支形态发生（branching morphogenesis），形成许多不同层次的上皮蕾，借分支状上皮条索相连。上皮蕾和条索迅速增殖，并通过反复的上皮分叉的形式的结果是形成许多呈树枝状末端膨大。同时，分支周围的间充质不断增殖，最后形成许多小叶状结构及未来腺体的被膜。约在胚胎第 6 个月，实性的上皮条索中央变空，形成导管系统。末端膨大的部分将形成腺泡（图 5-1-1）。上皮条索和上皮蕾中腔隙的出现有一定的顺序，首先出现在远端的主条索和分支条索，再出现于近端主条索，最后出现于主条索。导管腔的形成先于末端上皮蕾中的腔。研究提示，腔隙的形成与上皮条索中央细胞的凋亡有关。

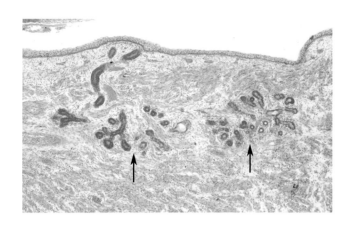

图 5-1-1　唾液腺的发生（箭头示）

终末上皮蕾内的腔形成后，上皮由 2 层细胞构成。内层细胞最后分化为成熟腺体的分泌细胞，根据不同的腺体，可以为浆液性或黏液性腺泡细胞，外层细胞分化为围绕腺泡细胞或闰管细胞的肌上皮细胞。随着腺实质成分数量增加、体积增大，相关的间充质减少，形成薄层结缔组织包绕每个腺泡和导管，较厚结缔组织的部分为小叶间隔，包绕排泄管并与腺体的被膜延续，内含支配腺体的血管和神经。根据发育过程中的形态变化，可将发育分为 6 个阶段：

1. 间充质诱导口腔上皮形成上皮蕾　此期邻近口腔上皮的间充质诱导上皮增殖，局部增厚形成上皮芽状突起，称为上皮蕾。上皮蕾周围借基底膜与周围密集的间充质细胞分开。

2. 上皮索形成及生长　由于上皮蕾细胞不断增殖、分裂，形成实性上皮条索，周围间充质细胞密集。二者之间可见基底膜。基底膜和周围的间充质组织对唾液腺的形态发生和分化起调节作用。

3. 上皮索末端分支　上皮索快速增殖、延长，同时形成末端膨大（上皮蕾）的分支。

4. 上皮索反复分支、腺小叶形成　此期上皮索末端继续发出分支，形成树枝状分支系统。随分支的形成，间充质围绕某部分分支形成腺小叶。

5. 前期导管形成　上皮索中央出现腔隙（图 5-1-2）。管腔首先出现在主导管、分支导管的近远端，然后是中间部分。最后在末端膨大处出现腺腔。此时并无分泌颗粒出现。导管的形成与上皮索细胞间简单的间隙分化与细胞间的紧密连接密切相关。此时，导管的分支生长仍在继续，一直到唾液腺的细胞分化阶段。

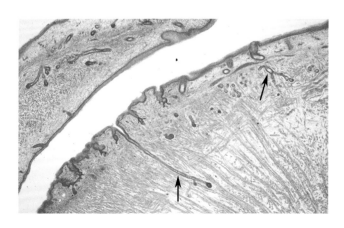

图 5-1-2　唾液腺的发生，上皮索中央出现空隙（箭头示）

6. 细胞分化　唾液腺形态发生的最后阶段是功能性腺泡和闰管的细胞分化。在这个阶段，细胞分裂从整个上皮部分转至上皮条索终末膨大区。此区的细胞是干细胞，它们将分化为腺泡细胞和导管细胞。肌上皮细胞也来自这些干细胞，并与腺泡细胞同时发育。腺泡细胞的成熟根据分泌颗粒和细胞器的形态特点有所不同，浆液性腺泡和黏液性腺泡的发育也不同。因此三大唾液腺的细胞分化模式也不尽相同。上皮末端膨大区部分细胞最终分化为闰管细胞，成为腺泡细胞、导管细胞和肌上皮细胞的干细胞。

二、唾液腺发育的调控机制

唾液腺发育过程中的上皮和间充质的相互作用非常重要且不可缺少。如将唾液腺形成部位的间充质与非唾液腺形成部位的上皮结合，仍能形成唾液腺；反之，将非唾液腺形成部位的间充质与唾液腺形成部位的上皮结合，将不能形成唾液腺。这说明间充质的诱导作用非常重要。间充质的诱导作用对于增殖上皮基板的形成起主要作用。间充质中的细胞外基质如基底膜成分由上皮细胞分泌，起支持和过滤作用，能调节上皮细胞的迁移、极化和分化。细胞外基质中还有糖蛋白、胶原纤维和蛋白多糖如硫酸软骨素等，它们对唾液腺发育过程中的细胞增殖、细胞分化和形态发生具有调节作用。

虽然分支模式可以被间充质改变，但上皮细胞的分化则不易受影响。当下颌下腺的间充质与腮腺的上皮再结合时，上皮仍然形成浆液性腺泡而不是黏液性腺泡。对牙发育重要的基因、生长因子对唾液腺的发育也很重要。因此，缺乏成纤维细胞生长因子（FGF）、转化生长因子-β（TGF-β）、EGF、血小板生长因子（PDGF）、Pitx2 和 Shh 的动物的唾液腺有明显异常甚至唾液腺缺如。

唾液腺发育受内源性和外源性因子的影响，它们可调节细胞增殖、分化和形态发生过程。内源性因子为特定的基因表达预设程序，此程序决定基因开启和关闭的时间和顺序，为每种特定细胞类型的发育、组织和器官的生长提供引导。外源性因子是细胞与细胞、细胞与间充质相互作用所产生的信号及细胞因子、激素和生长因子所形成的细胞外信号，这些信号决定不同细胞群体的发育。唾液腺发育的定位调节机制还不清楚。对果蝇的研究发现，唾液腺的发育定位与同源异形基因 Scr 的表达有关。而在人 HOX 基因的表达可能与唾液腺的定位发生有关，BMP4 也可能参与调节唾液腺定位时上皮间充质的相互作用。

分支形态发生是机体许多器官如唾液腺、乳腺、肺、胰腺和肾的基本发育模式。唾液腺发生时的上皮索分支是其显著的特点。实验动物唾液腺发育研究表明，分支形态发生过程需要上皮-间充质相互作用。目前鉴定了数种调控分支位点和腺体结构的因子。信号分子包括 FGF 家族成员、Shh、TGF-β 和其受体在分支形态发生中起重要作用。上皮细胞基底和顶端的肌动蛋白丝有差别地收缩，为上皮蕾裂开提供物理机制，细胞外基质在裂开处的沉积可以使形成的裂隙稳定。与唾液腺相关的特殊间充质为腺体的发育提供最佳环境。

Ⅲ型胶原聚集在即将分支处，对分支的形成非常重要。Ⅰ型和Ⅳ胶原具有维持和保护已形成分支的作用。而基底膜对于分支处的细胞增殖、分化具有调节作用，无基底膜时，分支不能形成。发育过程中也出现选择性的基底膜降解。在小鼠下颌下腺的发生过程中，EGF、胰岛素生长因子（IGF）、TGF、PDGF、白介素-6（IL-6）、肿瘤坏死因子（TNF）及其受体通过复杂的网络形式参与腺体发育过程的调节。

第二节　下颌下腺的增龄性变化

随着年龄的增长，腺实质逐渐会有 30%～60% 腺泡量的减少。消失的腺泡被脂肪细胞取代，结缔组织与血管增多。腺上皮细胞嗜酸性变，出现分泌活性下降、体积增大、细胞核固缩的细胞，导管的变化包括导管内出现沉积物，小叶内非纹状管的导管增多，排泄管扩张，上皮变性、化生。

微小结石（sialomicroliths）是唾液腺中小而硬的团块，只有在显微镜下才能见到，可出现在腺实质细胞内、腺（管）腔内或间质内。微小结石含有不等量的矿物质（以磷酸钙包括磷灰石的形式）和非矿物（以浓缩的有机分泌物形式）成分。其常与腺体的萎缩灶有关，并且数量随年龄的增加而增加，大小维持不变。

溶酶体存在于腺实质中，功能是降解多余的分泌颗粒和分泌静止期的其他细胞器。这些物质富含钙，以自噬体的形式降解，其中的钙释放出来，沉淀在残余的细胞膜上，形成微小结石。它们可以从细胞进入腺腔内，也可以在分泌物停滞于腔内的情况下形成。其大小不变并可以随唾液排出或被巨噬细胞清除。微小结石不增大，肉眼可见的唾液腺结石见于大的排泄管内。所有的下颌下腺内均有微小结石（20%的腮腺中有微小结石），与下颌下腺内钙的含量高有关。舌下腺和小唾液腺不停地分泌唾液，所以不含微小结石。

嗜酸细胞（oncocytes）出现在正常唾液腺的导管和腺泡细胞中，以单个或成群的上皮细胞形式存在。该细胞也见于其他腺体如甲状腺、甲状旁腺、肾。这些细胞在 HE 染色时呈嗜酸性，由于细胞内含增加的大的线粒体而呈颗粒状。细胞内的线粒体最初形态正常，以后形态亦异常。在生化方面属于有缺陷的线粒体。与线粒体数量增加相伴随的是其他细胞器的减少。嗜酸性细胞的数量随年龄而增加，是正常细胞变性的结果。

（高　岩）

参考文献

1. NANCI A. Ten Cate's Oral Histology：Development，Structure，and Function. 8th ed. St Louis：Elsevier Mosby，2012.

2. KUMAR G S. Orban's Oral Histology and Embryology，13th ed. New Delhi：Elsevier，2011.

3. FEHRENBACH M J，POPOWICS T. Illustrated Dental Embryology，Histology，and Anatomy. 4th ed，Maryland Heights：Elsevier Saunders，2016.

4. HAND A R，FRANK M E. Fundamentals of Oral Histology and Physiology. West Sussex：John Wiley & Sons，Inc，2014.

5. BERKOVITZ B K B，HOLLAND G R，MOXHAM B J. Oral Anatomy，Histology and Embryology. 5th ed. St Louis：Mosby Elsevier，2018.

6. HAUSER B R，HOFFMAN M P. Regulatory mechanisms driving salivary gland organogenesis. Curr Top Dev Biol，2015，115：111-130.

7. MIZUKOSHI K, KOYAMA N, HAYASHI T, et al. Shh/Ptch and EGF/ErbB cooperatively regulate branching morphogenesis of fetal mousesubmandibular glands. Dev Biol, 2016, 412（2）: 278-87.

8. DE PAULA F, TESHIMA T H N, HSIEH R, et al. Overview of Human Salivary Glands: Highlights of Morphology and Developing Processes. Anat Rec（Hoboken）, 2017, 300（7）: 1180-1188.

第六章

下颌下腺唾液的采集与分析

唾液由三对大唾液腺和数目众多的小唾液腺分泌产生,在口腔中起着润滑、消化、防御和保护等重要作用。唾液分泌的研究不仅有助于唾液腺和全身性疾病的诊断,也为口腔生理、生化、微生物等诸多临床和基础学科研究提供参考。

第一节　唾液采集

唾液采集分为全唾液采集和单个腺体唾液采集,而根据收集时的状态不同又分为静态唾液和刺激性唾液的采集。

一、唾液采集的条件

唾液分泌在不同个体间差异较大,而对于同一个体,在不同状态下的唾液分泌也存在差异。因此,在唾液采集时需要限定统一的收集条件。

1. 时间　研究表明,静态唾液分泌存在生理节律,在下午和傍晚要高于清晨和上午,而刺激性唾液分泌相对稳定,无明显生理节律。此外,腮腺唾液分泌在冬季时达到峰值。因此唾液采集时间要固定(通常设定为上午 9~11 点),而对于长期研究则需要考虑季节因素的影响。

2. 唾液采集前的准备　受试者在试验前一天停用影响唾液分泌的药物。在唾液收集前 1~2h 不能吸烟、进食和饮水。唾液采集前 5min 用蒸馏水漱口,并通过吞咽动作排空口腔内存积的唾液。

3. 体位　受试者取舒适的坐位,头稍前倾,尽量减少口腔运动。

4. 环境　环境因素也可对唾液分泌产生影响,因此在每次唾液采集时的温度、灯光强度和室内气味等都应尽量保持相似。

5. 刺激因素

（1）酸刺激：将 0.1mol/L 的柠檬酸滴于舌背前部或直径约 2.0cm 的滤纸上，置于舌背前 1/3，隔 1min 更换 1 次。

（2）咀嚼刺激：将 1g 胶姆以 20 次 /min 的频率咀嚼 10min，或温水泡软 5g 医用白蜡，咀嚼 5min。

二、全唾液采集

1. 滴取法（draining）　手持带漏斗的试管，使唾液沿下唇逐渐滴入试管，结束时受试者将口内剩余唾液全部吐入试管。

2. 吐取法（spitting）　使唾液在口底聚集，受试者每隔 60s 将其吐入试管，一般收集 10min。

3. 吸引法（suction）　用真空吸引器将唾液自口底持续吸入试管，吸引头置于舌下，结束时用吸引头环绕口腔前庭及口底一周，吸取剩余唾液。

4. 棉棒法（swab）　将大小约 0.2cm×0.6cm 的棉棒预先称重，置于口内各大唾液腺开口处，收集结束后重新称重。

三、下颌下腺唾液采集

下颌下腺与舌下腺通常通过下颌下腺导管共同开口于口底黏膜，若要分开收集两种腺体的唾液较为困难，多数方法采集的均是混合唾液。据文献报道，舌下腺唾液在混合唾液中仅占 2%～5%，说明收集的混合唾液基本上代表下颌下腺唾液。

1. 个性化收集器　在早期许多文献报道了通过制作个性化收集器来采集下颌下腺唾液的方法。这些个性化收集器也被称为分离器，通常包括一个中心缓冲器和 1～2 个侧方缓冲器，由聚乙烯管连接。此类收集器需要为每个实验者制取口底区模型并在此基础上加工制作，费时费力，且不适用于口底存在炎症或溃疡病变的患者，因此目前在临床上已较少应用。

2. 插管法　将一支呈锥形渐细的聚乙烯管自下颌下腺导管开口处插入，直接收集下颌下腺分泌的唾液。这种方法可以避开舌下腺唾液的干扰，较为准确地采集下颌下腺唾液，但是缺点是有可能造成导管壁损伤（图 6-1-1）。

3. 隔离法　Fox 等在 1985 年首先介绍了这一方法，可以简单易行地收集下颌下腺唾液。具体方法是：先用棉卷遮挡双侧腮腺导管口，再将下颌下腺及舌下腺导管口隔离，使其分泌物集中于口底，用注射器以轻吸法收集口底唾液。后来 Wolff 等设计了一种专门用于吸取口底唾液的装置，它通过一个缓冲器将吸唾管、负压吸引管和唾液收集管连接在一起，使下颌下腺唾液的采集变得更为简便（图 6-1-2）。

4. 改良唾液收集器　俞光岩课题组对传统的唾液收集装置、收集流程、储存过程进行了改进，设计了改良唾液收集装置，可达到同时收集多个大唾液腺、完成唾液流率测量及检测样本收集的目的。本装置包括负压分流元件、唾液收集元件及唾液吸引元件。收集唾液时首先对唾液收集管、唾液流入管、导管和唾液吸引元件进行称重，整套装置准备好后置入 0～4℃冰箱 15min 预冷。然后连接导管负压提供装置、负压分流管和集气瓶盖上的负压吸引管,在直视下将下颌下腺唾液吸引头置于下颌下腺导管开口处,收集 5min 唾液后再次称重即可获得唾液流率(图 6-1-3)。唾液收集管取出后密封,置入液氮罐,可用于样本的相关分析。

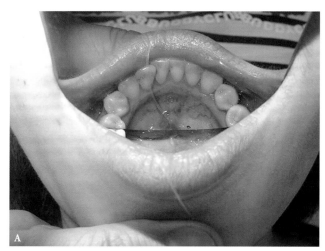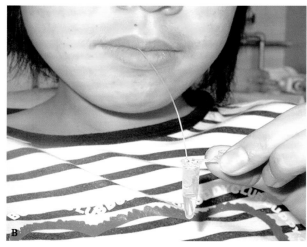

图 6-1-1　插管法收集下颌下腺唾液
A. 口内照　B. 口外照

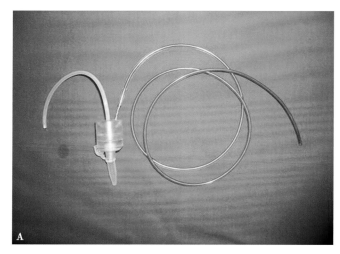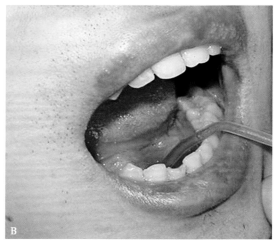

图 6-1-2　隔离法收集下颌下腺唾液
A. 吸取口底唾液的装置　B. 收集唾液

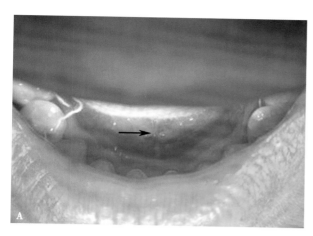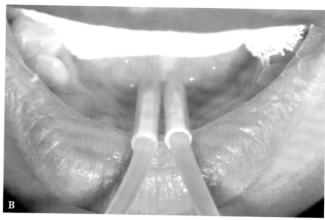

图 6-1-3　下颌下腺、腮腺唾液收集器口内收集图
A. 下颌下腺导管开口（箭头示）　B. 下颌下腺唾液收集器的吸引头

（王　洋）

第二节　唾液分析

一、生化分析

下颌下腺唾液的成分以水为主，占 99% 以上，无机物和有机物等固体成分不足 1%。表 6-2-1 列出了刺激性下颌下腺唾液的主要成分及与血浆成分的比较。

表 6-2-1　刺激性下颌下腺唾液与血浆成分的比较

成分	下颌下腺唾液	血浆
钠 /mmol·L^{-1}	21	140
钾 /mmol·L^{-1}	17	4
钙 /mmol·L^{-1}	1.8	2.5
镁 /mmol·L^{-1}	0.1	1
氯 /mmol·L^{-1}	20	105
碳酸盐 /mmol·L^{-1}	18	27
磷酸盐 /mmol·L^{-1}	4.5	2
尿素 /mmol·L^{-1}	1.2	4.2
氨 /mmol·L^{-1}	116	—
尿酸 /μmol·L^{-1}	119	238
葡萄糖 /mmol·L^{-1}	<0.05	4.4
脂肪 /g·L^{-1}	0.02	5
氨基酸 /mg·dL^{-1}	—	60
蛋白质 /g·L^{-1}	1.5	70
pH	6.8～7.2	7.35

唾液中的无机物实际上是一些电解质，主要为钾、钠、氯、磷酸钙及重碳酸盐。其次是微量电解质，包括氟、硫氰酸盐、镁、硫酸盐、碘及其他微量元素。唾液中的有机物主要是各种蛋白质。此外，尚有一些低分子量有机物，如含氮的混合物、葡萄糖、脂肪等。唾液的生化检测主要为对唾液电解质（钾、钠、氯、钙、磷）、淀粉酶及球蛋白（sIgA、IgG）等的检测。

影响唾液电解质浓度的因素很多，因而不可能像血清电解质浓度那样提出可靠的正常值范围。一天之中，唾液电解质的浓度显示周期性改变，最低值为最高值的 40%～50%。唾液的 pH、流率、无机磷的含量与口腔内温度的周期性变化平行，清晨（早上 6 点）最低，傍晚（下午 6 点）达高峰。钠、碘及氯离子的浓度恰恰相反。唾液中的氢离子浓度（pH）在中性范围内变动，为 5.6～7.6，平均约为 6.8。在无刺激状态下，下颌下腺的唾液略偏酸，刺激后变成偏碱。因而采用标准的方法，严格控制可变因素，方能获得较确切可靠的正常值。

北京大学口腔医学院唾液腺疾病中心对 74 名下颌下腺功能正常者（其中男性 36 名，女性 38 名，中位年龄 32 岁）的非刺激性下颌下腺唾液及 20 名健康志愿者的泪液进行了生化分析。

标本采集于上午 8:00～10:00 进行。被研究者禁饮食 12h 后，先用温生理盐水漱口，干棉球隔湿腮腺导管口，研究人员采用下颌下腺专用唾液收集器，于口底颌下腺导管开口处收集中段下颌下腺 / 舌下腺分泌液。泪液标本采集在志愿者呵欠反射引起泪液溢出后，使用毛细管吸取内眦处的中段泪液。为尽量减少标本中蛋白成分的降解，所有标本采集后均立即置于冰上，并在每 mL 分泌液中加入 1uL 蛋白酶抑制剂。采集完成后于 4℃，14 000g 离心 15min，以去除食物残渣和细胞碎片，然后使用全自动生化分析仪，采用国际临床化学联合会（IFCC）推荐方法对下颌下腺唾液标本进行生化检测，其中钠、钾、氯离子浓度采用紫外酶法，总蛋白浓度采用双缩脲法，淀粉酶含量采用对 - 硝基苯麦芽七糖法检测。检测结果列于表 6-2-2。

表 6-2-2　非刺激性下颌下腺唾液及正常泪液生化分析结果

成分	下颌下腺	泪液
钠 /mmol·L^{-1}	15.77±1.81	122.41±1.57
钾 /mmol·L^{-1}	13.61±1.14	16.80±0.91
氯 /mmol·L^{-1}	38.00±2.27	135.80±12.38
淀粉酶 /U·L^{-1}	43 898±15 235	2 272±422
蛋白质 /mg·dL^{-1}	62.00±13.91	278.60±27.77
渗透压 /mosmol·kg^{-1}	63.25±5.15	282.90±24.85

在静息下颌下腺唾液中，钠离子的浓度略低于刺激后。这是因为在非常低的流率时，分泌物与导管细胞的接触时间较长，能大量吸收钠盐，而在相对高的流率时，很少有时间对钠盐重吸收的结果。

另外，需要注意的是下颌下腺唾液中所含磷酸钙盐较其他腺体来源的唾液更为饱和。受刺激的下颌下腺唾液含有饱和双水磷酸二钙，同时，磷酸八钙、磷酸三钙以及羟基磷灰石含量达到过饱和。临床上下颌下腺导管结石远较腮腺导管结石常见，牙石最易在下颌舌侧下颌下腺导管开口处相应的牙面上形成，均与下颌下腺唾液中的磷酸钙盐含量饱和有关。

还应注意下颌下腺唾液中重碳酸盐的浓度可随流率而增加，随之引起唾液 pH 升高。下颌下腺唾液未受刺激时 pH 为 6.4±0.06，受刺激后 pH 上升至 7.1±0.3。重碳酸盐在唾液缓冲能力方面起重要作用。

　　唾液内的各种蛋白质，主要由腺泡细胞所分泌，如淀粉酶、糖蛋白等。少数来自导管细胞、浆细胞，以及由于浓度差而从血清中渗出进入原始唾液。大多数唾液蛋白存在于腺泡细胞细胞质的酶原颗粒中，通过胞吐作用进入腺泡腔内。

　　某些蛋白存在于唾液中是由遗传因子决定的，其中包括某些证实有抗原性的糖蛋白，其性质与 ABO 系统的血型物质相似。分泌血型反应性物质的能力通过遗传而不依赖于 ABO 系统，故缺乏分泌血型反应性物质能力者仅见于隐性纯合子。这在法医学上也有一定意义。

　　唾液蛋白中，唾液淀粉酶（saliva alpha-amylase，SAA）占唾液总蛋白的 40%～50%，其主要功能为水解 α-1，4 糖苷键，使淀粉水解为葡萄糖和麦芽糖，但是也有研究发现唾液淀粉酶具有重要的与细菌交互作用的功能。在分泌机制方面，唾液淀粉酶主要受交感神经系统调节，β-肾上腺素受体为其主要调节因子。研究显示马来酸噻吗洛尔（timolol maleate）、阿替洛尔（atenolol）等 β 受体拮抗剂可明显降低唾液淀粉酶浓度。Van Stegeren 等（2006）的一项双盲试验研究证实，交感神经刺激可以引起唾液淀粉酶浓度升高，而 β 肾上腺素受体拮抗剂可抑制，甚至逆转这种作用。Ehlert 等的研究则显示，阻断 α2-肾上腺素受体后，唾液淀粉酶浓度会明显升高。这些研究都表明，α-肾上腺素受体和 β-肾上腺素受体都对唾液淀粉酶的分泌起到重要的调节作用，唾液淀粉酶浓度升高与交感神经和副交感神经的刺激具有关联性。目前对唾液淀粉酶的研究主要集中于其作为交感神经系统兴奋性标志的应用方面。

二、蛋白质组学分析

　　传统的生化及分子生物学方法通过对单个基因和蛋白的研究，已经揭示了许多唾液中主要蛋白成分的结构和功能。但是由于唾液中蛋白成分众多，许多蛋白的类别及功能尚有待进一步研究，因而对唾液总蛋白组成进行研究就显得尤为重要，这便催生了唾液蛋白质组学研究。目前，人唾液蛋白质组学研究可分为两类，一类是采用高通量蛋白质组研究技术，尽可能全面地分析唾液中所有蛋白的组成性蛋白质组学（compositional proteomics）；另一类是以寻找重要的生命过程或重大疾病的独特蛋白标志物为主要目的的比较蛋白质组学（comparative proteomics）。

　　唾液组成性蛋白质组学研究主要包括对全唾液及各唾液腺分泌液的全部蛋白的定量和鉴定，同时对各蛋白成分的功能和翻译后修饰进行研究。人类唾液中的许多蛋白都具有独特的生物学作用，如抗菌、润滑、消化等，这些不同功能的蛋白共同维持口腔内部的动态平衡。通过对唾液蛋白的全面分析，有助于更加深入地了解口腔健康状态及口腔疾病的发病机制，为更好地开展唾液比较蛋白质组学研究，寻找人类疾病相关的唾液标志物，并最终指导临床诊断打下坚实的基础。目前唾液比较蛋白质组学研究多集中于寻找口腔肿瘤、糖尿病以及自身免疫性疾病的唾液标志物。

　　蛋白质组学研究的核心技术是质谱分析（mass spectrometry，MS）技术，该技术有较高的灵敏度，可以准确测定肽段或蛋白的质量。目前将双向电泳技术（2-DE）和质谱分析联合应用，已成功鉴定了大约 100 种唾液蛋白。由于存在淀粉酶等高丰度蛋白，影响对一些低丰度蛋白的鉴定，因而可通过去除高丰度蛋白的方法增加 2-DEG/MS 方法对唾液蛋白的鉴定。随着技术的进步，建立在串联质谱分析技术基础上的鸟枪法蛋白质组技术,如四级杆飞行时间质谱(quadruple time-of-flight mass spectrometry,Q-TOF MS)、基质辅助激光解析电离飞行时间质谱(matrix-assisted laser desorption/ionization TOF/TOF mass spectrometry,MALDI-TOF/TOF MS)、线性离子阱质谱(linear ion trap mass spectrometry)等技术也已应用于唾液蛋白质组学研究,并取得了较 2-DEG/MS 更强的鉴定结果。Hu 等通过将 2-DEG/MS 与 LC-MS/MS 技术联合应用,共鉴定出 309 种人类全唾液蛋白。通过联合应用多种蛋白质组学技术,加利福尼亚大学洛杉矶分校唾液蛋白质组学研究组已成功鉴定了 1 050 种全唾液蛋白,对腮腺、下颌下腺/舌下腺唾液分别进行的蛋白质组研究也正在进行。

北京大学口腔医学院唾液腺疾病中心对 5 名健康志愿者的下颌下腺唾液标本进行了蛋白质组学分析,下颌下腺唾液的标准双向电泳图谱见图 6-2-1。一向等电聚焦使用 pH 3～10,17cm 非线性固定胶条,使样品在 pH 4～7 时有较好的分辨率;二向 SDS-PAGE 使用浓度为 12% 的聚丙烯酰胺凝胶。

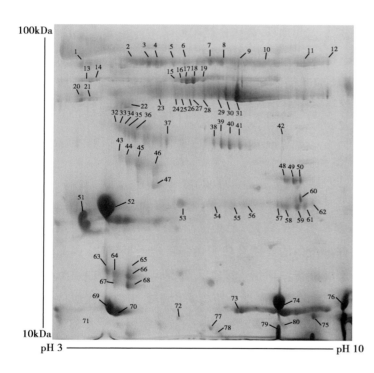

图 6-2-1 下颌下腺唾液双向电泳图谱

用软件对电泳图谱进行处理共分离得到 130 余个蛋白点,pH 3～8,分子量 10～90kDa。将其中显示清晰的 80 个蛋白点从凝胶中挖出并酶解,而后使用 LC-MS/MS-ESI-Q-TOF 鉴定蛋白,鉴定结果经 mascot 数据库(www.matrixscience.com)查询比对。合并相同结果,并结合其分子量及等电点信息,共成功鉴定出 34 种不同的存在于下颌下腺唾液的蛋白,结果列于表 6-2-3。

结合双向电泳图谱,研究者发现下颌下腺唾液中含量最多的蛋白为 α-淀粉酶,几乎在 58kDa 处形成一条水平条带,如此广泛的分布可能与蛋白翻译后修饰有关,如糖基化和磷酸化等。同样的现象也发生于其他多种蛋白,如碳酸酐酶Ⅵ(38～41 号蛋白点)、腮腺分泌蛋白(也称 SPLUNC2)(43～47 号蛋白点)以及泌乳刺激素(63～68 号蛋白点)等。在 10～100kDa 之间下颌下腺唾液中其他含量较高的蛋白还包括血清白蛋白、免疫球蛋白、锌 α-2 糖蛋白、半胱氨酸蛋白酶抑制剂等。

表 6-2-3 下颌下腺唾液蛋白成分表

蛋白点编号	蛋白名称	基因名称	Swiss-prot 数据库编号	分子量	等电点
1, 2, 3, 4, 5, 6, 7, 8, 9, 10	Polymeric immunoglobulin receptor	PIGR	P01833	84 429	5.58
9, 12	Ig mu chain C region	IGHM	P01871	49 960	6.35
11, 12	Lactotransferrin	LTF	P02788	80 014	8.50
13, 14, 15, 16, 17, 18, 19, 26	Serum albumin	ALB	P02768	71 317	5.92
20, 21, 23, 24, 25, 27, 28, 29, 30, 31	α-amylase 1	AMY1A	P04745	58 415	6.47
22	Keratin, type I cytoskeletal 13	KRT13	P13646	49 898	4.91
25, 26, 27	Ig alpha-2 chain C region	IGHA2	P01877	37 301	5.71
26, 27	Ig alpha-1 chain C region	IGHA1	P01876	38 468	6.08
32, 33, 34, 35, 36, 37	Zinc-alpha-2-glycoprotein	AZGP1	P25311	34 079	5.57
38, 39, 40, 41	Carbonic anhydrase 6	CA6	P23280	35 459	6.51
42	Chitinase 3-like 2 variant	CHI3L2	Q15782	42 321	7.27
43, 44, 45, 46, 47	Short palate, lung and nasal epithelium carcinoma-associated protein 2	SPLUNC2	Q96DR5	27 166	5.35
48, 49, 50	Cysteine-rich secretory protein 3	CRISP3	P54108	28 524	8.09
49	Annexin A1	ANXA1	P04083	38 918	6.57
51	Zymogen granule protein 16 homolog B	ZG16B	Q96DA0	22 725	6.74
52	Immunoglobulin J chain	IGJ	P01591	18 543	5.12
52	Salivary acidic proline-rich phosphoprotein 1/2	PRPC	P02810	17 006	4.63
53, 54, 55, 56, 57, 58, 59, 60, 61, 62	Ig kappa chain C region	IGKC	P01834	11 773	5.58
58, 59, 60, 61, 62	Ig lambda chain C regions	LAC	P01842	11 401	6.92
59, 61	Ig kappa chain V-III region SIE	KV302	P01620	11 882	8.70
63, 64, 65, 66, 67, 68	Prolactin-inducible protein	PIP	P12273	16 847	8.26
64	Mucin-7	MUC7	Q8TAX7	39 432	8.99
68	Lipocalin-1	LCN1	P31025	19 409	5.39
69, 70	Cystatin-S	CST4	P01036	16 489	4.95
69	Cystatin-SA	CYTT	P09228	16 719	4.85
71	Histone deacetylase 10	HDAC10	Q969S8	11 449	5.14
72	Protein S100-A9	S100A9	P06702	13 291	5.71
73, 74	Cystatin-SN	CST1	P01037	16 579	6.82
75	Cystatin-C	CST3	P01034	16 017	9.00
76	Lysozyme C	LYZ	P61626	16 982	9.38
77	Histatin 1	HTN1	P15515	6 958	9.11
78	Keratin, type II cytoskeletal 1	KRT1	P04264	66 170	8.15
79	Hemoglobin subunit alpha	HBA	P69905	15 305	8.72
80	Cystatin-D	CST5	P28325	16 355	6.70

根据所鉴定蛋白在 NCBI 数据库中列出的功能，将检测到的 34 种主要下颌下腺唾液蛋白按其在数据库中显示的功能进行分类，得到下颌下腺唾液蛋白功能的组成拼图，其中已知功能蛋白占 88%，分为 11 个功能组，另有 12% 的蛋白功能尚不明确（图 6-2-2）。

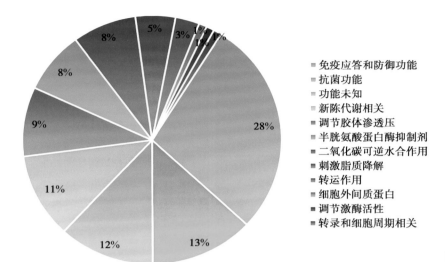

■ 免疫应答和防御功能
■ 抗菌功能
■ 功能未知
■ 新陈代谢相关
■ 调节胶体渗透压
■ 半胱氨酸蛋白酶抑制剂
■ 二氧化碳可逆水合作用
■ 刺激脂质降解
■ 转运作用
■ 细胞外间质蛋白
■ 调节激酶活性
■ 转录和细胞周期相关

图 6-2-2　下颌下腺唾液蛋白功能

由图 6-2-2 可知，下颌下腺唾液中与免疫反应和防御功能有关的蛋白质最多，占 28%，主要为免疫球蛋白及多聚免疫球蛋白受体。其次为与抗菌有关的蛋白质，如腮腺分泌蛋白（PSP，SPLUNC2）、乳铁转运蛋白（lactotransferrin）、溶菌酶 C（lysozyme C）及富组蛋白 1（histatin 1）等，占 13%。同时鉴定出的还有具有抑制半胱氨酸蛋白酶等多功能的 Cystatin 家族多个成员（cystatin C，cystatin D，cystatin S 和 cystatin SN），以及与新陈代谢功能相关的淀粉酶（α-amylase）和碳酸酐酶Ⅵ（carbonic anhydrase Ⅵ）等。

通过比较唾液蛋白质组与血浆蛋白质组，研究者发现约 33% 唾液蛋白与血浆蛋白重合，唾液蛋白中低分子量蛋白（<20kDa）占 20%，而血浆蛋白中低分子量蛋白仅占 7%。与人体全蛋白质组相比，唾液蛋白与血浆蛋白均高表达细胞外成分，以及细胞质及细胞骨架成分。在生命活动过程中，唾液和血浆蛋白的蛋白结合能力较强，而核酸结合能力以及信号传导活性较弱。两者比较可发现，唾液蛋白的结构分子和抗氧化功能较强，血浆蛋白的转录调节功能更强。

许多唾液蛋白都是糖蛋白，如淀粉酶、黏蛋白等。作为一种普遍存在的翻译后修饰，糖基化对蛋白质的结构和功能有重要影响，如对于蛋白质的折叠、运输、定位均起重要作用。免疫系统中几乎所有的关键分子都是糖蛋白。近来发现蛋白质丝氨酸、苏氨酸残基的 O- 乙酰氨基葡糖（O-GlcNAc）化与信号转导有密切关系。蛋白质糖基化程度及糖链结构的异常变化则常是癌症及其他疾病发生的标志。弄清糖基化发生发展的规律是理解蛋白质复杂多样的生物功能的重要前提。糖基化发生的特点决定了糖基化相关研究是对分析技术的一大挑战。作为蛋白质组学研究的重要组成部分，目前蛋白质糖基化研究的重点和难点主要集中于糖蛋白 / 糖肽的分离富集和糖蛋白的鉴定 / 糖基化位点的确定两方面。参与糖链构造的单糖很少，主要是己醛糖及其衍生物，包括 D- 葡萄糖（主要以 N- 乙酰葡糖胺的形式）、D- 甘露糖及 D- 半乳糖等共 10 种左右。根据所连糖基的不同，哺乳动物和植物糖蛋白大致可分为 3 类：N- 糖蛋白、糖链通过 N- 乙酰葡糖胺与处于保守序列 N-X-S/T（X 可以是除脯氨酸外的任意氨基酸）中的天冬酰胺相连，O- 糖蛋白、糖链与丝氨酸或苏氨酸相连，以及与糖基磷脂酰肌醇锚（glycosylphosphatidylinositol anchor，GPI anchor）相连的糖蛋白。目前研究较多的是 N- 糖蛋白和 O- 糖蛋白。Ramachandran 等首先使用 ZOOM IEF 对唾液蛋白进行预分馏，然后使用肼化学法对唾液糖蛋白进行富集并进一步鉴定，成功鉴定出属于 45 种 N- 糖蛋白的 84 种 N- 糖基化肽段，这些糖蛋白包括淀粉酶、锌 α-2 糖蛋白、多聚免疫球蛋白受体、碳酸酐酶及催乳素等。

唾液比较蛋白质组学研究主要基于唾液作为被检测样本本身的优势而展开。唾液可以通过非创伤性手段获取，并用于疾病的诊断。唾液作为一种临床检测样品，其检查具有许多血液检查所不具备的优点，包括无创获取，患者感觉相对舒适，患者焦虑程度较轻，易于按照要求的时间重复采取，以及储存和运输方便等。对于许多口腔局部病变标志物的鉴定，唾液检查可能比血液检查更加敏感。例如对口腔癌发生和发展的监测，唾液就具有独特的诊断价值，因为在癌变部位过量表达的 RNA 和蛋白也可在唾液中检测到其升高。Li 等的研究结果显示，唾液含有可诊断口腔癌的独特的 mRNA 和蛋白成分。在对口腔癌相关 RNA 标志物的比较检测中，4 种血浆 mRNA 标志物检测的灵敏度和准确性分别为 91% 和 71%，（ROC 曲线下面积为 0.88），而 4 种唾液标志物检测的总 ROC 为 0.95，显示唾液对口腔癌的监测略优于血浆。

舍格伦综合征（Sjögren's syndrome，SS）是一种以口干、眼干为特征的自身免疫性疾病。由于缺少相应的标志物，其早期诊断尚十分困难。目前，anti-Ro/SS-A、anti-La/SS-B 及抗 α- 胞衬蛋白（α-fodrin）抗体等唾液标志已被应用于 SS 的诊断。但是学者们仍然希望能通过蛋白质组学的方法找到更多的唾液蛋白标志物，以提高 SS 早期诊断的敏感性和特异性。Hu 等将蛋白质组学与基因组学联合应用，发现 16 种全唾液蛋白在舍格伦综合征患者中发生了变化，其中血红蛋白、脂肪酸结合蛋白以及免疫球蛋白等 10 种蛋白上调，碳酸酐酶Ⅵ、多聚免疫球蛋白受体以及半胱氨酸蛋白酶抑制剂等 6 种蛋白下调。对全唾液基因组的研究则发现仅有少数 mRNA 在舍格伦综合征患者全唾液中表达降低，162 种基因水平上调，其中 27 种基因表达明显升高。Hu 等对通路的研究发现，有 37 种基因属于 α- 干扰素（α-INF）途径，显示干扰素途径的激活与舍格伦综合征的发病有关。同时，由于在腮腺和下颌下腺 / 舌下腺分泌液中各发现 232 和 267 个蛋白点，而在全唾液中发现 325 个蛋白点，显示全唾液标本用于舍格伦综合征标志物的检测更有优势。Giusti 等通过对比分析 12 例女性舍格伦综合征患者与正常对照组的全唾液蛋白双向电泳图谱发现，舍格伦综合征患者唾液中的 α- 淀粉酶前体、半胱氨酸蛋白酶抑制剂 SN（Cystatin SN）前体、催乳素等典型的唾液蛋白相对含量减少，而脂肪酸结合蛋白、白细胞弹性蛋白酶抑制剂、β-actin 等蛋白增加。尤其是碳酸酐酶Ⅵ（CA6）被发现仅在正常对照组被检出，在所有的舍格伦综合征患者唾液中均未检出，显示其可能成为一种新的疾病标志物。

（宋　冰）

参考文献

1. 俞光岩. 涎腺疾病. 北京：北京医科大学、中国协和医科大学联合出版社，1994.
2. 赵竹陶，王松灵，朱宣智. 唾液量的测量. 中华口腔医学杂志，1998，33（6）：317-318.
3. 赵竹陶，王松灵，孙涛. 静态和动态唾液总流率生理节律观察. 现代口腔医学杂志，2001，115（4）：261-263.

4. FOX P C, VAN DER VEN P F, SONIES B C, et al. Xerostomia: evaluation of a symptom with increasing significance. J Am Dent Assoc, 1985, 110(4): 519-525.

5. WOLFF A, BEGLEITER A, MOSKONA D. A Novel system of human submandibular/sublinguals aliva collection. J Dent Res, 1997, 76(11): 1782-1786.

6. VITORINO R, LOBO M J, FERRER-CORREIRA A J, et al. Identification of human whole saliva protein components using proteomics. Proteomics, 2004, 4(4): 1109-1115.

7. HU S, XIE Y, RAMACHANDRAN P, et al. Large-scale identification of proteins in human salivary proteome by liquid chromatography/mass spectrometry and two-dimensional gel electrophoresis-mass spectrometry. Proteomics, 2005, 5(6): 1714-1728.

8. HU S, LOO J A, WONG D T. Human saliva proteome analysis. Ann N Y Acad Sci, 2007, 1098: 323-329.

9. YAN W, APWEILER R, BALGLEY B M, et al. Systematic comparison of the human saliva and plasma proteomes. Proteomics Clin. Appl, 2009, 3(1): 116-134.

10. FREEZE H H. Update and perspectives on congenital disorders of glycosylation. Glycobiology, 2001, 11 (12): 129R-143R.

11. SPIRO R G. Protein glycosylation: nature, distribution, enzymatic formation, and disease implications of glycopeptide bonds. Glycobiology, 2002, 12(4): 43R-56R.

12. HIRABAYASHI J, ARATA Y, KASAI K. Glycome project: concept, strategy and preliminary application to caenorhabditis elegans. Proteomics, 2001, 1(2): 295-303.

13. MICHISHIGE F, KANNO K, YOSHINAGA S, et al. Effect of saliva collection method on the concentration of protein components in saliva. J Med Invest, 2006, 53(1-2): 140-146.

14. WEINER D, KHANKIN E V, LEVY Y, et al. Effects of cigarette smoke borne reactive nitrogen species on salivary alpha-amylase activity and protein modifications. J Physiol Pharmacol, 2009, 60(Suppl 5): 127-132.

15. HU S, WANG J, MEIJER J, et al. Salivary proteomic and genomic biomarkers for primary Sjögren's syndrome. Arthritis Rheum, 2007, 56(11): 3588-3600.

第七章

下颌下腺疾病的影像学诊断

　　影像学诊断对于下颌下腺疾病的诊断、治疗设计和疗效随访都非常重要,形态性影像学检查方法包括 X 线片、下颌下腺造影、超声、CT、磁共振成像(MRI)等,其中 X 线片和下颌下腺造影的临床应用逐渐减少。功能性成像技术包括核医学检查、CT 灌注成像、动态增强 MRI、磁共振弥散加权成像、磁共振质谱等,对提高影像学诊断水平发挥了重要作用。

　　下颌下腺疾病影像学检查方法的选择和影像学诊断必须紧密结合临床病史和仔细的临床检查,在影像学检查前应对患者的临床情况进行初步判断,明确还需要进行的影像学检查,影像学检查的目的,希望获得的影像学诊断信息,这些影像信息对于下颌下腺疾病诊断和治疗的意义,影像学检查的顺序。此外,还应当考虑影像学检查的相关禁忌证和检查带给患者的不适,甚至影像学检查的费用负担等。熟悉下颌下腺疾病相关的局部解剖、组织病理学、临床知识、影像学检查的成像原理和方法对于提高下颌下腺疾病的影像学诊断水平是必不可少的。

第一节　X 线片

　　X 线片是口腔颌面部影像学最常用的检查方法,包括口内片和口外片两大类。口内片包括根尖片、<unk>翼片、咬合片等;口外片包括下颌骨侧斜位片、颅底位片等。随着 CT、MRI、超声检查、核医学检查等技术的广泛应用,X 线片在临床上的应用已逐渐减少。X 线片对下颌下腺疾病的诊断,目前多用于下颌下腺导管结石。

一、下颌横断咬合片

　　用于下颌下腺疾病诊断的 X 线片主要是下颌横断咬合片,常用于下颌下腺导管结石的检查和诊断。下颌下腺导管结石中 80%~90% 是阻射 X 线的,称为阳性结石,与之相比,腮腺结石中只有 40% 是阳性结石。拍摄下颌横断咬合片检查下颌下腺导管结石时,有三个投照要求应该注意:① X 线中心线方向应与下颌前牙长轴方向平行,将下颌前牙投照成为圆点,以免下颌下腺导管前段结石与下颌骨前部影像重叠;②胶片尽量在口腔后部安放,所得影像如能显示下颌第三磨牙或舌骨影像则较好,目的是充分显示下颌下腺导管的走行区域,避免遗漏下颌下腺导管后段的结石;③用软组织曝光参数进行投照,避免钙化较差的结石无法显示。

下颌下腺导管结石在下颌横断咬合片上显示下颌下腺导管走行区圆形、椭圆形、柱状或不规则的高密度影像,沿下颌下腺导管走行方向排列,一个或数个,有时可见同心圆结构(图 7-1-1)。下颌横断咬合片显示的影像是下颌下腺导管结石的间接征象,无法显示高密度影像和导管的真实关系,因此,应注意和下颌下区淋巴结钙化、静脉石等影像进行鉴别,必要时可进行下颌下腺造影或唾液腺内镜检查。另外,下颌横断咬合片是一种二维影像检查,有影像重叠、失真等缺点,而口腔颌面部锥形束 CT 则可显示下颌下腺导管结石的三维影像和空间位置关系,更有助于诊断和治疗设计。

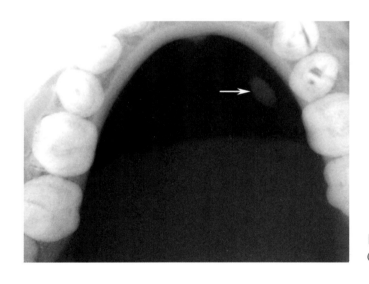

图 7-1-1　下颌横断咬合片显示下颌下腺导管结石（箭头示）

若 X 线片未见结石,而下颌下腺阻塞症状明显者应进一步行其他影像学检查或唾液腺内窥镜检查。

二、下颌下腺侧位片

下颌下腺侧位片多用于检查下颌下腺导管后段和腺体内的结石,下颌横断咬合片多用于检查下颌下腺导管前段的结石。下颌下腺侧位片是一种口外片,下颌横断咬合片是一种口内片。下颌下腺侧位片是下颌下腺的侧位影像,因此,图像中两侧下颌骨体和升支影像是重叠在一起的,投照时应注明左右侧,以免混淆。下颌下腺导管结石时可见导管走行区或腺体内一个或数个高密度影像(图 7-1-2)。

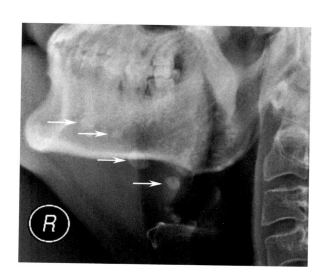

图 7-1-2 下颌下腺侧位片显示多个高密度影像（箭头示）

三、曲面体层摄影

从严格意义上，曲面体层摄影不属于 X 线片，而是一种体层检查技术。体层检查包括平面体层和曲面体层检查，由于 CT 检查技术的普及，平面体层检查在临床上已很少使用。曲面体层摄影是口腔颌面部影像学检查的常用方法，优点是一次曝光可显示双侧上、下颌骨和牙列，操作简便，不需要开口投照。曲面体层片可显示下颌下腺导管结石（图 7-1-3）和唾液腺疾病导致的颌骨改变，如颌骨破坏、吸收、静止性骨腔等。曲面体层片的缺点是图像失真和模糊，位于断层域之外的受检物体显示不清。

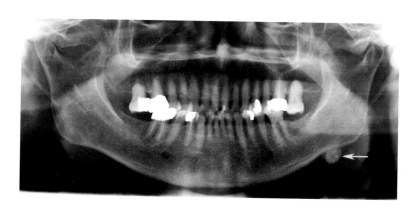

图 7-1-3 全口牙位曲面体层片显示左侧下颌下腺结石（箭头示）

静止性骨腔多表现为下颌骨角前切迹处的圆形、椭圆形单囊样低密度影像，边界清楚，可有高密度线条影环绕，位于下颌管下方（图 7-1-4），CT 检查时可见舌侧骨板消失（图 7-1-5）。

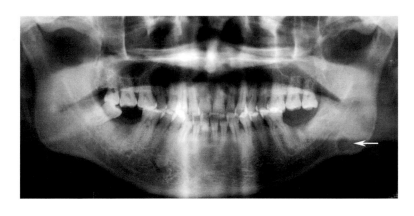

图 7-1-4 全口牙位曲面体层片显示左下颌骨静止性骨腔（箭头示）

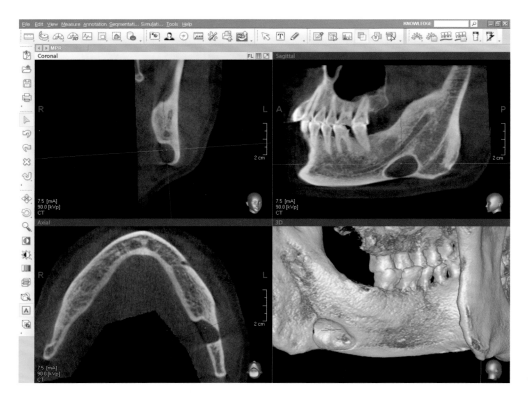

图 7-1-5 静止性骨腔在 CBCT 上可见舌侧骨板消失（箭头示）

第二节 下颌下腺造影

一、下颌下腺造影检查技术

唾液腺造影的历史已有约 100 年,是一种古老的检查方法。早期采用汞、铋等重金属制剂作为对比剂,在临床没有得到广泛应用,20 世纪 20 年代碘制剂用于唾液腺造影,在唾液腺疾病诊断中得以普及。目前随着超声、CT、MRI 等技术的推广,唾液腺造影的使用已大为减少,但是唾液腺造影对于导管系统的显示较好,因此,对于以导管系统改变为主要特征的疾病仍不失为一种有效的影像学检查方法。唾液腺造影一般只限于腮腺及下颌下腺,因为腮腺和下颌下腺有较大的导管口可供注射对比剂。

　　下颌下腺造影多用于下颌下腺的慢性炎症、口干综合征、良性肥大、下颌下腺瘘、导管阴性结石等疾病。对碘制剂过敏者以及急性炎症为下颌下腺造影的禁忌证。此外,下颌下腺导管阳性结石的患者,为避免注射对比剂时将结石向后推移,一般不宜进行下颌下腺造影检查,特殊情况下,有时也用下颌下腺造影显示下颌下区高密度影像与下颌下腺导管的关系,进行鉴别诊断。下颌下腺造影使用的含碘对比剂会影响甲状腺的功能测定和甲状腺癌的核医学检查,应注意避免同时进行检查。

　　通常用于下颌下腺造影的对比剂是碘制剂,有油溶性和水溶性两种。油溶性对比剂的流动性差,表面张力大,多用于唾液腺瘘的检查和导管灌注治疗等。但油溶性对比剂注入压力大,患者会有不适感,而且不易排空。有文献报道油溶性对比剂会造成唾液腺腺体的炎症反应,甚至形成肉芽肿。水溶性对比剂可溶于唾液,流动性好,易于排出,多用于唾液腺炎症和口干综合征等,但水溶性对比剂可被唾液稀释,成像对比度差。

　　下颌下腺造影时注入对比剂后拍摄的 X 线片称为充盈像或充盈片,拍摄充盈片后嘱患者含柠檬酸,促使对比剂和唾液一起排出后,再次拍摄的 X 线片称为排空片或功能片,功能片如果仍有对比剂潴留,提示腺体排空功能迟缓,或对比剂溢出导管周围,对比剂存留于脓腔等。

　　下颌下腺造影侧位片显示下颌下腺侧位影像,下颌下腺导管口位于舌下区前部,主导管由前上向后下方走行,多呈直线形或弧形,走行至下颌角前约呈直角向下弯曲,在弯曲部下方分出分支导管(图 7-2-1)。与腮腺导管逐级分支、逐渐变细、形如叶脉表现不同,下颌下腺分支导管较少,且较短而粗,其造影表现在英文文献中被形容为"没有叶子的树"(leafless tree)。下颌下腺腺体外形似梨形。

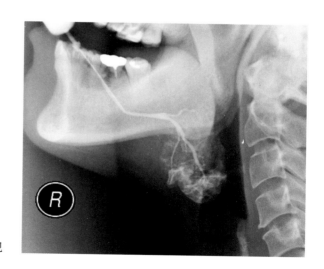

图 7-2-1　正常下颌下腺的造影表现

二、下颌下腺疾病的造影表现

　　1. 下颌下腺发育异常者造影片可见腺体及导管的位置、形态异常,或主导管和末梢导管的先天性扩张等,有文献报道下颌下腺异位于口底,下颌下腺造影可见下颌下腺显影于口底处。先天性唾液腺瘘可行下颌下腺造影或瘘道造影,可见造影剂外漏或瘘道与腺体及主导管相通等。

2. 下颌下腺导管结石中不阻射 X 线者称为阴性结石,可用下颌下腺造影进行检查,造影表现为导管充盈缺损,充盈缺损的前、后段导管可扩张(图 7-2-2),腺体排空功能迟缓。下颌下腺导管阴性结石易与造影注入的气泡等影像混淆,采用唾液腺内窥镜可在直视下观察下颌下腺导管管腔及管壁情况,有助于鉴别。下颌下腺造影发现的下颌下腺导管充盈缺损,表现在内窥镜下观察可以是结石,也可以是黏液栓、息肉、异物等。

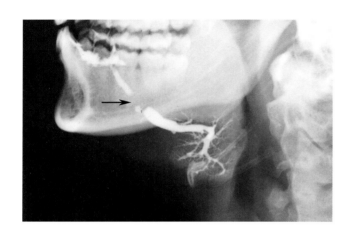

图 7-2-2　下颌下腺导管结石在造影片上显示为充盈缺损(箭头示)

3. 慢性下颌下腺阻塞性炎症可见主导管扩张,粗细不均匀,或节段状扩张呈腊肠状,可延及分支导管,伴有阴性结石表现。儿童复发性腮腺炎一般不累及下颌下腺。

4. 口干综合征多累及腮腺,有些可有下颌下腺肿大表现,下颌下腺造影可见末梢导管扩张表现(图 7-2-3),腺体排空功能迟缓。

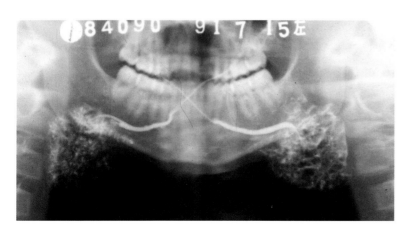

图 7-2-3　舍格伦综合征患者下颌下腺造影可见双侧腺体末梢导管扩张

5. 下颌下腺良性肥大在造影片上表现为腺体外形增大,分支导管可较密集,腺体排空功能迟缓。

6. 下颌下腺造影目前已不用于下颌下腺肿瘤的影像学诊断。但是在阅读下颌下腺造影片时,如果发现导管移位、腺泡充盈缺损、造影剂外溢等占位性表现,应当进一步检查,除外下颌下腺的占位性病变。

第三节 超 声 检 查

超声检查是利用超声波在人体组织中的传播特性进行疾病诊断的一种无创性检查技术,下颌下腺位置表浅,适于超声检查。高频换能器、彩色多普勒超声、超声造影、弹性成像、三维超声成像等技术的应用,使超声检查在浅表器官的应用得到迅速发展,并发挥越来越重要的作用。超声具有无创、无电离辐射、实时、便携、价廉及短期内可重复检查的优点,是唾液腺疾病首选的检查方法,特别是对于儿童和孕妇患者。超声检查还可以用于超声引导下的诊断和治疗。超声检查主要的局限性是超声波难以穿透含气器官及骨组织。

一、超声检查技术

下颌下腺位置表浅,宜采用高频线阵探头(7.5MHz 以上),最好具有宽景超声成像技术。必要时辅以较低频率扇扫探头(3.5~5MHz)。彩色多普勒超声显像设备除具备上述条件外,多普勒频率宜在 5MHz 以上,高频重复频率在 500~1 000Hz,低频滤波在 50~100Hz,脉冲多普勒取样容积小于 1mm,血流参数的计算功能要完善,最好带有方向多普勒能量图功能。

下颌下腺的超声检查无须特殊准备。一般采用直接探查,探头置于病变区体表,进行纵横或任意切面的扫查,探头长轴平行于下颌骨下缘为纵切面扫查,探头长轴垂直于下颌骨下缘为横切面扫查。下颌下腺超声检查应注意双侧对比。下颌下区的囊性病变如脉管畸形,其形态可因探头压迫而压缩变形,甚至不易探出,检查时应予注意。

下颌下腺位于颌下三角区,大部分位于下颌舌骨肌浅面,小部分位于其深面。声像图纵切呈长三角形,横切近似等边三角形,厚 20~25mm,腺实质为均匀的中等回声,浅筋膜完整,其内线状回声较腮腺者弱。深面口内侧与舌下腺相邻处边界不甚清楚,主导管自腺体内侧面自下而上前行,呈细管道样液性暗区。

二、下颌下腺疾病的超声表现

1. 下颌下腺导管结石可见导管走行区强回声光点,大小不一,可多发,后方伴有声影(图 7-3-1)。研究表明,超声检查对于下颌下腺导管结石的检出敏感度可达94%,特异度可达100%,准确度可达96%。

下颌下腺阻塞性炎症可表现为腺体增大或萎缩变小,腺体回声不均匀(图 7-3-2),可见导管扩张,有时可见结石征象。当形成脓肿时,可见厚壁液性暗区,内部可见浮游的点状回声,可探及局部淋巴结增大的表现。

2. 舍格伦综合征患者唾液腺超声表现可以分为几种:第一,腺体回声不均匀,腺体可增大,也可萎缩变小。第二,腺体可呈多发小囊状回声(图 7-3-3),这种多发小囊状表现被认为具有一定特征性,但是只

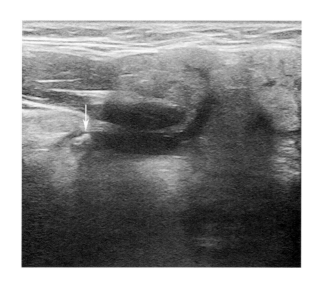

图 7-3-1　下颌下腺结石在超声图像上显示为强回声亮光点（箭头示）

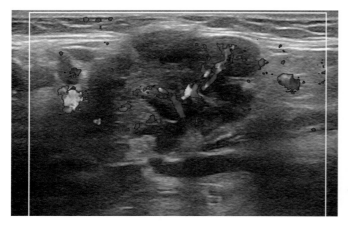

图 7-3-2　下颌下腺阻塞性炎症的超声表现

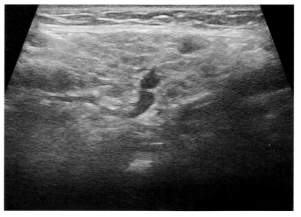

图 7-3-3　舍格伦综合征患者下颌下腺超声表现为多发小囊状回声

在晚期比较容易看到，早期不易发现。其可能与淋巴细胞浸润有关，有些与末梢导管扩张形成的微小囊肿有关，有些则可能是腺体组织破坏形成的较大囊性区。有些英文文献中形容这些多发小囊样表现为网状或豹斑状（leopard skin）。第三，唾液腺和泪腺的整体回声减低，这可能是舍格伦综合征患者早期的唯一影像学改变。第四，有些舍格伦综合征患者可见占位样表现，也称为结节型，呈边界清楚或不清楚的低回声区。有研究表明这种低回声区是淋巴细胞浸润区和正常腺体组织之间的声学界面形成的，没有包膜。但是对这部分病例应注意和淋巴瘤进行鉴别。舍格伦综合征患者的唾液腺有时可见钙化样强回声光点。对于口干综合征患者应注意同时检查腮腺和泪腺的变化。

有学者报告了对舍格伦综合征患者唾液腺超声声像图改变的评分标准，分为 0～3 分，其中 0 分为腺体回声均匀；1 分为局限性回声不均匀；2 分为大小不一的散在低回声区，分布不均匀，或多发小囊样回声；3 分为较大的圆形低回声，或线条样回声，可见多数囊状或钙化表现。研究表明舍格伦综合征的下颌下腺声像图评分明显高于对照组。如果以 2 分作为评分阈值，唾液腺超声检查诊断口干综合征的敏感度为 66%，特异度为 98%，阳性预测值为 97%，阴性预测值为 77%，其特异度和阳性预测值两个指标与唇腺活检相当。

3. 下颌下腺良性肥大的表现为腺体外形增大，腺体回声均匀。

4. 超声检查被认为是下颌下腺肿瘤影像学诊断的首选检查方法，下颌下腺肿瘤超声检查主要观察肿瘤形态、边界回声、内部回声和后方回声。典型的良性肿瘤表现为形态规则，呈圆形、卵圆形，也可呈结节状、分叶状，边界清楚，内部回声均匀，后方回声增强。典型的恶性肿瘤表现为形态不规则，边界不清楚，内部回声不均匀，如图 7-3-4 可见靶样、簇状强回声光点或光团，后方回声衰减或伴有声影。有些肿瘤既有良性肿瘤的超声表现，也有恶性肿瘤的超声表现，称为临界征，可见于多形性腺瘤、腺泡细胞癌等。病程较长的多形性腺瘤有时可见肿瘤内的钙化样强回声。

下颌下腺转移癌的表现不具有特征性，多表现为边界不清楚的实性占位性病变，多呈低回声，内部可不均匀，部分呈囊样表现，周围皮下组织、肌肉可累及，结构不清楚。同侧可见下颌下区或颈部淋巴结增大表现。

5. 下颌下区的脉管畸形可表现为单囊性或多囊性回声区（图 7-3-5），可多间隙受累，薄壁，可压缩，内部可见分隔，病变较大时对于周围肌肉、血管等解剖结构的压迫不如实性肿瘤性病变那样明显。有过出血或感染历史的病变内部回声不均匀，病变边界不规则，厚壁，内部的分隔也变厚，病变变得不可压缩，并表现出对周围组织结构的压迫征象。脉管畸形进行治疗前应对影像资料留底，以便对比。超声检查也可以作为影像引导方法辅助药物注射治疗，并作为随访的检查方法。

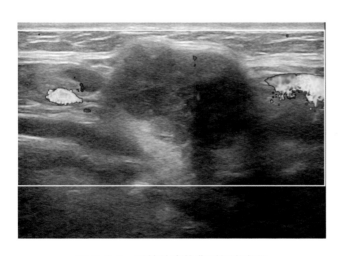

图 7-3-4　恶性肿瘤的典型超声表现

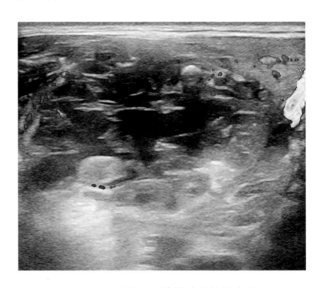

图 7-3-5　下颌下区脉管畸形的超声表现

6. 舌下腺囊肿本身不是下颌下腺疾病，当舌下腺囊肿突入下颌下间隙称为潜突型或口外型，据报告 10% 的舌下腺囊肿可突入下颌下间隙。其超声表现为界限清楚的无回声囊性暗区，薄壁或厚壁，单囊或多囊，可见细小的内部回声，后方回声增强明显（图 7-3-6），可位于下颌下腺的后方或前方。继发感染者可见较粗糙的内部回声，不规则的厚囊壁回声及软组织炎性表现。较大的病变可行 CT 或 MRI 检查确定病变范围。

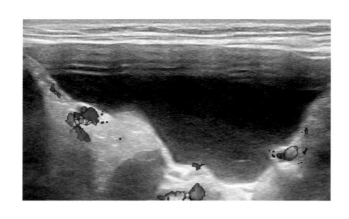

图 7-3-6　舌下腺囊肿的超声表现

7. 下颌下区的鳃裂囊肿通常为第二鳃裂囊肿，可表现为单囊性无回声区，薄壁，后方增强明显，内部可见细小的内部回声。有些鳃裂囊肿病变内部因黏液、脱落物、胆固醇晶体等物质形成较均匀的内部回声，边界清楚，称为"假实性"表现（pseudosolid），与实性占位性病变不同的是后方回声增强明显，而且用探头压迫病变可见鳃裂囊肿的内容物浮动。病变发生出血和感染后会表现为厚壁、分隔和内部回声变得粗糙，相邻的软组织也会出现炎性表现。值得注意的是，脉管畸形和鳃裂囊肿可累及多个间隙，超声检查不能显示全部病变范围，必要时应进行 CT 或 MRI 检查。另外，鳃裂囊肿有时需要和坏死性淋巴结转移灶鉴别。

第四节　CT 检查

CT 检查目前已成为下颌下腺疾病诊断、治疗设计和疗效随访的重要影像检查方法，具有软组织分辨率高、空间分辨率好和成像速度快等优点，CT 可提供高分辨率的轴位、冠状、矢状及任意方向的层面影像，三维显示有助于观察病变与周围组织结构的空间位置关系，与 MRI 相比，CT 检查具有骨及钙化组织显示好的优点。但 CT 检查的辐射剂量较高，增强扫描时需要静脉注入对比剂，对于对比剂过敏的患者应用受到限制。

一、CT 检查技术

CT 的密度测量单位是 CT 值（HU），人体组织中，脂肪的 CT 值为 −100HU，软组织和肌肉为 50～60HU，腮腺为 −10～30HU，下颌下腺为 30～60HU，骨为 1 000HU，气体为 −1 000HU，钙化为 150～200HU。下颌下腺的密度较腮腺高，与肌肉组织的密度相近，有时下颌下腺肿瘤在平扫时密度与腺体接近，不易发现，需要进行强化扫描。

CT 平扫检查应注意观察下颌下腺导管结石、肿物、腺体增大、腺体形态不对称、淋巴结病变、组织层次模糊消失等，增强扫描时可见肿瘤、脓肿、淋巴结炎等呈异常强化表面，肿瘤的强化特征有助于进行肿瘤的鉴别诊断。

CT 血管成像（CTA）可显示与病变相关的血管结构，有助于观察病变的血供情况、病变与周围血管结构的关系，对于下颌下腺疾病的治疗设计和血管性疾病如动脉瘤和动静脉瘘的诊断非常重要。

CT 灌注成像采用碘对比剂，静脉注入后通过动态扫描获得碘对比剂在靶器官的时间 - 密度曲线（TDC），可显示组织器官和病变的血流动力学状态，根据头颈部肿瘤的时间 - 密度曲线形态，可分为速升速降型、缓慢上升型和速升缓降型三种，可在一定程度上反映肿瘤的血供情况，结合肿瘤的形态改变和时间 - 密度曲线类型，有助于提高头颈部肿瘤的鉴别诊断能力。

二、口腔颌面部锥形束 CT

目前口腔颌面影像学检查中采用的锥形束 CT（CBCT）与传统的医用 CT 有很大区别，传统的医用 CT 采用扇形 X 线束和线阵探测器，连续旋转扫描。CBCT 采用锥形 X 线束和面积探测器，围绕受检者旋转360° 采集容积数据，即可得到受检部位的任意方向、任意层面的各向同性影像，影像的空间分辨率高，辐射剂量较传统医用 CT 小。目前锥形束 CT 的一个主要缺陷是密度分辨率差，只能用于硬组织的观察，无法显示软组织间的密度差别，因此不能用于软组织病变的检查。CBCT 对于下颌下腺疾病的检查只限于下颌下腺导管结石、静止性骨腔等。值得注意是，与根尖片、咬合片、曲面体层片等传统的口腔影像学检查相比，CBCT 仍是一个高剂量检查方法。

三、下颌下腺疾病的 CT 表现

1. 下颌下腺先天缺失　在 CT 可见腺体组织影像阙如，被脂肪组织影像代替（图 7-4-1），有时可见舌下腺代偿性肥大表现。

2. 下颌下腺导管结石　下颌下腺导管结石可在 CT 上显示（图 7-4-2），由于 CT 提供了三维信息，有助于判断下颌下腺导管结石的空间位置、与周围组织结构的位置关系等。CBCT 辐射剂量较低，比传统医用CT 更适合进行下颌下腺导管结石的检查，但是 CBCT 无法提供下颌下腺相关的软组织影像信息。

3. 下颌下腺炎症　下颌下腺炎症可表现为腺体增大，周围间隙密度增高、层次模糊，增强扫描时表现为不均匀强化，可有脓肿形成表现，有时可见下颌下腺导管结石影像。下颌下腺炎症时还应注意是否有颌骨的相应改变。

4. 下颌下腺良性肥大　下颌下腺良性肥大多表现为双侧下颌下腺外形增大，密度均匀（图 7-4-3），早期密度可增高，晚期由于脂肪的沉积，腺体密度减低。

5. 舍格伦综合征　舍格伦综合征的 CT 表现与该疾病的不同阶段有关，早期在 CT 上表现为完全正常的腺体组织，随着疾病进展，末梢导管扩张可造成腺体密度不均匀，腺体可弥漫性或局限性增大，淋巴细胞浸润取代腺体的脂肪成分时，腺体密度可增高。有时可出现微小钙化灶或小囊样改变，多发生于腮腺（图 7-4-4）。晚期病变可表现为腺体萎缩变小。腺体中如出现软组织结节和肿块，或伴有颈部淋巴结肿大表现，应注意与淋巴瘤鉴别。

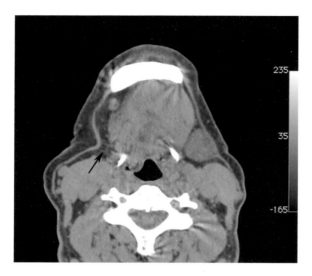

图 7-4-1　CT 检查显示右侧下颌下腺先天缺失（箭头示）

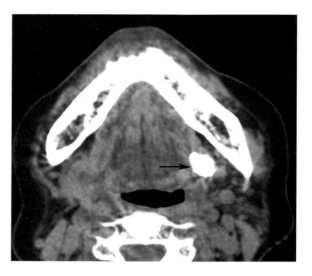

图 7-4-2　CT 影像显示左侧下颌下腺导管结石（箭头示）

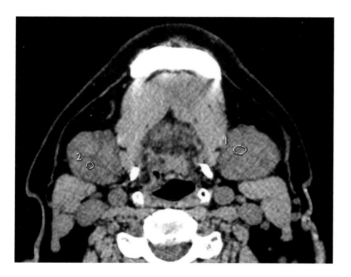

图 7-4-3　下颌下腺良性肥大的 CT 表现

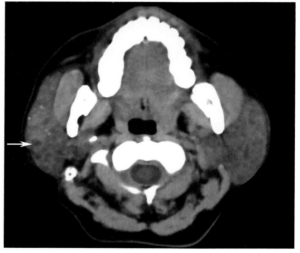

图 7-4-4　舍格伦综合征的 CT 影像，可见右侧腮腺内多发钙化灶和小囊样改变（箭头示）

6. 下颌下腺肿瘤　多形性腺瘤是最多见的下颌下腺肿瘤，较小的多形性腺瘤可表现为密度均匀、边界清楚的软组织肿块（图 7-4-5），密度高于下颌下腺；较大的多形性腺瘤可呈分叶状、不均匀的软组织肿块，肿瘤内部可有低密度液化坏死、陈旧性出血和囊样变，有时可有高密度钙化斑点。增强扫描时肿瘤可有轻到中度强化，均匀或不均匀强化。有些肿瘤可显示边界不清楚，不易与恶性肿瘤鉴别。下颌下区的脂肪瘤表现为界限清楚的低密度区，CT 值可达 -100HU 左右（图 7-4-6）。

下颌下腺恶性肿瘤有时在平扫时不易发现，只表现为双侧下颌下腺形态不对称，或下颌下腺密度不均匀。强化扫描时肿瘤较小者可表现为边界清楚的软组织肿块，较大的肿瘤可不均匀强化（图 7-4-7），有时可见颌骨破坏表现。颈部淋巴结肿大也是下颌下腺恶性肿瘤 CT 检查时应当注意的表现。

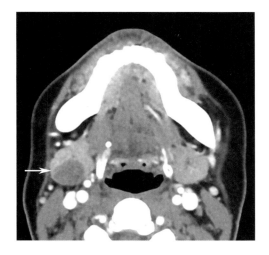

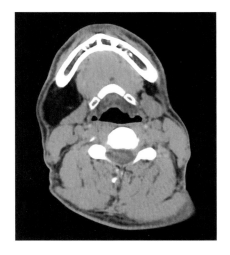

图 7-4-5　CT 影像可见右侧下颌下腺肿瘤（箭头示）　　　　图 7-4-6　右侧下颌下区脂肪瘤的 CT 表现

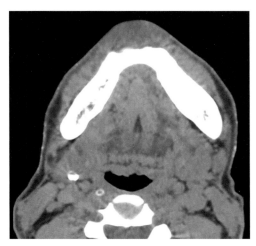

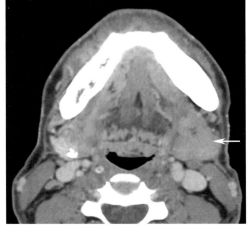

图 7-4-7　左侧下颌下腺恶性肿瘤的 CT 影像，可见不均匀强化表现（箭头示）

第五节　MRI 检查

　　MRI 用于下颌下腺疾病影像学诊断的主要优势是其软组织分辨率优于 CT 检查，增强扫描可进一步提高软组织对比度，有助于提高疾病诊断能力。目前，MRI 的临床应用已不再局限于根据病变的部位、形态和信号强度对疾病进行诊断，采用动态增强、弥散加权成像和质谱成像等功能性成像技术进行疾病诊断已日趋普及。MRI 临床应用的主要局限性是扫描时间长，易产生运动伪影，幽闭恐惧症，体内装有心脏起搏器、胰岛素泵，戴电子耳蜗等磁性金属异物者是 MRI 检查的禁忌证。

　　唾液腺磁共振水成像（magnetic resonance hydrography，MRH）利用水的长 T2 特性，应用长重复时间（TR）和长回波时间（TE）产生重 T2 加权像，使唾液腺显影。MRH 不需要注入对比剂，避免了下颌下腺导管插管困难和注入对比剂产生的不适。

常见的下颌下腺疾病 MRI 表现:

1. 在 T1 和 T2 加权像上,正常下颌下腺的信号强度与肌肉组织相近,比腮腺略低。下颌下腺炎症的 MRI 表现为急性期腺体增大,信号不均匀,可不均匀强化,T2 加权像高信号,有时可见导管增宽。MRI 对下颌下腺导管结石不易显示。慢性下颌下腺炎症表现为 T1 和 T2 加权像腺体信号不均匀,导管可见增宽或狭窄。

2. 下颌下腺良性肥大 在 T1 加权像信号可减低,T2 加权像的信号较高。

3. 口干综合征 可表现为 T1 和 T2 加权像的腺体信号强度不均匀,国外文献中有"盐与胡椒征"的描述。也可表现为 T1 和 T2 加权像的信号减低,与淋巴细胞浸润取代脂肪成分有关。有些可见类似艾滋病累及唾液腺时的淋巴上皮病变中的多发小囊状改变。

4. 脉管畸形 在 T1 和 T2 加权像上表现多种多样,囊性水瘤中单纯的液体成分在 T1 和 T2 加权像上与脑脊液的信号强度相近,有感染或出血时可表现不同程度的 T1 加权像高信号和 T2 加权像低或高信号,继发感染时还可出现强化。静脉畸形常表现为 T2 加权像高信号,明显强化,可见血管流空现象和静脉石形成的无信号区。下颌下区的脉管畸形有时需要和舌下腺囊肿口外型进行鉴别。

5. 下颌下腺肿瘤 多形性腺瘤在 T1 加权像呈多种信号改变,可呈低信号,也可呈不均匀信号或高信号;T2 加权像多呈高信号,可有低信号边缘,也可呈不均匀信号强度。肿瘤中的囊性区域或坏死可表现为 T1 加权像低到中等信号,T2 加权像高信号。强化扫描时可均匀强化,也可以不均匀强化(图 7-5-1)。

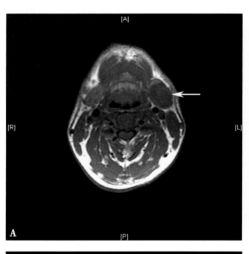
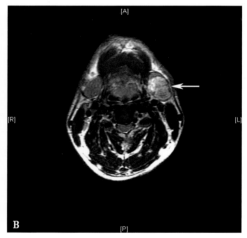
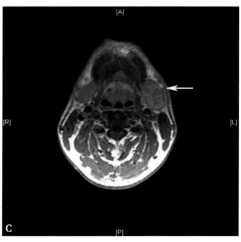

图 7-5-1 下颌下腺肿瘤的 MRI 表现(箭头示)
A. T1 加权像　B. T2 加权像　C. 强化扫描

　　黏液表皮样癌的 MRI 表现与分化有关,高分化者边界清楚,T1 加权像为低信号或等信号,T2 加权像为高信号,可呈囊性表现。低分化黏液表皮样癌 T2 加权像为低信号。增强 MRI 有助于明确肿瘤累及范围。

　　6. 舌下腺囊肿口外型　MRI 表现为边界清楚,信号均匀,T1 加权像为低信号,T2 加权像为高信号。较大的舌下腺囊肿可突入下颌下区和咽旁间隙。

(张祖燕)

第六节　放射性核素显像检查

　　质子、中子数相同且质量数相同,处于同能量状态的原子称为核素。利用放射性核素实现脏器和病变显像的方法称为放射性核素显像(radionuclide imaging),它是一种以脏器内、外或脏器与病变之间放射性浓度差别为基础的脏器或病变的显像方法。

一、放射性核素显像原理

　　完成核素显像必须具备两个基本条件,即放射性核素标记物和能够探测到标记物浓度差的显像装置。

　　目前,在核医学科中使用最广泛的核素有 4 个,^{131}I、^{201}Tl、^{99m}Tc 和 ^{18}F。^{131}I、^{201}Tl 和 ^{99m}Tc 可用于发射计算机断层成像(ECT)检查。90% 以上的显像剂是 ^{99m}Tc 标记的药物。不同的器官显像需使用不同的药物。^{131}I 可用于甲状腺功能亢进症和分化型甲状腺癌的治疗。^{18}F 用于正电子发射断层成像(PET)或 PET/CT 检查。^{18}F 标记的脱氧葡萄糖(18F-FDG)占据 PET/CT 临床工作量的 95% 以上,主要用于肿瘤显像、脑代谢显像和存活心肌的评估。^{99m}Tc 的半衰期为 6.02h,发射能量 140keV 的纯 γ 射线,用于脏器 ECT 检查。

　　放射性物质探测装置包括扫描机、γ 照相机、单光子发射计算机断层成像(SPECT)。其基本结构都是由 γ 闪烁探测器及支架、控制台和图形处理工作站组成。其中,扫描机是旧式核医学显像仪器,特点是信息量小,不能进行变化很快的动态显像,已经被 γ 照相机取代。γ 照相机探测放射性核素的含量,转化成脉冲信号,以不同灰度值或颜色显示病变影像。γ 照相机是现代核医学最基础的检查设备,但近年来被 PET/CT 逐步取代。SPECT 通过环绕躯体 360° 旋转扫描,对体内的 γ 光子进行多角度探测,通过图像处理形成多种体层图像。PET/CT 的出现将功能显像与解剖结构显像互补和融合,开启了图像融合的时代。随着临床需求的增加和技术进步,PET/MRI 一体机也即将用于临床。

二、放射性核素唾液腺显像原理

　　放射性核素唾液腺显像的基本原理为将放射性药物经静脉弹丸式注射,示踪剂随血液进入唾液腺,被腺小叶上皮细胞摄取,经导管上皮分泌,与唾液一起排至口腔。用 γ 照相机在体表检测放射性物质含量在唾液腺中随时间的变化,传至图形工作站。医生标记感兴趣区域(region of interest, ROI)后,通过软件分析得出唾液腺所在区域时间 - 放射性曲线,获得定量参数,用于评估唾液腺功能和诊断疾病。

目前,临床常用的唾液腺显像的示踪剂为 $^{99m}TcO_4$。示踪剂在唾液腺内代谢经过三个阶段:①血管期,指在注入药物后 30s 内,核素主要位于血管内,尚未被腺小叶上皮细胞获取;②摄取期,核素被腺小叶导管上皮摄取到细胞内;③分泌期,核素随唾液排泄到腺体外。

三、检查方法

检查多在上午 8～10 时进行,检查前患者需禁食 4h 以上。患者仰卧于伽马相机探测器前,用头垫固定头颈部以确保检查过程中头位不变。静脉弹丸式注射 $^{99m}TcO_4$ 后,立即开始动态显像,1～30s 为血流相,30s～55min 动态采集功能相,每分钟一帧。在检查第 20min 时注射 2.5% 柠檬酸 1mL 于受检者口内,刺激唾液分泌,给药时保证患者头位不变。

扫描结束后,在叠加图像上手动标记双侧下颌下腺、双侧腮腺、本底 5 个 ROI。计算每一帧图像中 5 个区域内的平均放射活性计数,绘制时间 - 平均放射活性计数曲线(图 7-6-1)。也可根据不同时间点放射性物质记数定量评估唾液腺功能。

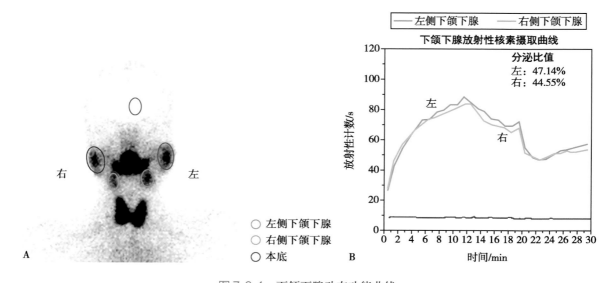

图 7-6-1　下颌下腺动态功能曲线
A. 在前后叠加图像上手工勾画 ROI　B. 计算机自动计算 ROI 放射计数随时间变化的曲线

四、评价指标

唾液腺动态核素功能显像常用的指标有:
1. 最高摄取值(Cmax)。
2. 给酸点摄取值(Cmax)(注:上方应有横线)。
3. 给酸后最低值(Cmin)(注:上方应有横线)。
4. 本底(B)。

5. 摄取指数（CI）　CI = (Cmax − B)/B，CI 是下颌下腺比本底多摄取的倍数，即下颌下腺的摄取能力。正常下颌下腺的摄取指数≥0.6。

6. 分泌指数（SI）　SI = (Cmax − Cmin)/(Cmax − B)×100%，SI 是酸刺激后，下颌下腺的排空量占摄取总量的百分比，用来评价下颌下腺的分泌能力。正常下颌下腺的 SI≥55.2%。

7. 摄取指数率（CIR）　CIR = 患侧 CI/ 健侧 CI×100%，CIR 是患侧占健侧的百分比，用来评价双侧下颌下腺分泌情况的对称性，正常下颌下腺的 SIR≥55.2%。

8. 功能指数率（FI）　FI = CIR×SIR×100%，FI 用来评价患侧下颌下腺的总体功能，正常下颌下腺的 FI≥80.5%。

五、正常下颌下腺放射性核素显像

注射 $^{99m}TcO_4$ 后，正常下颌下腺立即开始摄取，随时间延长摄取增多，多数腺体在给药后 15～30min 达到摄取最高峰。口内给予 2.5% 柠檬酸后，唾液立即排泄，曲线迅速下降至最低点，并达到分泌最低值。多数下颌下腺在酸刺激后 1～3min 腺体内的放射性核素快速下降；3～6min 时核素含量继续下降，但速度减缓；6min 后腺体开始对核素再摄取，曲线上升，全程曲线类似 "S" 形（图 7-6-2）。

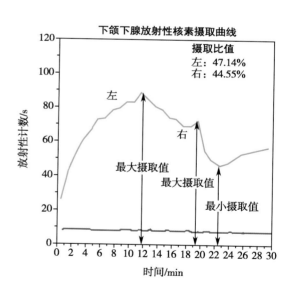

图 7-6-2　下颌下腺功能评价指标

六、病变下颌下腺放射性核素显像表现

1. 全身系统性疾病累及下颌下腺　全身性疾病如系统性红斑狼疮、舍格伦综合征、硬皮病等均可导致下颌下腺功能降低，其放射性核素显像表现为摄取、分泌功能均下降，下颌下腺显影差或几乎不显影。动态功能曲线低平，CI、SI 均较正常值低下（图 7-6-3）。功能指数的连续观测可作为评价治疗前后下颌下腺功能变化的量化指标。

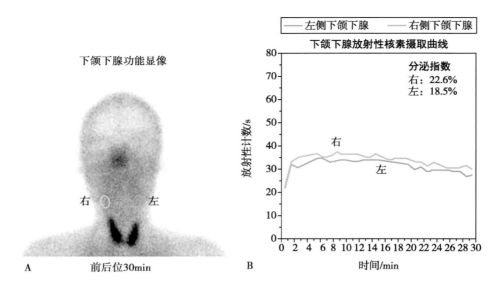

图 7-6-3　舍格伦综合征患者的放射性核素显像

A. 可见大唾液腺均不显影,口腔内亦无明显放射物质聚集　B. 下颌下腺放射性核素摄取
曲线低平,摄取、分泌指数均较正常值明显降低

2. 下颌下腺结石　北京大学口腔医院口腔颌面外科收治的下颌下腺结石患者回顾性研究结果显示,CI 及 SI 均较正常下颌下腺显著降低。患者功能曲线呈现平坦或下降型,失去正常的“S”形曲线形态。少数患者在疾病早期,由于腺体的急性炎症或慢性炎症急性期,下颌下腺组织内微血管扩张,放射性物质经过血管进入腺体的数量增多,摄取率上升。此时较高的获取率并不代表下颌下腺的主动摄取水平。

大部分晚期下颌下腺导管结石患者,腺体硬化,腺泡细胞萎缩,功能减退或完全丧失。其放射性核素表现为 CI、SI 同步下降。而在疾病早期,下颌下腺功能破坏不严重,CI 接近或较正常值稍有降低,SI 明显降低。及时去除结石,病变早期的下颌下腺可能会恢复功能,此时 CI、SI 较治疗前有不同程度的提高。

七、放射性核素显像在移植下颌下腺功能评价中的作用

自体下颌下腺移植手术中,支配下颌下腺分泌的副交感神经和交感神经均被切断,移植下颌下腺在术后一段时间处于失神经支配状态。舌背给予柠檬酸刺激,不能引起移植下颌下腺的分泌反应,因此其放射性核素表现与正常下颌下腺有所不同。

移植术后 7 天到 3 个月,下颌下腺处于休眠期,腺体分泌功能微弱。大量放射性物质在腺小叶导管上皮内聚集,但通过导管排出量却很低。通过 0~30min 连续动态显像,可以观察到放射性核素在颞部受区逐渐聚集,随时间增加,移植下颌下腺显影增强(图 7-6-4A),动态功能曲线表现为直线上升的形态(图 7-6-5)。

移植术后早期放射性核素检查对于判断腺体成活具有重要的临床意义。由于下颌下腺移植后,腺体埋入颞部皮肤,无法直接观察判断其血运状态。术后 7 天行放射性核素检查,如观察到移植下颌下腺显影,表明核素能够通过血液循环进入移植下颌下腺,腺体成活;反之如移植下颌下腺不能显影,表明没有

血液供应到达腺体,腺体没有成活,移植失败(图 7-6-4B)。放射性核素检查成为移植早期判断腺体成活与否的重要客观指标。

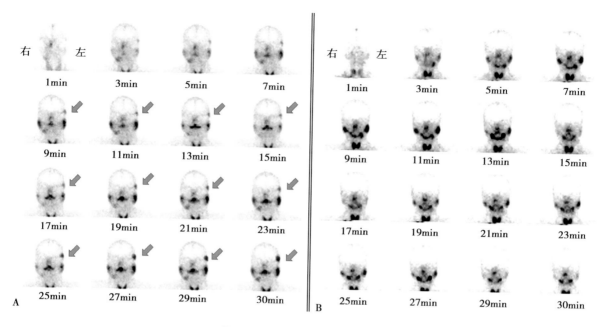

图 7-6-4　移植下颌下腺动态显像

A. 可见放射性物质在颞部聚集(箭头示),且随时间延长,放射性强度不断增加,表明放射性物质能够通过血流进入腺体,移植成功　B. 在 30min 内,右侧颞区未见放射性物质聚集,表明放射性物质不能进入移植下颌下腺,移植失败

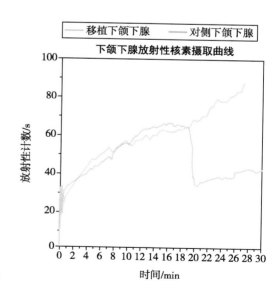

图 7-6-5　移植下颌下腺术后 7 天动态功能曲线

　　由于术后早期分泌功能低下,30min 时放射性核素排泄入导管系统,导管不显影。北京大学口腔医院与首都医科大学附属北京同仁医院核医学科合作,对移植下颌下腺的放射性核素检查结果进行研究,结果表明,180min 延迟显像能够显示导管结构(图 7-6-6)。

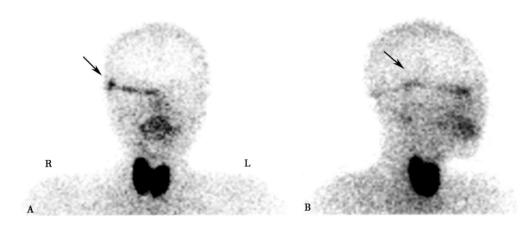

图 7-6-6　移植下颌下腺导管显影,延迟显像 180min 时可见颞部导管全程显影(箭头示),眼眶内可见放射性物质,表明移植下颌下腺分泌进入眼眶
A. 正位显影　B. 侧位显影

　　自体下颌下腺移植术后早期,由于腺体分泌量少,易发生导管阻塞。临床上可见患者移植下颌下腺导管扩张,无泪或仅有少量混浊液体溢出,同时可伴有结膜充血等非特异眼表炎症表现。此时,行放射性核素检查,如延迟相未见导管显影,或导管显影不全发生中断,可确定下颌下腺导管阻塞(图 7-6-7)。通过移植下颌下腺导管显影发生中断的部位,还可分析发生导管阻塞的部位。

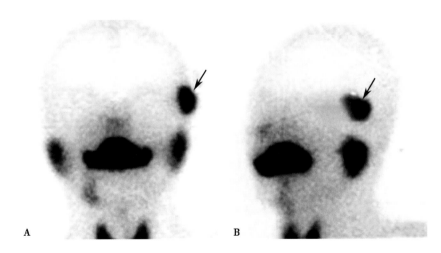

图 7-6-7　放射性核素显像诊断自体下颌下腺移植术后导管阻塞,延迟显像 180min 时可见移植下颌下腺内放射性物质聚集(箭头示),全程未见导管显影,表明阻塞发生在腺门部位
A. 正位显影　B. 侧位显影

(刘筱菁)

参考文献

1. 俞光岩. 涎腺疾病. 北京：北京医科大学、中国协和医科大学联合出版社，1994.

2. 邱蔚六. 口腔颌面外科学理论与实践. 北京：人民卫生出版社，1998.

3. 俞光岩，马大权. 唾液腺病学. 2版. 北京：人民卫生出版社，2014.

4. 余强，王平仲. 颌面颈部肿瘤影像诊断学. 北京：世界图书出版公司，2007.

5. CARLSON E C, ORD R A. Textbook and color atlas of salivary gland pathology：diagnosis and management. Ames, Iowa：Wiley-Blackwell, 2008.

6. AHUJA A T. Diagnostic ultrasound：Head and neck. New Delhi：Elsevier, 2014.

7. GADODIA A, SEITH A, SHARMA R, et al. MRI and MR sialography of juvenile recurrent parotitis. Pediatr Radiol, 2010, 40（8）：1405-1410.

8. ZHANG L, ZHU Z H, DAI H J, et al. Application of 99mTc-pertechnetate scintigraphy to microvascular autologous transplantation of the submandibular gland in patients with severe keratoconjunctivitis sicca. J Nucl Med, 2007, 48（9）：1431-1435.

9. VAN ACKER F, FLAMEN P, LAMBIN P, et al. The utility of SPECT in determining the relationship between radiation dose and salivary gland dysfunction after radiotherapy. Nucl Med Commun, 2001, 22（2）：225-231.

10. FIRAT F, CERMIK T F, SARIKAYA A, et al. Effects of gender and age on the quantitative parameters of 99mTcm pertechnetate salivary gland scintigraphy in normal subjects. Nucl Med Commun, 2006, 27（5）：447-453.

11. ANJOS D A, ETCHEBEHERE E C, SANTOS A O, et al. Normal values of 99mTc pertechnetate uptake and excretion fraction by major salivary glands. Nucl Med Commun, 2006, 27（4）：395-403.

第八章

唾液腺内镜在下颌下腺疾病诊治中的应用

自 Katz 于 20 世纪 90 年代最早描述唾液腺内镜（sialoendoscopy）技术以来，器械的改进及技术的发展使该技术既可用于大唾液腺导管系统的探查，明确阻塞因素，又可进行相应的治疗。对于下颌下腺来说，其主要适应证包括唾液腺结石病及慢性阻塞性下颌下腺炎的诊断和治疗。

第一节　唾液腺内镜及其应用方法

目前，唾液腺非肿瘤性疾病的影像诊断方法包括：普通 X 线片、唾液腺造影、超声、CT、MRI、核素显像及唾液腺内镜。普通 X 线片主要用于唾液腺结石病的诊断。唾液腺造影主要通过注射造影剂的方法显示大唾液腺主导管、分支导管及腺体的形态和分布，反映导管狭窄、导管扩张、导管迁曲、导管和腺体充盈缺损、末梢导管扩张等病理性改变，这些表现对于非肿瘤性疾病及肿瘤性疾病的诊断均有一定价值。超声检查无电离辐射，对于唾液腺结石病及其他非肿瘤性疾病均有诊断价值，既可显示主导管的形态，也可显示腺实质的结构，但有一定的假阳性率和假阴性率。CT 可用于疑难唾液腺结石病的诊断，也用于排除占位性病变。MRI 可用于唾液腺肿瘤性疾病的诊断。另外，磁共振唾液腺导管造影是随着磁共振水成像技术发展起来的一种唾液腺非侵袭性检查手段，可提供腺体实质及导管系统变化的综合信息。核素显像主要判断唾液腺系统的功能。对于直径较小（<1.5mm）及钙化较差的结石、导管内非钙化性异物、造影图像上难以明确原因的充盈缺损或狭窄，以及其他原因不明的唾液腺阻塞性疾病，则需要依靠唾液腺内镜明确诊断。

一、唾液腺内镜的发展史

唾液腺内镜为用于唾液腺导管系统检查和治疗的内镜系统。1991 年，Katz 等首次描述了唾液腺内镜用于腮腺和下颌下腺导管系统疾病诊断的内容，他采用的是直径 0.7mm 的微细内镜。后来，Königberger

等和 Gundlach 等采用了直径 2.0mm 的内镜进行碎石治疗。这些内镜镜头较软,其中直径较细的内镜易折断,且光线较暗;而直径较粗的内镜则插入导管较困难,需要常规行导管口切开术,故难以用于疑难病例的诊断和治疗。1994 年,Nahlieli 等报告了刚性内镜的应用,其直径为 1.0～2.7mm。这类内镜头较硬,并配有抓钳等微型外科器械,可插入迂曲的导管,且光源产生的光线较强,利于观察。但是,插管等操作造成的导管损伤也较大,尤其对于直径较大的内镜。另外,较粗的内镜往往需要切开导管口才可插入,这对于下颌下腺尚无大碍,但对于腮腺则易造成导管口狭窄甚至闭塞等不良后果。21 世纪以来,以 Marchal 等和 Nahlieli 等为代表广泛应用了半刚性内镜,并逐步完善。目前,临床上应用的多是半刚性内镜,既利用了柔软内镜的灵活性,又具有一定的强度,可进行导管系统的诊断性探查和相应治疗。这类唾液腺内镜一般有较细的探查单元和较粗的治疗单元,并有独立的冲洗通道。2004 年,Zenk 等报告了一种德国生产的内镜,外径 1.1mm,其钛制外鞘使该内镜具有足够的强度和弹性,光纤为镶嵌一体式,工作通道 0.4mm,并有独立的冲洗通道,配有直径 390μm 的取石篮。该内镜在 90° 弯曲时不会折断,可顺利进行唾液腺导管的探查,并可利用取石篮和碎石光纤等进行取石和碎石等操作,缺点是不利于低温等离子灭菌消毒。后来,该公司又开发了组装式探头,探头外径可为 0.9mm、1.1mm、1.6mm,可根据临床需要选择使用。

二、唾液腺内镜治疗的适应证和方法

目前,唾液腺内镜检查和治疗的适应证包括:唾液腺结石病、慢性阻塞性唾液腺炎、腮腺良性肥大伴发导管炎及舍格伦综合征伴发导管炎等。通过内镜探查可以观察导管壁炎症情况,并可明确诊断导管异物或结石、导管狭窄、导管扩张、导管迂曲、导管息肉和黏液栓等。同时可进行相应治疗,包括内镜下导管内取石术、内镜辅助导管切开取石术、内镜下导管扩张术或球囊扩张术、内镜下冲击波碎石或激光碎石等。

唾液腺内镜探查的方法是在局麻或全麻下,以泪腺探针或锥形探针逐级将下颌下腺导管口扩张,然后经管口引入内镜头。对于过度狭窄的下颌下腺导管口可行管口切开术,再沿着导管方向插入内镜,并通过冲洗通道注射冲洗液使导管充盈。其目的包括:持续的冲洗压力使导管舒展,利于插管和观察导管情况。另外,通过冲洗可将导管内的炎性物质冲出,较大的冲洗压力可起到松解瘢痕扩张导管的作用。冲洗液一般是生理盐水,配以一定浓度的地塞米松。当然,注射冲洗液的压力和量应根据患者的反应来定,注射过快则肿痛较明显,且腺体过度肿胀反而使管腔狭窄,不利于插管。为插管顺利,术者一般需要将导管尽量拉直。对于下颌下腺,可钳夹并向前上牵拉舌下肉阜。对于腮腺,术者将拇指置于导管口前方,其余手指于口外颊部作为对抗,将导管口向前外牵拉。

对于粗细均匀、走行顺畅的导管,一般插入较顺利;对于狭窄、迂曲的导管,不宜强行插入,需要不断变换角度,使近心端导管管腔尽量位于内镜视野的中央,则可进一步插入而不至于造成导管壁损伤。由于下颌下腺导管较直,插入后可很快到达腺门,并可进入腺内多级分支。腮腺主导管天然弯曲较多,主要弯曲为导管自口内穿过颊肌到达咬肌表面的弯曲,如果可通过,则一般可顺利到达腺门区域,之后导管会向内弯曲进入上颌后区,进一步插管则较难。上述过程中,可发现导管狭窄、扩张、迂曲、息肉、絮状物、异物及结石等。导管狭窄可通过内镜头扩张、加压冲洗及球囊扩张的方法达到松解目的。息肉、絮状物、较小的结石或异物可通过取石篮、抓钳等取出。较大的结石若判断不能通过内镜配套器械直接取出，则可通过激光或冲击波碎石后取出，或者需要口外（腮腺）或口内（下颌下腺）入路切开导管取出，甚至行腺体摘除术。

三、唾液腺内镜诊疗的并发症及处置

唾液腺内镜探查的并发症主要包括导管损伤、术后腺体肿胀疼痛及感染等。导管损伤主要表现为管壁侧穿，往往是由于导管狭窄或导管迂曲时强行插入探针或内镜造成，这时镜下往往可见到撕裂的组织腔道或发黄的脂肪组织，且可感觉到注射冲洗液及进一步插入的阻力较大，这时需要及时发现并回抽内镜，往往可发现管壁穿通处，然后可在导丝引导下调整，直到进入正常的导管腔。较小的管壁侧穿术后一般反应较轻微，不需要特殊处理，如果是由于球囊扩张或较粗的内镜造成的粗大穿孔，术后可因为瘢痕挛缩造成导管狭窄甚至闭塞，故应尽量避免。一旦发生，检查完成后应于导管内放置支架导管，维持 2 周，待管壁损伤愈合后再取出，可减少导管狭窄发生的风险。术后腺体肿痛主要是由于注射冲洗液造成的，一般可于术后数小时内缓解。但如果注射入腺体内的液体过多，压力过大，可引起腺体周围间隙水肿，甚至有造成呼吸困难的可能，故应仔细观察患者的反应和腺体肿胀程度，避免在短时间内注入过多的冲洗液。同时，应避免在急性炎症期进行内镜检查，加重炎症风险。另外，若内镜穿入组织间隙，可导致神经损伤，如面神经颊支或舌神经损伤，一般损伤较轻，经相应治疗可恢复。对于口底切开取石者，可引起舌下腺囊肿。腮腺结石经颊部或耳前切口取石者，可引起颊部涎瘘，一般经加压包扎和抑制腺体分泌后可治愈。

第二节 下颌下腺结石的内镜治疗

唾液腺结石病是常见的一种唾液腺非肿瘤性疾病，是指发生于唾液腺导管及腺体内的结石，并引起唾液分泌受阻，继发炎症改变等一系列病变。唾液腺结石是阻塞性唾液腺疾病的主要病因，约占 66%。虽然有学者通过尸体解剖研究显示约 1.2% 的人可检出唾液腺结石，但英国每年唾液腺结石病的患病率约为 0.45%。唾液腺结石病好发于下颌下腺，约占所有唾液腺结石病的 80%～90%。下颌下腺结石常发生于导管远心段或腺门部，单纯发生于腺内的较少见。

一、传统治疗方法

下颌下腺远中段小结石通常采取扩张导管口、酸刺激等保守方法帮助结石自行排出，不能自行排出或体积较大的结石采取口底黏膜切开取石的方法。下颌下腺近心段及腺体内结石由于局部解剖较复杂，操作空间较小，口腔颌面外科医师习惯采用将下颌下腺及结石一并切除的方法。20 世纪 80—90 年代，下颌下腺唾液腺炎及唾液腺结石病仍为下颌下腺切除术的主要原因，占 69%～89%。下颌下腺切除术可较

有效改善反复发作的肿痛等症状,但下颌下腺切除术的术后并发症发生率较高,主要包括面神经下颌缘支、舌下神经及舌神经损伤,舌下腺囊肿形成,下颌下区瘢痕等,更重要的是患侧下颌下腺功能丧失。

二、现代治疗方法

1. 经口内下颌下腺取石术　既往观点认为,唾液腺结石通常会导致腺体实质不可复性炎症改变,从而导致腺体功能不可逆性降低。但多名学者的研究结果显示,部分唾液腺结石病的下颌下腺腺体结构基本正常或仅有轻度炎症,通过保留腺体的取石手术后,腺体功能将得到一定程度的恢复。

随着设备及技术的进步,对于下颌下腺腺门部结石,可采取经口内入路下颌下腺取石术。Zenk 等的方法是自舌下肉阜切开下颌下腺导管至暴露结石,切开的导管壁与口底黏膜缝合。McGurk 等则保留下颌下腺导管,于结石处切开黏膜及导管,取出结石后将导管及黏膜逐层缝合。经口内下颌下腺取石术的成功率为 82% ~ 98%,术后并发症主要有舌神经损伤、舌下腺囊肿、导管狭窄、肿胀及感染。Koch、Zenk 和 Capaccio 等建议,位于下颌下腺近中段及腺门部的结石,当双合诊能触及且结石直径大于 7mm 时,可采取经口内取石术。

2. 碎石术　碎石术可分为体外碎石术及导管内碎石术。

体外碎石术是由 Iro 等于 1989 年首次引入唾液腺结石的治疗。体外碎石术是在超声导引下,碎石探头产生冲击波作用于结石。由于碎石探头直径为 2.4mm,受此限制,结石的直径应大于 2.4mm。Iro 等的研究结果显示,体外碎石术可清除 50% ~ 58% 的结石,76% ~ 100% 的患者症状有所改善。Escudier 等的研究显示,体外碎石术对于直径大于 7mm 的结石效果不佳,其并发症主要有下颌下腺导管内出血及软组织肿胀。

导管内碎石术是在唾液腺内镜引导下,采用激光碎石、气压或电子液压等方法碎石。其缺点是需要一个有工作通道的唾液腺内镜,通常这样的内镜直径在 3mm 左右,因此操作前需行唾液腺导管乳头切开术。另外,导管内碎石的成功率有限,且可造成导管和腺体的损伤。

Capaccio 等建议,对位于下颌下腺导管近心段大于 3mm、小于 7mm,或位于腺内的结石可采用体外碎石术。

3. 唾液腺内镜　近 20 余年来,唾液腺内镜设备及微型外科器械得到了不断改进,出现了许多不同硬度、不同直径的多工作通道唾液腺内镜,以及如网篮、抓钳等多样化的配套外科器械。

采用唾液腺内镜配套的微型外科器械,口腔颌面外科医师可进行取结石的操作。位于下颌下腺导管、直径小于 5mm、可移动的结石多可采用网篮或抓钳等器械,将结石向前牵引,这样不破坏导管口,或仅做很小的切口就可将结石取出。取出结石后,可再次探查,确定是否有结石残余,以减少术后症状复发的可能性。对于位于腺门或腺内的结石,如结石较小,可尝试通过内镜下直接套索或钳夹取石(图 8-2-1)。若结石较大,嵌顿于管壁上,则可先采取体外碎石,使结石松动,然后使其逐渐排出,或辅以内镜取石;或通过内镜下体内碎石,将结石击碎后分次取出。若无碎石设备,则采用内镜辅助下口内切开的方法取石。具体方法是:①内镜探查至下颌下腺腺门部,确定结石存在后,通过内镜光源指引的位置,大致明确结石在口底黏膜表面的对应位置;②助手将患侧下颌下腺推向前上方,抬高口底黏膜;③于腺门结石口底黏膜对应处做一个 2~3cm 长的切口,解剖下颌下腺导管,并保护舌神经;④根据结石的大小,于结石处主导管上做一切口,取出结石;⑤于导管口或主导管创口处引入内镜,探查腺门及腺内分支导管,取出残余结石,确信无结石残余后,引入塑料导管至腺门处作为支架;⑥缝合口底黏膜,缝线固定支架导管;⑦术后常规给予抗生素防止继发感染,并于术后 1~2 周取出支架导管。关于放置的支架导管,国外学者多采用专用的导管。国内尚无该导管,我们一般采用 4F 血管造影导管,修剪成适当的长度,使用非常方便。

　　唾液腺内镜下颌下腺取石术可能出现的并发症主要有感染、舌神经损伤、出血、舌下腺囊肿形成及导管狭窄等。

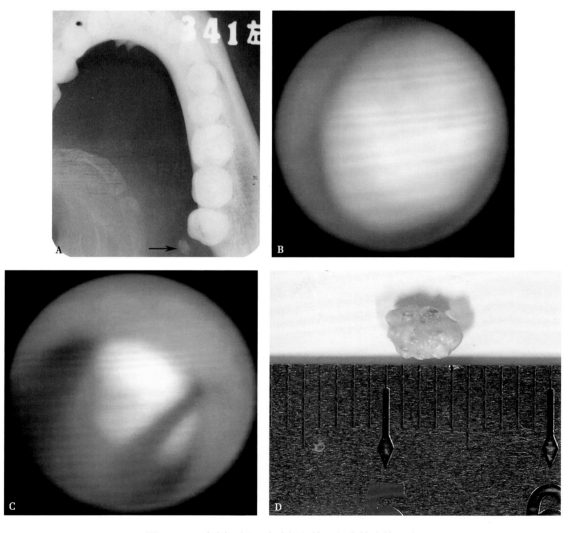

图 8-2-1　左侧下颌下腺腺门部结石经内镜直接取出

A. 横断咬合片显示左侧下颌下腺腺门部结石(箭头示)　B. 内镜下见结石

C. 结石被网篮成功套索　D. 取出后的结石标本

第三节 慢性阻塞性下颌下腺炎的内镜治疗

慢性阻塞性下颌下腺炎国外文献常称为慢性硬化性下颌下腺炎或 Küttner 瘤。临床表现为单侧或双侧下颌下腺反复肿胀，可伴疼痛，多于进食刺激性食物时加重，也可无明显症状。检查下颌下腺常呈弥漫性肿大，质中等偏硬。导管口可红肿，扪压腺体后可有黏稠或脓絮状分泌物。部分患者腺体肿大，且导管口狭窄甚至闭塞。下颌下腺造影是慢性下颌下腺炎影像学诊断的主要方法，表现为主导管狭窄、扩张、迂曲或粗细不均，主导管腺门处及主要分支导管多扩张，排空功能可迟缓。明确诊断需根据病史、临床表现及影像学检查，应注意除外下颌下腺或下颌下区占位性病变。慢性下颌下腺炎的病因包括阴性结石、异物、导管狭窄或腺体分泌功能下降导致的慢性感染等。导管狭窄可位于导管口或导管中后段，可能是由于慢性炎症、异物刺伤口底、愈合后瘢痕挛缩或手术损伤所致。通过内镜检查明确后可行导管扩张治疗，以解除狭窄。位于导管口的狭窄可行导管改道术。对于阴性结石或异物，可通过内镜明确诊断并取出阴性结石或异物，则症状可得到缓解。但对于腺体分泌功能较差，通过上述治疗仍有明显阻塞症状的患者，可选择下颌下腺切除术。

（柳登高）

参考文献

1. KATZ P. Endoscopy of the salivary glands. Ann Radiol, 1991, 34(1-2): 110-113.

2. ZENK J, KOCH M, BOZZATO A, et al. Sialoscopy—initial experiences with a new endoscope. Br J Oral Maxillofac Surg, 2004, 42(4): 293-298.

3. MAKDISSI J, ESCUDIER M P, BROWN J E, et al. Glandular function after intraoral removal of salivary calculi from the hilum of the submandibular gland. Br J Oral Maxillofac Surg, 2004, 42(6): 538-541.

4. LIU D G, ZHANG Z Y, ZHANG Y, et al. Diagnosis and management of sialolithiasis with a semirigid endoscope. Oral Surg Oral Med Oral Pathol Oral Radiol Endod, 2009, 108(1): 9-14.

5. SU Y X, XU J H, LIAO G Q, et al. Salivary gland functional recovery after sialendoscopy. Laryngoscope, 2009, 119(4): 646-652.

6. MCGURK M, BROWN, J. Alternatives for the treatment of salivary duct obstruction. Otolaryngol Clin North Am, 2009, 42(6): 1073-1085.

7. KOCH M, ZENK J, IRO H. Algorithms for treatment of salivary gland obstructions. Otolaryngol Clin North Am, 2009, 42(6): 1173-1192.

第九章

下颌下腺结石病

唾液腺结石病（sialolithiasis）是唾液腺结石引起的一系列唾液腺病变，是全身结石病之一，人群中的发生率约为1%。在唾液腺结石病患者中以下颌下腺结石（sialolithiasis of submandibular gland, salivary gland calculus of submandibular gland）最为多见，占唾液腺结石病的80%~90%；腮腺结石次之，占5%~20%；舌下腺及小唾液腺结石少见，约占5%。多数下颌下腺结石病患者需要手术或唾液腺内镜介入治疗。唾液腺结石病是最常见的需要手术或介入治疗的下颌下腺疾病。在临床表现、诊断和治疗上都有其典型的特点。

一、病因病理

（一）下颌下腺结石的形成

下颌下腺结石的形成是一个复杂的过程，确切病因目前尚不完全明了，不同的结石可能有不同的形成机制。目前关于其病因学说主要有以下几种：

1. 唾液晶体与胶体失衡学说　正常唾液中含有晶体和胶体两大类成分，晶体和胶体处于平衡状态。如果这种状态失衡，可以使过饱和状态的晶体成分，如磷酸盐、碳酸盐和尿酸盐等晶体物质析出、沉积、融合、扩大形成结石。所以有人认为，唾液腺结石的产生可能不是由唾液成分改变引起的，而是晶体和胶体物质成分失衡的结果。

2. 异物中心学说　下颌下腺导管开口于口底，外界异物易于逆行进入导管，并以此为中心，无机物和有机物反复沉积、钙化，并逐渐扩大形成结石。临床上，手术取出的结石核心经常可以见到鱼骨、牙刷毛，甚至金属丝等。

3. 炎症学说　腺体炎症时，唾液腺导管上皮细胞发生肿胀和化生，化生和坏死的上皮细胞可以脱落到导管腔内，溶解到唾液中，增加了黏蛋白含量，易于形成黏液栓子。黏蛋白增加，结合钙的能力也随之增加，晶体围绕脱落的上皮细胞、坏死的细菌及黏液栓子沉积而形成阴性或阳性结石。通过电镜观察，在结石的核心常可见到钙化的上皮和细菌及放线菌样结构。腺体炎症还可以使唾液的晶体和胶体物质成分失衡，进一步促使结石形成和扩大。

4. 外伤学说　当口底外伤涉及下颌下腺导管或周围组织时，因局部瘢痕引起下颌下腺导管狭窄或改变生理走行，使唾液分泌受阻，流动方式改变而产生涡流，易于有机盐析出而形成结石。

5. 唾液 pH 改变学说　唾液 pH 升高时，唾液中二氧化碳浓度下降，过饱和的氟磷灰石和羟基磷灰石析出，逆行进入导管和腺体，并不断沉淀增大，形成以无机盐为主的结石，若继发感染还可促进结石呈同心层状增大。因此，下颌下腺结石的形成可能既与细菌感染和唾液流动方式有关，更与唾液 pH 改变相关。

6. 微结石学说　在某些尚未完全清楚的因素影响下，下颌下腺分泌的唾液成分发生变化，腺体发生电解质性唾液腺炎。唾液黏蛋白渗出，滞留于导管内，有时形成同心圆样结构，即微结石。微结石长大阻塞小导管，腺体可发生局灶性阻塞性唾液腺炎。炎症进一步发展，上皮细胞脱落、坏死，有机物结合矿物质的能力增强，唾液中的晶体和胶体比例失调，阴性结石钙化而形成微小的阳性结石。多数微小的结石随唾液分泌到口腔而不发生临床上的下颌下腺结石病。只有当微小结石在导管内沉积并融合变大，阻塞了正常唾液的分泌产生临床症状，才最终形成下颌下腺结石。

7. 唾液瘀滞学说　在某些引起唾液分泌减少的唾液腺疾病，因唾液分泌量减少，流速降低，唾液瘀滞，有利于黏液栓子的形成和无机盐的沉积。在舍格伦综合征患者中，可以见到腺体内导管多发的粟粒样结石。有的腺体叶间导管管壁变形呈不规则状，或管壁向外突起形成憩室状，这种解剖结构的异常易于引起唾液潴留、瘀滞而形成结石。

8. 体质学说　6%～10% 的唾液腺结石病患者伴有其他器官结石病，如肾结石、胆囊结石等，所以有学者认为，下颌下腺结石是全身结石病的一种，是由全身体质状态异常引起的。

（二）下颌下腺结石的形态、结构和成分

下颌下腺结石多呈圆形或卵圆形，少数为多角形或不规则形的硬性团块，表面灰白或浅褐色，剖面为同心圆状层板样结构，有一个或多个核心，核心中央有时可见坏死的上皮细胞样和细菌样结构，有时可见异物。

下颌下腺结石由无机盐和有机质组成，所占比例各不相同，无机盐占唾液腺结石成分的 61%～86%，以磷酸钙和碳酸钙为主，亦含有羟基磷酸钙和氟磷酸钙等成分。下颌下腺结石亦被认为是一种不纯形式的磷酸钙，结石中心与外界常有钙、镁、碳酸根、氟和氢等离子置换。结石的基质为有机唾液蛋白，核心以有机物质为主，在结石形成过程中钙、磷、氧及少量氟元素以层状方式沉积，无机质的沉淀和有机物的附丽相互促进使结石扩大。如结石以过饱和磷酸盐沉淀析出为主，则结石呈泥沙样结构。目前测得唾液腺结石中含有微量的镁、铁、铜、锌和锰等元素。

通过酶的组织化学研究发现，在唾液腺结石表面的有机物中，脱落的上皮细胞和胶原纤维具有很强的酸性磷酸酶及乳酸脱氢酶活性，在结石其他有机物区域，可以检测到中度酸性磷酸酶及琥珀酸脱氢酶活性，有的区域可以检测到碱性磷酸酶及乳酸脱氢酶活性。这些结果提示，结石的形成和钙化过程不全是被动的沉积，也可以通过酶的活动而主动进行。

（三）唾液腺结石好发于下颌下腺的相关因素

一般认为下颌下腺之所以好发结石，是由其解剖结构特点与唾液的化学特性决定的：下颌下腺位于导管开口以下,唾液逆重力方向排泄;导管系统粗大、弯曲,异物易于进入导管;下颌下腺分泌的唾液黏稠,钙、磷等矿物质浓度高,电解质更易沉淀而发生结石。

（四）结石与腺体炎症

病理研究结果显示,下颌下腺微结石与腺体局灶性阻塞性唾液腺炎同时存在,随着微结石的增多而增大,腺体的正常防御机制破坏,分泌功能降低,细菌逆行感染,发生细菌性唾液腺炎。炎症的早期只表现为散在的淋巴细胞浸润,导管轻度扩张,随着炎症的进展,导管周围纤维增生,腺泡细胞变性,酶原颗粒减少或消失。当炎症进一步加重时,浆液性腺泡和黏液性腺泡相继破坏,代之以纤维组织和导管增生,腺体硬化。

（五）下颌下腺结石与腺体功能

下颌下腺正常功能的发挥有赖于正常的功能结构。炎症的早期对腺体功能影响较小。随着炎症的进展,导管周围纤维增生,腺泡细胞变性,酶原颗粒减少或消失,此时腺体功能不同程度降低。当炎症加重时,腺泡萎缩,腺体硬化,腺体功能降低明显,更严重时腺体功能完全丧失。腺体功能与腺体的炎症呈对应关系,功能状态可在一定程度上反映腺体的炎症破坏程度。

临床上,采用核素唾液腺功能显像来客观评价下颌下腺的功能,评价指标一般用摄取指数率（concentrate index ratio, CIR）、分泌指数率（secrete index ratio, SIR）和功能指数（function index, FI）。根据功能指标可初步判断腺体的炎症情况和破坏程度,以此选择下颌下腺结石或下颌下腺炎的治疗方案。

二、临床表现

（一）发病情况

下颌下腺结石病病例中无明显性别差别,男性可略多于女性,两侧均可发病,双侧同时发病者少见。可见于任何年龄,青壮年多见,年龄为 20～40 岁的病例近 50%,年龄大于 60 岁的患者较少,这可能与下颌下腺的增龄性变化有关。随着年龄增长,下颌下腺分泌液的黏稠度明显下降,唾液变得稀薄,因此结石的发生率有所下降。87% 患者下颌下腺结石为单发,多发的只占 13% 左右。结石位于腺体外导管者占 60%～70%,位于腺门或腺内导管者占 30%～40%。

（二）临床症状和体征

下颌下腺结石可以没有任何症状,有的患者只是有口底或舌根异物感而就诊。当结石阻塞导管时,则出现唾液分泌障碍和腺体继发感染等症状。结石的大小与出现症状早晚和轻重有一定关联,但有时虽然结石很小,如果嵌顿在导管开口或腺内小导管,也可以引起较重的阻塞症状。

下颌下腺的进食性肿胀是下颌下腺结石病典型的临床症状（图 9-0-1）。进食时,特别是进酸性食物时,患者自觉患侧下颌下腺肿胀、疼痛,即所谓进食综合征。少数患者疼痛剧烈,呈针刺样,向舌尖、舌根,或向下颌、颞部放射,称为涎绞痛。70% 以上的病例症状与进食有关。停止进食后下颌下区胀痛可以缓慢消退。早期病例,腺体肿胀可以自行消退,或经轻轻按摩后消退。阻塞严重的病例,腺体肿胀持续的时间较长,可达到数天,甚至不能完全消退。

口底舌下异味也是患者的常见症状,晨起时自觉口底有咸味液体,亦有患者述常有硬砂砾样物质从口底黏膜中排出。患者舌下肉阜的下颌下腺导管开口处黏膜充血水肿，挤压下颌下腺可见黏液脓性分泌物溢出。炎症较重的患者一侧口底黏膜红肿（图 9-0-2）。口底内外双合诊时，可在下颌下腺导管走行的部位触及硬性结节。病程较长的病例，也可触及增粗变硬的下颌下腺导管。

病程较长和腺体反复肿胀者，下颌下腺可以因逆行性感染发生下颌下腺慢性炎症。长期慢性炎症，下颌下腺体积增大、质地变硬，此时进食性肿胀症状变轻或只有下颌下腺炎的表现，腺体功能丧失，腺体发展成为慢性硬化性下颌下腺炎，即 Küttner 瘤。

当腺体炎症较重和机体抵抗力低下时，下颌下腺及导管系统可以发生急性炎症。当口底结石周围发生化脓性炎症，向口底间隙扩散，表现为舌下间隙感染。腺体发生急性炎症时，炎症可以突破腺体包膜向邻近间隙扩散，表现为下颌下间隙感染。有的病例一开始就表现为舌下或下颌下间隙急性炎症。临床上极少数病例在急性炎症期腺体内的脓液在结石周围组织破溃，自行引流的同时，结石从口内排出，症状和体征都得到缓解。

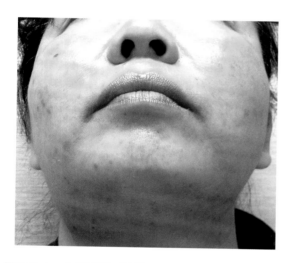

图 9-0-1　右侧下颌下腺结石，下颌下区肿胀（箭头示）

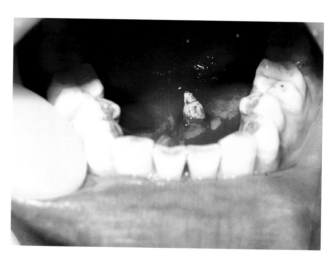

图 9-0-2　右侧下颌下腺导管口结石（箭头示）

三、诊断与鉴别诊断

（一）诊断

根据下颌下腺结石病的临床症状和体征，可以比较容易地得到初步诊断。反复发作的进食性下颌下腺肿胀是其典型的临床表现，多数病例可以通过双合诊触及结石，但确切诊断还需配合辅助检查。主要的辅助检查手段有：

1. B 超　B 超具有非介入性、无害和无痛的优点。对于最为常见的钙化程度较高的阳性结石，B 超显示为强回声，结石后方导管呈扩张状态。对于临床症状不明显，只表现为下颌下腺肿胀硬化的腺内导管结石，通过 B 超检查还可以与下颌下腺肿瘤进行鉴别。

2. X 线片　①下颌横断咬合片：适用于结石位于下颌第一磨牙前面，下颌下腺导管中前段的结石；②下颌下腺侧位片：适用于位于腺门和腺内的结石。为避免漏诊，临床上上述两个片位常同时使用（图 9-0-3）。

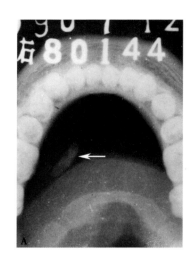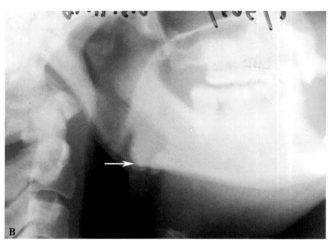

图 9-0-3 下颌下腺结石（箭头示）X 线片
A. 下颌横断咬合片 B. 下颌下腺侧位片

3. 下颌下腺造影 钙化程度较高，在 X 线片上可以显示的结石称为阳性结石。阳性结石不必行造影检查，因造影检查时，造影剂的逆行压力可将位于导管前部的结石推至导管后段或腺内导管，加重症状和增加治疗难度。下颌下腺导管内、钙化程度较低的结石或黏液栓子在 X 线片上不能显示，称为阴性结石。阴性结石需要通过下颌下腺造影检查来确诊（图 9-0-4）。

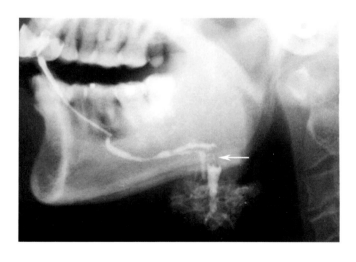

图 9-0-4 阴性结石（箭头示）在下颌下腺造影片的表现

4. CT CT 对于下颌下腺阳性结石的诊断率较高，特别是多发的下颌下腺结石，CT 检查更具优越性，通常可以采用锥形束 CT。

5. 唾液腺内镜 可在直视下检查下颌下腺导管主导管和一级分支导管内的结石，还可以同时检查导管壁的炎症情况，对于下颌下腺导管阴性结石更具有其他检查手段无法替代的优点。在诊断的同时，还可以对结石进行尝试取石，对导管系统进行冲洗等治疗。

（二）鉴别诊断

1. 下颌下淋巴结结核 时间比较长的淋巴结结核可以发生钙化，X线片上显示下颌下区钙化团块，易于与下颌下腺结石相混淆。下颌下淋巴结结核由结核菌感染引起，50% 的患者有肺结核病史或与结核病患者有密切接触史，下颌下肿块位于下颌下腺腺体外，比较表浅，临床上无进食性肿胀及疼痛症状。B超检查，下颌下区的强回声位于腺体外的淋巴结内。X线片上显示钙化团块呈多点状，且钙化无一定规律性，密度也较唾液腺结石低，不在下颌下腺导管走行的位置。CT显示，下颌下钙化团块位于下颌下腺外的下颌下淋巴结内，与下颌下腺结石易于鉴别。

2. 下颌下区血管瘤 下颌下区海绵状血管瘤因血栓钙化也可以在X线片上显示下颌下区钙化团块，有时会与下颌下腺结石混淆。血管瘤常于出生时发现，生长缓慢，临床上肿块质地软，有弹性，可以扪及肿块内硬性结节，体位实验阳性，穿刺可以抽出静脉血。B超检查，肿块为海绵状多囊性回声，并可以见到丰富的静脉血流，静脉石强回声位于囊性肿块内。X线片显示多枚钙化程度和大小不一的球状团块，形态规则。CT显示下颌下腺外肿瘤，肿瘤内多枚规则的钙化团块。

3. 舌下腺肿瘤 舌下腺肿瘤，特别是舌下腺恶性肿瘤，如腺样囊性癌，可以压迫或侵及下颌下腺导管引起下颌下腺分泌受阻，临床上与下颌下腺结石易于混淆。舌下腺恶性肿瘤以腺样囊性癌最为多见，早期侵犯舌神经，可以出现舌尖麻木、疼痛，侵犯舌下神经可以出现舌肌萎缩、舌运动受限。B超和X线片上检查不到下颌下腺结石。CT检查，口底区和下颌下腺无钙化团块外，能够发现舌下腺的肿瘤占位，易于与下颌下腺结石区别。

四、治疗

多数下颌下腺结石病均需手术治疗。手术治疗的目的是去除结石，解除阻塞，最大可能地保留下颌下腺这一功能性器官。

（一）保守治疗

下颌下腺结石位于导管开口处，可以采用手指按摩的方法对结石进行从后向前的按摩，较小的结石可以自行排出。位于腺体和腺门导管内细小的结石，临床阻塞症状和腺体炎症轻微，可以在预防炎症进一步加重的同时暂时进行催唾治疗，以期望结石排到口底导管部位，简化治疗。临床最常用的催唾方法是多进食酸性水果，经常咀嚼果味口香糖、口含维生素C片等。对于下颌下腺及邻近组织有急性炎症者，应首先进行积极的消炎治疗。全身状况不适合手术治疗的病例，也应暂时进行保守对症治疗。

（二）手术治疗

手术治疗包括下颌下腺导管结石摘除术和下颌下腺切除术。

1. 下颌下腺导管结石摘除术 适用于临床上在口底下颌下腺导管部位能够扪及结石，且位于下颌第二磨牙以前部位的下颌下腺导管单发结石。以往对于导管后部、腺门部的结石，多采用下颌下腺切除术。现在强调尽最大努力保留下颌下腺功能性器官，对于腺门部可扪及的较大结石也采取口内切开取石术（图9-0-5）。

手术应在口底及腺体急性炎症得到控制后，通过X线片或CT明确诊断并进行准确定位后进行。手术可在牙椅上进行，患者取坐位，头后仰，下颌拾平面与地面平行。采用舌神经阻滞麻醉。在结石后方用缝线从导管深方穿过，进行暂时性导管结扎，牵引结扎线利于术区显露，更是为了防止手术时结石向后滑行增加手术难度，甚至手术失败。小的结石也可以用弯曲的棉花钳或血管钳沿导管长轴方向对其进行固定。在结石稍前方切开表面黏膜，长短与结石大小相近，钝性分离黏膜，显露深方导管，在结石表面纵行切开导管，结石常可自行挤出，在松解导管后方结扎线或暂时固定的钳子前，用生理盐水冲洗创口，进一步清除可能残留的小结石颗粒。去除结石的暂时固定线和钳子后，远端导管会有大量的唾液和脓液涌出，此时不宜再进行导管冲洗，否则易于把可能残留的小结石颗粒逆行冲洗到腺体导管内。

如为腺门部结石，则应在切开口底黏膜后，先游离下颌下腺导管，到达腺门部结石所在位置，切开导管，取出结石。

较小的手术切口取石后无需特殊处理，待其自行愈合，一般不会引起导管狭窄。较大的切口可将导管切口缘与同侧口底黏膜缝合形成袋状开口，即形成新的下颌下腺导管开口。目前主张在取石后一期进行导管缝合术，即在导管内先内置乳胶管，导管切口缝合2针，再缝合口底黏膜。待其伤口愈合后拔出乳胶管，使在下颌下腺导管早期就恢复正常的开口位置，称为导管再通术，有利于下颌下腺功能的恢复。其理由是：下颌下腺分泌时需要一定的压力，一期行导管再通术，正常的导管长度有利于维持这种压力，有利于腺体维持正常的分泌功能和术后功能恢复。如导管开口于口底，导管长度缩短，减小了唾液分泌压力，反而不利于维持正常的腺体功能和术后功能恢复。另外，导管直接开口于口底，易于引起腺体的逆行性感染，加重腺体炎症，引起腺体纤维化。

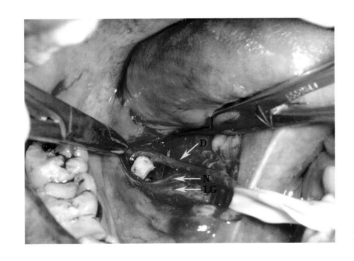

图 9-0-5　口内入路摘除下颌下腺导管结石
D. 下颌下腺导管　N. 舌神经　LG. 舌下腺

结石摘除术时，尽可能地避免舌下腺和舌下腺导管损伤，以防引起舌下腺囊肿。结石位于磨牙区时，手术中应注意舌神经的辨别和保护，避免舌神经，甚至舌动脉损伤。对于较小的粟粒状结石，不必苛求术中取出结石，行导管开放术即可，术后催唾治疗。

不伴腺体或口底严重感染的患者，取石后，解除了局部刺激和分泌阻塞，腺体导管系统炎症可以得到充分引流，术后一般无需抗菌素治疗。结石病史时间较长，腺体炎症较重的患者，可用抗生素预防感染，并用漱口剂漱口，保持口腔卫生。

口内切开取石术后,小部分患者仍然有导管不全阻塞的症状,或者在一段时间以后,再次出现导管结石。分析其原因是造成导管阻塞的病理过程没有得到阻断。一般情况下,结石发生的病理过程为:各种原因造成的下颌下腺分泌减少,唾液变得黏稠,进而形成黏液栓子,即阴性结石。在此基础上钙盐沉积,最终形成阳性结石。取石术只是把阳性结石去除,但是这个病理过程尚未阻断,因此出现相应症状以致复发。为此,术后应当采取有效措施阻断这个病理过程。一般情况下,可采用自身维护疗法(多喝水,按摩腺体,咀嚼无糖口香糖,淡盐水漱口)。阻塞症状明显者,可定期进行唾液腺内镜冲洗治疗。

2. 下颌下腺切除术 为了保存下颌下腺功能性器官,现在已较少采用下颌下腺切除术。下颌下腺切除术适用于结石位于腺体内或腺门部导管内,其他手段不能取出的结石病例,或腺体无功能、反复发生炎症的病例,具体手术方法见第十七章第一节。

(三)唾液腺内镜取石术

唾液腺内镜的应用为唾液腺结石病的诊断和治疗开辟了新的途径,现在应用越来越广泛。对于导管多发性结石、位于导管后段的结石和下颌下腺阴性结石均可以用唾液腺内镜取石,除可以保留腺体外,术中还可进行充分的导管系统冲洗,并保留导管的长度和解剖位置,有助于腺体功能恢复。唾液腺内镜技术是一种安全、有效、微创的介入方法,可以对下颌下腺结石和下颌下腺炎进行早期诊断和治疗,避免传统的开放性的外科手术所带来的损伤,具有较多优点,详见第八章。

(四)碎石术

德国学者 Kater 和 Iro 等根据碎石机粉碎泌尿系统结石的原理,设计了适合下颌下腺结石的碎石机,利用休克波(shock wave)粉碎下颌下腺后端导管结石,也可以采用唾液腺内镜结合激光技术进行导管内碎石。

(张福胤)

参考文献

1. 俞光岩,马大权. 唾液腺病学. 2 版. 北京:人民卫生出版社,2014.

2. 张福胤,俞光岩,马大权,等. 颌下腺结石 134 例临床病例分析. 现代口腔医学杂志,1995,9(4):214-216.

3. 张福胤,向彬. 颌下腺结石研究与治疗现状. 中国实用口腔科杂志,2008(3):144-146.

4. 王松灵. 涎腺非肿瘤疾病. 北京:科学技术文献出版社,2001.

5. 张福胤,俞光岩,马大权,等. 颌下腺结石症腺体功能与病理的关系. 中华口腔医学杂志,1996,31(6):330-332.

6. 张福胤,俞光岩,马大权. 颌下腺结石对腺体功能的影响. 北京医科大学学报,1995,27(4):267-269.

7. 张福胤,俞光岩,马大权. 核素动态显像评价正常颌下腺功能. 中华口腔医学杂志,1999,34(2):83-84.

8. 张福胤,俞光岩,马大权. 颌下腺结石取石术后腺体功能的恢复. 中华口腔医学杂志,1998,33(5):287-289.

9. NISHI M, MINURA T, MARUTANT K, et al. Evaluation of submandibular gland function by sialoscintigraphy following sialolithectomy. J Oral Maxillofac Surg, 1987, 45(7):567-571.

10. 张福胤,俞光岩,马大权. 慢性硬化性颌下腺炎(Küttner 瘤)——腺体功能研究. 现代口腔医学杂志,1996,(1):38-39, 42.

第十章

下颌下腺炎症

炎症是下颌下腺最常见的疾病之一,其中有的是下颌下腺局部病变,如下颌下腺结石引起的下颌下腺炎以及放射线外照射所致的唾液腺炎症;有的是系统性疾病累及下颌下腺的炎症性病变,如 IgG4 相关唾液腺炎。^{131}I 相关唾液腺炎则是唾液腺组织摄入用于治疗甲状腺癌的放射性药物 ^{131}I 而导致的放射性损害。在下颌下腺炎症性疾病中,有一些是传统的大家熟知的病变,有一些则是近些年才被认识或被重视的病变。下颌下腺结石病因其常见和处理上的特点,本书将其单独列为一章。Steven-Johnson 综合征的唾液腺病变虽然也可伴有炎症,但更适合将其放在第十一章中叙述。本章重点叙述 IgG4 相关下颌下腺炎、放射性下颌下腺损伤及炎症、^{131}I 相关唾液腺炎。

第一节　IgG4 相关下颌下腺炎

IgG4 相关唾液腺炎(IgG4-related sialadenitis,IgG4-RS)是近年才被认识的一类免疫介导的系统性炎性纤维化疾病,是 IgG4 相关疾病(IgG4-related disease)疾病谱中的重要组成部分。下颌下腺是 IgG4 相关唾液腺炎最常见的病变唾液腺,又称 IgG4 相关下颌下腺炎(IgG4-related sialadenitis of submandibular gland)。该病病因及发病机制尚未完全明确,可能与自身免疫调节机制异常有关。临床上表现为单个或多个唾液腺肿大,以往常误诊为肿瘤或慢性阻塞性炎症而行病变腺体切除,导致唾液腺功能性器官丧失。因此,认识 IgG4 相关唾液腺炎,了解该病的临床病理特点,对于该病的正确诊断及治疗策略的制订有重要意义。

一、认知历史与命名

IgG4 相关下颌下腺炎的历史应从 IgG4 相关疾病说起。尽管 IgG4 相关疾病的概念是近年来才提出的,但是对于该病的认知过程却多历年稔。1961 年,Sarles 等首先观察到一种伴有高丙种球蛋白血症的特殊类型的胰腺炎，但直到 1995 年，自身免疫性胰腺炎（autoimmune pancreatitis，AIP）的概念才由 Yoshida 等提出。1967 年，Comings 等首次报道了具有腹膜后纤维化、纵隔纤维化、硬化性胆管炎、Riedel 甲状腺炎和眶部炎性假瘤的多发性纤维硬化的病例。2001 年，日本学者 Hamano 等发现自身免疫性胰腺炎患者血清 IgG4 水平升高，划时代性地将 IgG4 与自身免疫性胰腺炎联系到一起。2003 年，Kamisawa 等基于胰腺及其他受累器官均出现纤维化及大量 IgG4 阳性浆细胞浸润这一表现，首次提出 IgG4 相关的自身免疫性胰腺炎是一种系统性硬化疾病。这也与 Comings 等提出的多发性纤维硬化的观点不谋而合。然而，在研究早期阶段，对于该病的命名极为混乱，除了最开始提出的多发性特发性纤维硬化（multifocal idiopathic fibrosclerosis）外，IgG4 相关系统性硬化病（IgG4-related systemic sclerosing disease）、系统性 IgG4 相关浆细胞综合征（systemic IgG4-related plasmacytic syndrome，SIPS）、IgG4 阳性多器官淋巴增生综合征（IgG4-positive multiorgan lymphoproliferative syndrome，IgG4-MOLPS）等均指这类疾病。直至 2011 年首届 IgG4 相关疾病国际研讨会上，日本学者提出的"IgG4 相关疾病（IgG4-related disease，IgG4-RD）"这一命名，得到国际同行的广泛认可。

反观 IgG4 相关的唾液腺病变，1892 年，Mikulicz 首先报道了一例双侧泪腺、腮腺、下颌下腺对称性肿大，病变组织中大量单个核细胞浸润的病例，后将此类病症称为 Mikulicz 病（Mikulicz disease）。然而，1933 年 Sjögren 提出舍格伦综合征（Sjögren syndrome）之后，有学者认为 Mikulicz 病与舍格伦综合征的病理表现十分相似，将其划分为舍格伦综合征的一个亚型。无独有偶，1896 年，Küttner 报道了一类下颌下腺肿瘤样肿大的病例，即 Küttner 瘤，其病理实质是下颌下腺慢性炎性纤维化而非肿瘤。然而，在人们逐渐认识到 IgG4 相关疾病之后，日本学者重新研究了 Mikulicz 病与 Küttner 瘤，认为 Mikulicz 病及部分 Küttner 瘤（不伴结石的病例）为 IgG4 相关疾病的一部分，其中，Mikulicz 病更是广泛用于 IgG4 相关唾液腺病变的描述中。然而，需要指出的是，Hirrison 教授在复习 Mikulicz 报告病例的病理切片后，认为该病例的诊断实为恶性淋巴瘤，而非后人误称的淋巴上皮病变。因此，日本学者将 Mikulicz 病和 Küttner 瘤视为 IgG4 相关唾液腺炎的同名词不妥当。早期临床诊断及研究论文中所涉及的所谓的"Mikulicz 病""Küttner 瘤"甚至"舍格伦综合征"等病例究竟是否为 IgG4 相关唾液腺炎已难一一考证，但不可否认其中部分可能是 IgG4 相关唾液腺炎。

目前已经明确的是，IgG4 相关疾病是可以出现多器官受累的系统性疾病，唾液腺是最常见受累器官之一，称为 IgG4 相关唾液腺炎（IgG4-related sialadenitis），根据具体受累唾液腺，也可称为 IgG4 相关下颌下腺炎或 IgG4 相关腮腺炎。

二、病因及发病机制

由于 IgG4 相关下颌下腺炎是 IgG4 相关疾病的一部分，其病因及发病机制的研究并不局限于下颌下腺，以下简要叙述 IgG4 相关疾病的病因及发病机制的研究现状。

目前尚未发现导致 IgG4 相关疾病的直接病因，但遗传、感染、自身免疫反应及过敏等因素均可能起到一定作用。全基因组关联分析表明，人类白细胞抗原（HLA）DRB1*04:05-DQB1*04:01、细胞毒性 T 淋巴细胞相关抗原 4（CTLA-4）、Fc 受体样分子 3（FCRL3）、线粒体钾通道（Kcna3）等基因的多态性可能与 IgG4

相关疾病的发生及复发相关。碳酸酐酶、乳铁蛋白、胰腺分泌的胰蛋白酶抑制剂、半乳糖凝集素 -3、层粘连蛋白 511 等可能是潜在的自身抗原,而幽门螺杆菌、大肠杆菌及分子模拟则可能是诱发自身免疫反应的直接原因。此外,由于部分患者血清 IgE 升高,嗜酸性细胞增多,并伴发哮喘等过敏症状,其发病也可能与过敏因素有关。

IgG4 相关疾病的发病机制尚不明确,但免疫失衡是 IgG4 相关疾病发生发展的关键环节,浆母细胞、滤泡辅助性 T 细胞(Tfh 细胞)、2 型辅助 T 细胞(Th2 细胞)、调节性 T 细胞(Treg 细胞)以及 CD4$^+$ 细胞毒性T 细胞均参与其中。IgG4 相关疾病患者外周血浆母细胞明显升高,也是产生过量 IgG4 的直接原因。Tfh细胞与促进病变组织生发中心的形成有关,并可能通过产生 IL-21 促进初始 B 细胞分化成熟。IgG4 相关疾病患者常伴发过敏性疾病,Th2 细胞可能在这一环节中起重要作用。此外,由于部分 Tfh 细胞亦可产生Th2 相关细胞因子(如 IL-4 等),促进 B 细胞分化及 IgG4 分子的类别转换,因此,Th2 细胞在 IgG4 相关疾病中的重要性可能不及 Tfh 细胞和浆母细胞。IgG4 相关疾病患者病变组织中,Treg 细胞明显升高。一方面,Treg 细胞可通过表达 CTLA-4 和分泌 IL-10,起到抑制过度免疫反应的作用;但另一方面,Treg 细胞也可分泌 TGF-β,促进纤维化的形成。CD4$^+$ 细胞毒性 T 细胞可在病变组织中克隆增殖,产生穿孔素等细胞毒性蛋白,分泌 TGF-β 促进纤维化,表达 SLAM7 调节 B 细胞增殖。

IgG4 相关疾病最具有特征性的表现是血清 IgG4 水平升高及组织中大量的 IgG4 阳性淋巴浆细胞浸润,但 IgG4 分子在该病中的真正作用尚不清楚。人免疫球蛋白 IgG 共有 4 个亚型,其中 IgG1 含量最高并具有较强免疫活性,而 IgG4 含量最低,其独特的结构导致其 Fab 段结合 C1q 和 Fcγ 受体的能力很弱,免疫效应功能较低,理论上不能有效激活补体经典途径。然而,研究表明,IgG4 相关疾病患者可出现不同程度的低补体血症,这可能是 IgG1 的直接作用,也可能是 IgG4 分子参与免疫复合物形成,进而介导补体系统的激活。因此,IgG4 分子究竟是为降低 IgG1 介导的免疫损伤作用而产生的保护性抗体,还是激活免疫反应的致病性抗体,目前尚无定论。

三、临床病理特点

(一)流行病学特征

由于对 IgG4 相关疾病的认知水平较低、诊断困难、临床症状多样等因素,该病的流行病学研究资料较少。在日本,IgG4 相关疾病的总体发病率为 0.28 ~ 1.08/10 万,其中约 50% 患者伴有 IgG4 相关唾液腺炎。我国尚无发病率相关数据,但该病已于 2018 年列入国家罕见病目录中。根据北京大学口腔医院的一项回顾性研究,1955—2012 年因下颌下腺肿大行下颌下腺切除,术后病理诊断为"慢性下颌下腺炎"或镜下描述有淋巴浆细胞浸润而非肿瘤的 1 034 例患者中,经 HE 切片复习,组织病理学表现符合 IgG4 相关下颌下腺炎,行免疫组织化学染色,IgG 和 IgG4 阳性,可诊断为 IgG4 相关下颌下腺炎的患者 89 例,占 8.5%。1975 年以前无 IgG4 相关下颌下腺炎患者,而 1975 年以后每 5 年 IgG4 相关下颌下腺炎患者比例呈逐渐上升趋势。

总体分析,IgG4 相关下颌下腺炎好发于亚裔人群,多见于中老年。尽管 IgG4 相关疾病总体好发于男性,但 IgG4 相关下颌下腺炎却没有明显的性别差异。

（二）临床表现

下颌下腺的持续性、无痛性肿大是 IgG4 相关下颌下腺炎（图 10-1-1）最为显著的特点。根据北京大学口腔医院的研究，76.9% 的患者出现双侧肿大，23.1% 的患者为单侧肿大。肿大腺体质地较硬，尤其是单个腺体肿大的患者，临床上易与肿瘤混淆。IgG4 相关下颌下腺炎常伴腮腺肿大，腮腺肿大发生率为 30%～70%，以双侧腮腺肿大为主。舌下腺及副腮腺肿大在其他疾病中较为罕见，但 IgG4 相关下颌下腺炎患者中，舌下腺及副腮腺肿大的发生率分别可达到 47.3% 和 19.8%，也是该病区别于其他疾病的重要特点。

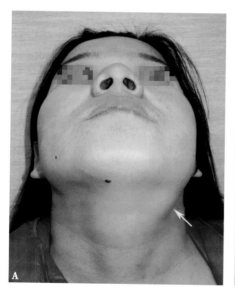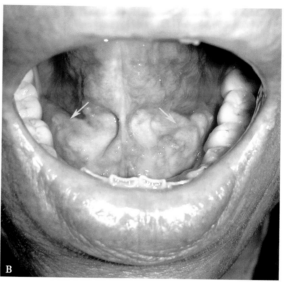

图 10-1-1　IgG4 相关下颌下腺炎患者腺体肿大（箭头示）
A. 单侧下颌下腺肿大　B. 双侧舌下腺肿大

IgG4 相关下颌下腺炎是一种系统性疾病，可能同时伴全身几乎任何器官的病变。在颌面部，泪腺肿大可见于 70% 以上患者，除泪腺外，眼外肌、眼眶神经等其他眼附属器也可出现病变（图 10-1-2），亦可见眶部炎性假瘤。约 75% 患者伴有鼻炎和鼻窦炎，表现为鼻塞、鼻腔干燥、嗅觉减退或消失，过敏性鼻炎亦常见（图 10-1-3）。部分病例有耳聋、耳鸣等耳部症状。71.4% 患者 CT 显示颈部淋巴结肿大（图 10-1-4）。除颌面部外，其他组织器官受累也较为常见，包括胰腺、肺部、胆道系统、泌尿系统、腹膜后组织等（表 10-1-1），不同脏器病变可同时发病，也可间隔数月至 10 余年发病。因此，IgG4 相关下颌下腺炎的诊治过程中应注意系统回顾及全身检查。

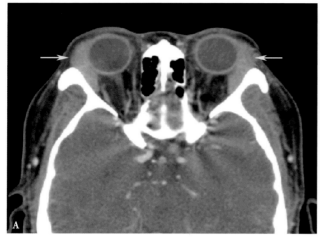

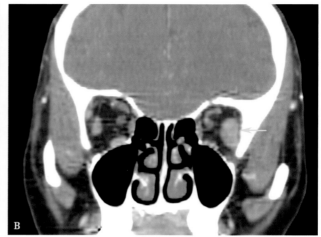

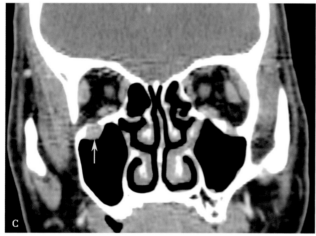

图 10-1-2　IgG4 相关下颌下腺炎的眼部病变（箭头示）
A. 泪腺肿大　B. 眼外肌增粗　C. 眶下神经增粗

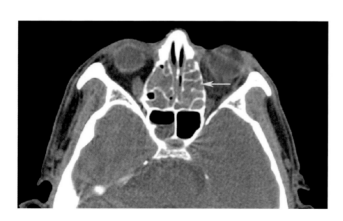

图 10-1-3　IgG4 相关下颌下腺炎，CT 显示鼻腔及鼻窦密度增高（箭头示）

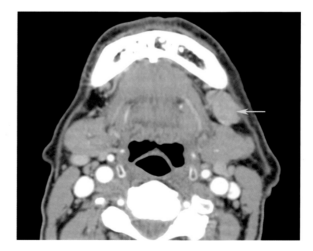

图 10-1-4　IgG4 相关下颌下腺炎伴淋巴结肿大（箭头示）

表 10-1-1　IgG4 相关下颌下腺炎颌面部以外部位伴发病变

病变组织器官	疾病名称
胰腺	Ⅰ型自身免疫性胰腺炎
眼	IgG4 相关眼病
硬脑 / 脊膜	IgG4 相关硬膜炎
垂体	IgG4 相关垂体炎
甲状腺	IgG4 相关甲状腺疾病（Riedel 甲状腺炎）
主动脉	IgG4 相关主动脉炎 / 主动脉周围炎
动脉	IgG4 相关动脉周围炎
纵隔	IgG4 相关纵隔炎
腹膜后腔	IgG4 相关腹膜后纤维化
肠系膜	IgG4 相关肠系膜炎
皮肤	IgG4 相关皮肤病
淋巴结	IgG4 相关淋巴结病
胆管	IgG4 相关硬化性胆管炎
胆囊	IgG4 相关胆囊炎
肝	IgG4 相关肝病
肺	IgG4 相关肺病
胸膜	IgG4 相关胸膜炎
心包	IgG4 相关心包炎
肾	IgG4 相关肾病（IgG4 相关肾小管间质性肾炎、IgG4 相关疾病的继发性膜性肾小球肾炎、IgG4 相关肾盂肾炎）
乳腺	IgG4 相关乳腺炎
前列腺	IgG4 相关前列腺炎

（三）实验室检查

血清 IgG4 水平升高作为 IgG4 相关下颌下腺炎的诊断标准之一，是该病最显著的特征。然而，该病的诊断不能仅依赖于这项指标的结果，有些处于早期阶段或病变范围局限的患者血清 IgG4 水平并不高，而血清 IgG4 水平升高亦不仅限于 IgG4 相关下颌下腺炎患者，也可见于嗜酸性淋巴肉芽肿、淋巴瘤、过敏性疾病和 Castleman 病等。血清 IgG4 水平在疗效监测中有较为重要的价值。研究发现，在 IgG4 相关下颌下腺炎患者治疗 3 个月时，血清 IgG4 含量明显降低，而在长期治疗过程中，其水平与 CT 测量的唾液腺体积变化具有相关性，能够早期、更加灵敏地反映唾液腺病变的变化。因此，在治疗过程中，血清 IgG4 水平是重要的监测指标。

75.8% 患者还伴有血清 IgE 水平升高，部分患者外周血嗜酸性粒细胞计数和嗜酸性粒细胞比例升高。结合患者具有过敏症状或过敏史，以及后面将会提及的组织病理学显示嗜酸性粒细胞浸润和免疫组织化学显示 IgE 阳性细胞浸润，符合 IgE 相关唾液腺疾病的范畴，故将其归为继发性 IgE 相关唾液腺炎。

　　患者 IgG 及 IgG2 的水平也可能有不同程度升高,亦可伴有高丙种球蛋白血症、低补体血症,各类自身抗体常为阴性,这一点有别于舍格伦综合征等其他自身免疫性疾病。

　　(四)影像学表现

　　影像学检查对于 IgG4 相关下颌下腺炎的诊断有重要的参考价值,可以明确唾液腺病变是否存在,并可协助鉴别诊断。

　　1. 超声检查　IgG4 相关下颌下腺炎的下颌下腺超声检查常可见腺体增大、边界清晰。其声像图的特点可表现为:①浅部不规则低回声带,腺体浅表部位为回声粗糙的低回声区域;②多发低回声灶,多发圆形低回声灶或小囊状低回声,呈蜂窝样,与舍格伦综合征的声像图表现相似;③全腺体回声不均匀,腺体声像粗糙、回声减低;④占位性病变样改变,腺体内回声降低区范围局限,似有界限(图 10-1-5)。此外,部分腺体声像图表现基本正常。彩色多普勒显示腺体内血管增多,血流丰富并可呈放射状分布。Asai 等研究发现,下颌下腺病变局限者主要累及腺体浅表部位,常伴有其他唾液腺、泪腺病变及局部淋巴结肿大。下颌下腺病变弥漫者为整体回声不均匀减低,并常伴有腹腔脏器病变。因此,下颌下腺不同声像图表现对 IgG4 相关下颌下腺炎的病变范围有一定的提示作用。患者经免疫调节治疗后,声像图上的异常表现可以减轻或者消失,血流分布减少。因此,声像图可以作为疗效观察的指标之一。

　　2. CT 检查　IgG4 相关下颌下腺炎 CT 平扫主要表现为下颌下腺明显肿大,密度均匀,增强 CT 多数患者为均匀强化,部分患者也可见不均匀强化(图 10-1-6A、B),需注意与肿瘤进行鉴别。相较于下颌下腺,患者腮腺病变更具有特征性:腮腺浅部病变较深部明显,常有副腮腺病变存在;增强 CT 见腺体斑点状密度增高,可见结节状病变,腮腺浅面的结节尤为明显,少数患者可表现为软组织肿块,与肿瘤相似(图 10-6C～F)。此外,患者颌面部 CT 检查常可见上颈部淋巴结肿大、泪腺肿大、鼻腔及鼻窦炎症等伴发病变。

　　利用影像学软件,以容积重建(volume rendering)技术对图像进行处理,可实现下颌下腺及腮腺体积的精确测量(图 10-1-7)。研究发现,IgG4 相关下颌下腺炎患者的下颌下腺和腮腺的体积均明显大于同年龄段同性别组正常下颌下腺和腮腺的体积,治疗后腺体体积明显缩小。采用该方法对腺体体积变化进行评估较临床检查更为灵敏、精确,重复性好。因此,下颌下腺和腮腺的 CT 容积可以作为诊断腺体肿大和疗效评估的客观依据。

　　3. MRI 检查　IgG4 相关下颌下腺炎在 MRI 上 T1WI 多呈均匀等或低信号,T2WI 为均匀低或等信号(与脑灰质比较),以短 T2 信号多见,T2WI 呈低信号被认为是该病较为特征性的改变。增强后多表现为不同程度的均匀强化,动态增强呈渐进性延迟强化。T2WI 低信号改变和渐进延迟强化可能与纤维化后细胞成分减少有关,因此在 MRI 上病灶信号改变主要由病变组织内浸润的淋巴浆细胞和纤维化成分之间的比例决定。如纤维化成分占优势,则 T2WI 上病灶呈低信号改变。若以淋巴浆细胞浸润为主,T2WI 可呈等甚至稍高信号。部分患者同时伴有病变腺体周围脂肪组织浸润及邻近筋膜增厚。

　　4. 下颌下腺造影检查　IgG4 相关下颌下腺炎行下颌下腺造影时,主要表现为以腺门为中心,其前后段主导管扩张,但形态较规则,无慢性阻塞性腮腺炎时的腊肠样改变(图 10-1-8)。

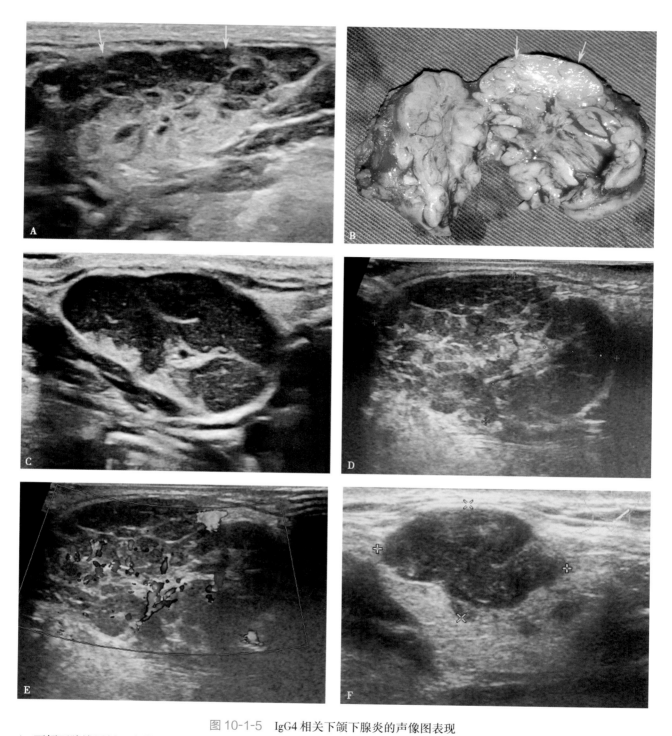

图 10-1-5 IgG4 相关下颌下腺炎的声像图表现

A. 下颌下腺浅层低回声带（箭头示） B. 大体标本显示下颌下腺浅部高度均质化（箭头示） C. 全腺体回声不均匀 D. 腺体内部呈蜂窝样多发性小囊状低回声 E. 病变腺体血流丰富 F. 腺体内占位性病变样改变

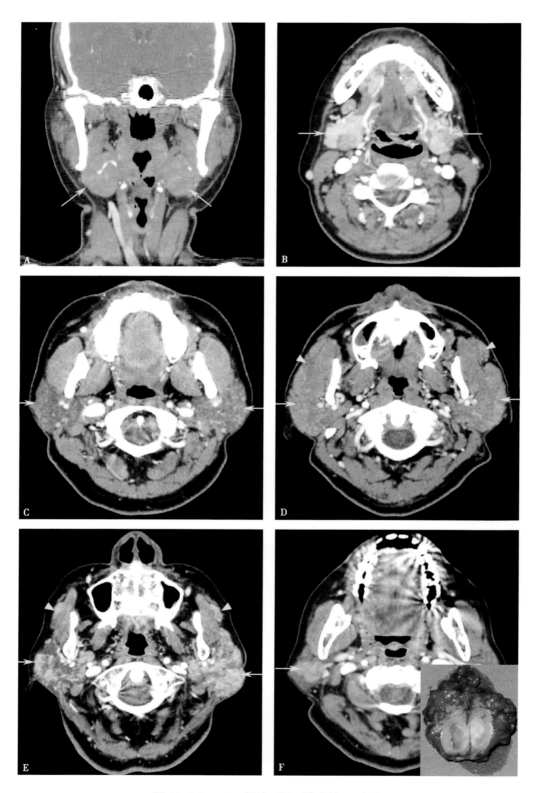

图 10-1-6　IgG4 相关下颌下腺炎的 CT 表现

A、B. 双侧下颌下腺体积增大（箭头示），增强 CT 均匀强化（A）或不均匀强化（B）　C～E. 伴发双侧腮腺肿大（箭头示）及副腮腺肿大（△示），增强 CT 可见浅表部位腺体斑点状密度增高（C）或结节样改变（D），亦可呈弥漫性病变（E）　F. 腮腺病变表现为软组织肿块影（箭头示）

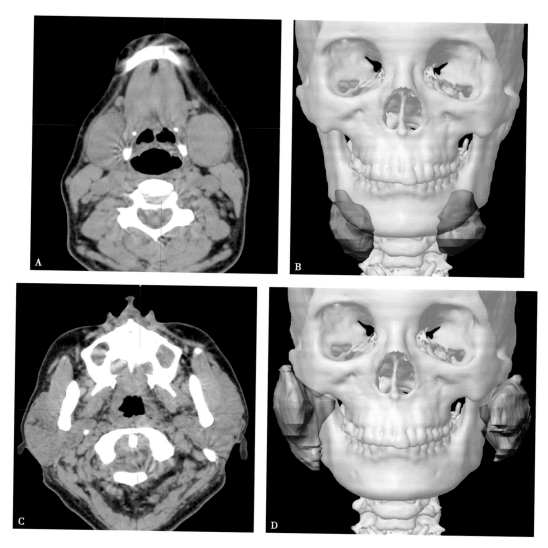

图 10-1-7 CT 容积重建精确测量下颌下腺及腮腺体积

A. 下颌下腺横断面观 B. 下颌下腺正面观 C. 腮腺横断面观 D. 腮腺正面观

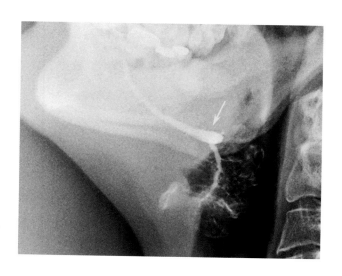

图 10-1-8 IgG4 相关下颌下腺炎造影表现,以腺门为中心的部分主导管扩张,较规则

5. PET PET是较为常用的全身评估的影像学检查方法,目前在恶性肿瘤检查方面应用较为广泛。有研究发现,IgG4相关下颌下腺炎患者病变脏器氟代脱氧葡萄糖(^{18}F-FDG)摄取明显升高,与传统影像学检查方法(CT、MRI、超声)相比,能够检出更多病变脏器,对疾病的全身评估有重要价值(图10-1-9)。病变经治疗后,原病变组织^{18}F-FDG摄取值明显下降,而复发时摄取值再次上升,因此PET同样可以用于疾病活动性的评估及疗效监测。然而,PET对于微小病变以及脑部、肾脏病变的检出有一定局限性。通过采用不同的显像剂(如^{11}碳-蛋氨酸)可能在一定程度上克服上述不足。

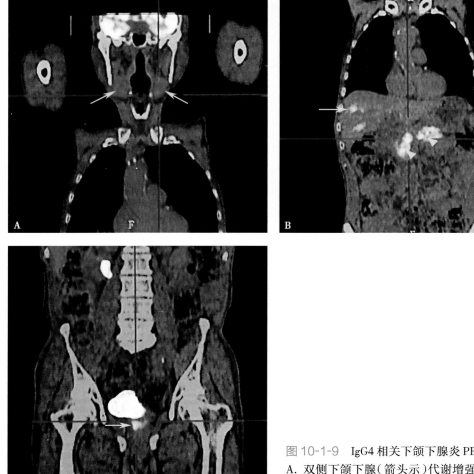

图10-1-9 IgG4相关下颌下腺炎PET表现
A. 双侧下颌下腺(箭头示)代谢增强 B. 胰腺(△示)、肝脏(箭头示)代谢增强 C. 前列腺(箭头示)代谢增强

(五)唾液腺功能检测

IgG4相关下颌下腺炎病变侵犯唾液腺,常引起唾液分泌功能降低。北京大学口腔医院的研究结果显示,38.5%患者有程度不等的口干症状,但口干程度多为轻度到中度。临床检查多数患者口腔黏膜湿润,口底唾液池浅或无,挤压腺体可见唾液分泌量不同程度降低,但多为清亮液体。全唾液流率检测结果显示,73.2%患者静息流率降低,26.9%患者刺激性流率降低,表明唾液流率降低以静止性流率为主。此外,

患者小唾液腺唾液流率也出现下降。^{99m}Tc 核素功能显像显示，患者下颌下腺及腮腺的分泌指数低于正常者分别占 71.4% 和 38.1%，表明下颌下腺功能降低较腮腺更为明显。

（六）组织病理学及免疫组织化学染色特点

组织病理学及免疫组织化学检查结果是 IgG4 相关下颌下腺炎诊断的金标准，故需常规行下颌下腺组织活检。

1. **下颌下腺活检手术要点** 活检可在局麻下进行。术中切开皮肤、皮下、颈阔肌，保护面神经下颌缘支，暴露腺体，观察腺体形态、腺叶结构存在与否以及腺体质地。若腺体呈均质化，于腺体表面切取约 0.8cm×0.8cm×0.5cm 组织；若腺叶结构尚存，则沿腺叶结构钝性分离，切取相同大小的腺体组织。切取组织后，腺体断面应予以缝合，起到止血、防止涎瘘的作用，下颌下腺包膜也应对位缝合（图 10-1-10）。

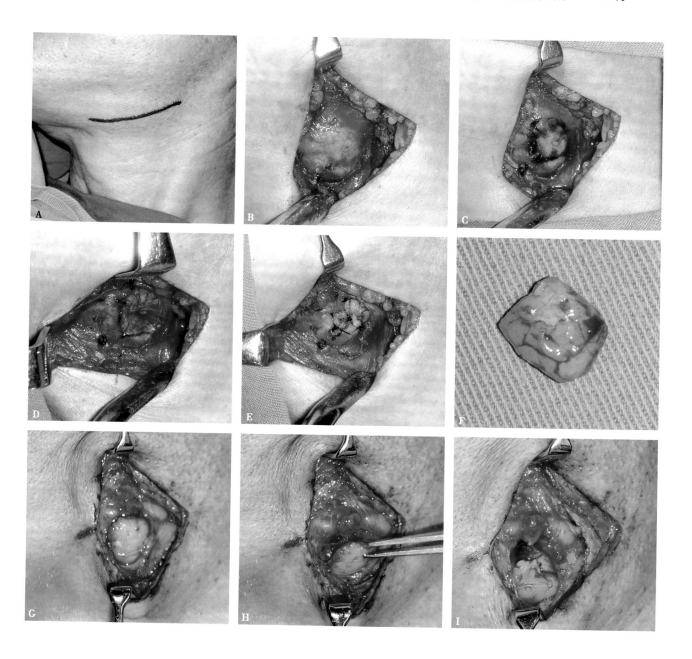

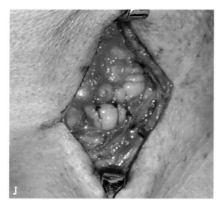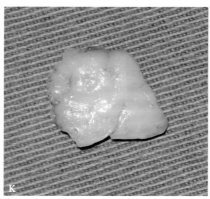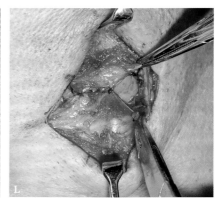

图 10-1-10　IgG4 相关下颌下腺炎活检手术要点

A. 切口设计　B～E. 腺体均质化时的活检方式：显露腺体（B），设计活检切取组织大小（C），切取部分腺体（D），缝合腺体断面（E）　F. 切取的均质化腺体标本　G～J. 腺叶结构存在时的活检方式：显露腺体，沿腺叶结构分离（G、H），切取腺体组织（I），缝合腺体断面（J）　K. 切取的腺体组织　L. 缝合腺体包膜

　　活检手术时，可观察到约 40% 的腺体腺叶结构存在，60% 的腺体组织呈均质化，腺叶结构不清。下颌下腺剖面显示，同一腺体的不同部位，病变程度可轻重不等，腺体浅面病变常较严重，纤维化程度明显，质地较硬，而腺体深面病变较轻，腺叶结构接近正常。因此，选择活检部位时，宜选择在下颌下腺的浅面进行，不仅活检手术便于操作，而且可以获得典型病变组织。

　　2. 组织病理学及免疫病理学表现　IgG4 相关下颌下腺炎组织病理学特征包括：腺体结构存在，腺泡萎缩；弥漫性淋巴浆细胞浸润，淋巴滤泡形成，可见地图样生发中心；常见导管周围胶原鞘及血栓性静脉炎；可见广泛性纤维化，呈编织状或席纹状。40% 的患者可见嗜酸性粒细胞浸润（图 10-1-11）。

　　参考 Seifert 提出的慢性唾液腺炎组织学分期标准，IgG4 相关下颌下腺炎根据组织学表现可分为三期。Ⅰ期：弥漫性淋巴细胞、浆细胞浸润，导管周围纤维化，淋巴滤泡形成，腺泡萎缩。Ⅱ期：淋巴细胞、浆细胞浸润更为明显，腺实质明显减少。Ⅲ期：腺体结构破坏，腺实质少，硬化明显，呈典型的"唾液腺硬化症"（图 10-1-12）。研究表明，随着分期增高，腺体纤维化程度加重，分泌功能明显下降，血清 IgG4 水平明显升高。因此，组织学分期较好地反映了病变的严重程度。同时也提示，IgG4 相关下颌下腺炎一旦确诊，原则上应早期给予治疗，以避免纤维化进一步加重，唾液腺功能进一步下降。

　　IgG4 相关下颌下腺炎免疫组织化学染色可见大量 IgG 和 IgG4 阳性的浆细胞浸润（图 10-1-13）。免疫组织化学的半定量分析可以作为 IgG4 相关下颌下腺炎诊断的重要参考，尤其是当纤维化不明显时，每高倍镜下 IgG4 阳性浆细胞计数 >40，IgG4 与 IgG 阳性细胞计数比不低于 40%，则高度提示 IgG4 相关下颌下腺炎的可能性。但值得注意的是，某些炎症性疾病或恶性肿瘤也会出现组织中 IgG4 阳性细胞数升高。因此，IgG4 相关下颌下腺炎的诊断应同时兼顾组织病理学特征与免疫组织化学检测结果。

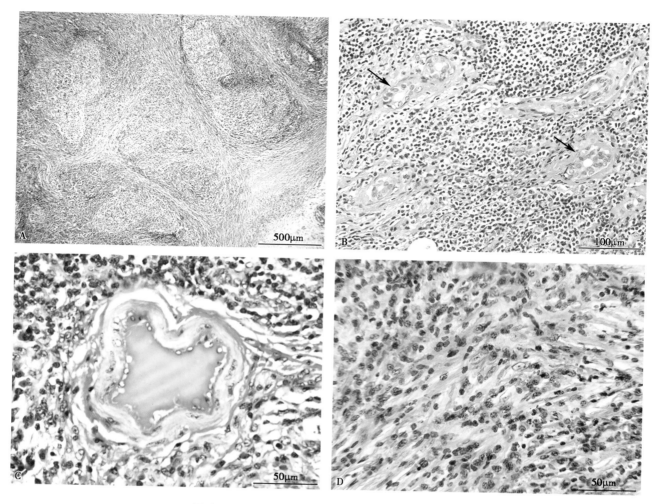

图 10-1-11　IgG4 相关下颌下腺炎组织病理学表现

A. IgG4 相关下颌下腺炎腺体结构存在，腺泡萎缩，弥漫性淋巴浆细胞浸润，地图样生发中心的淋巴滤泡形成，广泛的席纹状纤维化　B. 导管周围胶原鞘（箭头示）　C. 血栓性静脉炎　D. 嗜酸性粒细胞浸润

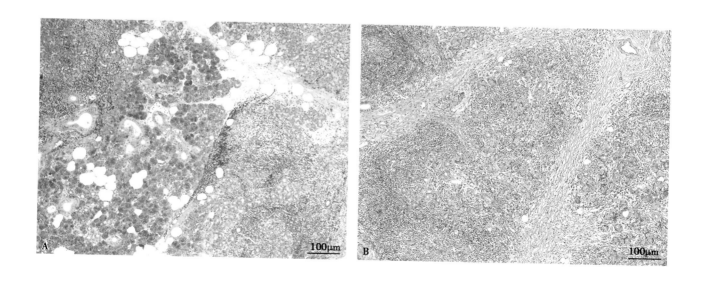

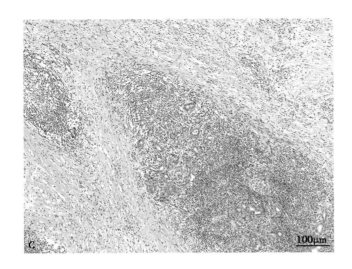

图 10-1-12 IgG4 相关下颌下腺炎组织病理学分期
A. Ⅰ期：弥漫性淋巴细胞、浆细胞浸润，导管周围纤维化，淋巴滤泡形成，腺泡萎缩　B. Ⅱ期：淋巴细胞、浆细胞浸润更为明显，腺实质明显减少　C. Ⅲ期：腺体结构破坏，腺实质少，硬化明显

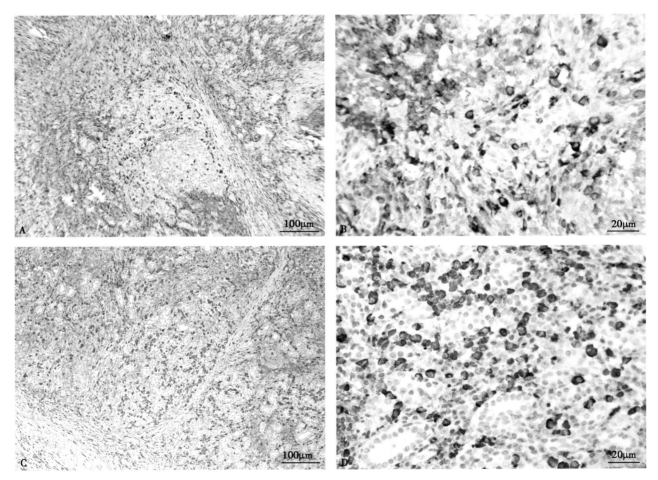

图 10-1-13　IgG4 相关下颌下腺炎免疫组织化学染色，大量 IgG 阳性的浆细胞（A、B）和 IgG4 阳性的浆细胞（C、D）广泛浸润

3. 其他活检方式及其局限性　唇腺活检是诊断舍格伦综合征的重要方法，主要特征为唇腺组织中淋巴细胞灶性浸润。然而，在 IgG4 相关下颌下腺炎中，研究发现，部分患者唇腺出现弥漫性淋巴及浆细胞浸润，IgG4/IgG 阳性细胞比可达 40%；部分患者淋巴及浆细胞呈灶性浸润，少量细胞呈 IgG4 阳性。另有部

分患者无明显淋巴及浆细胞浸润,IgG4 染色为阴性(图 10-1-14)。席纹状纤维化等 IgG4 相关下颌下腺炎的特征性组织病理学表现在唇腺组织中难以观察到。因此,IgG4 相关下颌下腺炎患者小唾液腺受累情况不一,病理表现不典型,不推荐作为 IgG4 相关下颌下腺炎的病理学检查的组织来源。

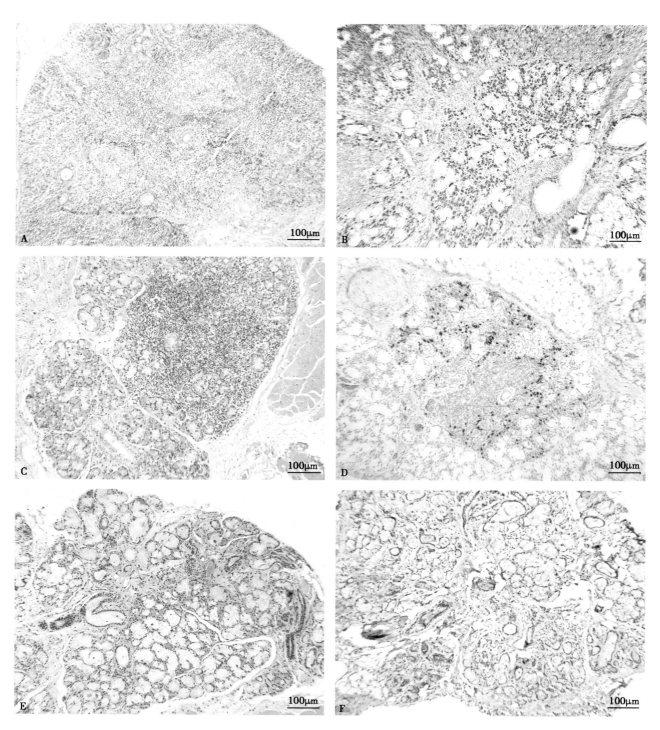

图 10-1-14　IgG4 相关下颌下腺炎唇腺 HE 及 IgG4 免疫组织化学染色
A、B. 弥漫性浸润　C、D. 灶性浸润　E、F. 无明显炎症浸润

穿刺活检也是临床上常用的组织学诊断方法。然而，由于 IgG4 相关下颌下腺炎在同一腺体内，病变程度可能并不均一，且穿刺活检所取组织量较少，无法直视下观察腺体变化，可能导致所取组织病变不典型，造成诊断困难。但是穿刺活检能否作为 IgG4 相关下颌下腺炎治疗过程中病情观察和疗效评估的检测手段，有待深入研究。

四、诊断与鉴别诊断

（一）诊断标准

1. 多个或单个唾液腺肿大超过 3 个月。

2. 血清 IgG4 浓度≥1 350mg/L（或参考检测单位给出的正常值范围）。

3. 组织病理和免疫病理学检查 ①显著的淋巴细胞、浆细胞浸润，席纹状纤维化，闭塞性静脉炎等特征；② IgG4 阳性浆细胞浸润，IgG4 阳性 /IgG 阳性细胞 >40%，且 IgG4 阳性浆细胞 >40 个 / 高倍视野。

4. 排除淋巴瘤、舍格伦综合征、结节病等疾病。

（二）鉴别诊断

多种疾病可以表现为单侧或双侧下颌下腺肿大，并可伴有淋巴及浆细胞和 / 或嗜酸性细胞浸润，IgG 和 IgG4 阳性细胞浸润，IgG、IgG4、IgE 血清学水平不同程度升高。然而，不同疾病的治疗原则及预后可能有明显区别。因此，鉴别诊断尤为重要。常见需要鉴别的疾病及其鉴别诊断要点为：

1. 舍格伦综合征 多见于中年女性。可有多个外分泌腺肿大，但以腮腺肿大最常见，下颌下腺肿大相对少见。口干症状常见且程度较为严重。常伴有类风湿性关节炎，而过敏性疾病及胰腺、胆道等部位病变罕见。血清学检测，IgG4 及 IgE 水平常无升高，而抗 SS-A、SS-B 抗体及其他自身抗体多为阳性。B 超声像图可见内部多发小囊状病变，但无腺体浅部低回声带。腮腺造影显示末梢导管点、球状扩张。CT 表现为腮腺全腺体密度不均匀，伴弥漫性的脂肪组织沉积，部分可见弥漫性点状钙化。组织学检查显示淋巴细胞浸润、腺体结构破坏，可见肌上皮岛，但无明显纤维组织增生。IgG4 免疫组织化学染色多为阴性。

2. 慢性阻塞性下颌下腺炎 多为单侧下颌下腺受累，少见双侧受累。常有导管阻塞症状或导管结石病史。血清学检测 IgG 及 IgG4 水平不高。影像学检查可能显示阳性结石或阴性结石，结石后段导管扩张。组织病理学特征为唾液腺导管扩张，导管上皮发生鳞状上皮化生，表面发生糜烂或溃疡形成，管腔内可见中性粒细胞聚集及微小脓肿形成；间质内仅有轻度淋巴细胞、浆细胞浸润，嗜酸性粒细胞不多见；小叶间带状纤维化，纤维化部位缺少细胞成分。免疫组织化学结果显示，病变组织内 IgG4 阳性的浆细胞数目及 IgG4 与 IgG 阳性浆细胞比例均达不到 IgG4 相关下颌下腺炎的诊断标准。

值得注意的是，近些年发现一组病例，多发性唾液腺，包括腮腺和下颌下腺反复肿胀；有进食相关阻塞症状，伴过敏症状或过敏史；挤压腺体可见导管口有黏液溢出，有时可见条状黏液栓子，涂片可见大量嗜酸性细胞。唾液腺造影表现为导管扩张及狭窄并存的腊肠样改变。血清学 IgE 水平及嗜酸性细胞计数及比例明显增大。组织学显示导管扩张，导管腔内见黏液及脱落的导管上皮细胞，导管上皮可见黏液细胞化生。导管周围大量嗜酸性粒细胞伴淋巴细胞浸润。免疫组织化学显示 IgE 阳性细胞浸润，也可见少量 IgG4 阳性细胞浸润。这些病例原来归为慢性阻塞性唾液腺炎，但我们的研究结果显示，其与传统的慢性阻塞性唾液腺炎在临床病理以及实验室检查方面具有明显的区别，应作为一类独立的疾病从慢性阻塞性唾液腺炎中分离出来，称为嗜酸性唾液腺导管炎或 IgE 相关唾液腺导管炎。其与 IgG4 相关唾液腺炎的区别在于：嗜酸性唾液腺导管炎常见于腮腺，下颌下腺相对少见；IgG4 血清学水平无明显升高；组织病理学未见地图样生发中心的淋巴滤泡、席纹状纤维化、血栓性静脉炎、导管周围胶原鞘等组织学特征；免疫组织化学 IgG4 阳性细胞少，而以 IgE 阳性细胞为主。

3. 嗜酸性淋巴肉芽肿　好发于亚裔男性，常累及腮腺、淋巴结及皮肤组织。病变局部皮肤有瘙痒感，皮肤粗糙增厚。患者常有过敏症状，外周血嗜酸性细胞明显增加，血清 IgE 水平明显升高。组织病理学检查可见密集的淋巴细胞浸润，形成较为规则的淋巴滤泡；局灶性嗜酸性细胞浸润，可见微脓肿形成。免疫组织化学染色显示大量 IgE 阳性细胞浸润，可见 IgG4 阳性细胞，但其数量明显少于 IgG4 相关下颌下腺炎（图 10-1-15）。

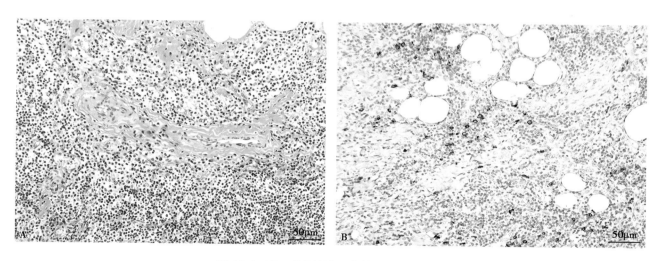

图 10-1-15　嗜酸性淋巴肉芽肿组织学检查
A. HE 染色　B. IgG4 免疫组织化学染色

4. 淋巴瘤　唾液腺淋巴瘤好发于腮腺，下颌下腺较为少见。多发生于单一的腺体，但也可能表现为双侧或多个唾液腺受累。特别是部分淋巴瘤患者血清 IgG4 水平升高，免疫组织化学染色亦可见 IgG4 阳性细胞（图 10-1-16），容易造成误诊。黏膜相关淋巴样组织淋巴瘤（mucosa-associated lymphoid tissue lymphoma，MALTL）是最常见的唾液腺淋巴瘤，部分患者为舍格伦综合征恶变而来。组织学特征是弥漫性的边缘区单克隆性 B 细胞增殖，无明显纤维化。B 细胞淋巴瘤，尤其是滤泡型淋巴瘤也应注意与 IgG4 相关下颌下腺炎鉴别。

5. 结节病　好发于 20～40 岁女性，可累及肺门纵隔淋巴结、外周淋巴结及肺、肝、脾、皮肤等组织器官，偶见唾液腺受累，其中以腮腺及副腮腺病变为主，下颌下腺病变较为罕见。临床上可表现为单个或多个唾液腺无痛性肿大，伴口干等症状，血清血管紧张素转化酶多升高，但 IgG4 水平正常。组织病理学表现为非干酪样类上皮细胞肉芽肿性病变，免疫组织化学染色 IgG4 阴性。

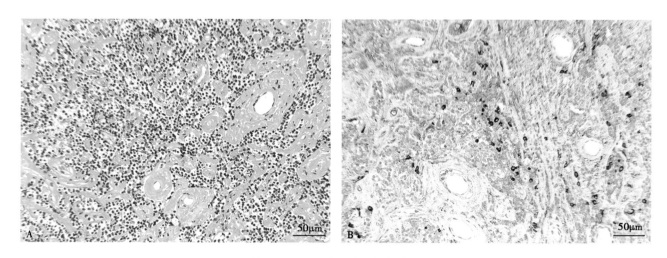

图 10-1-16　淋巴瘤组织学检查
A. HE 染色　B. IgG4 免疫组织化学染色

此外，一些罕见病，如唾液腺淀粉样变、Rosai-Dorfman 病等，临床表现可能与 IgG4 相关下颌下腺炎相似，主要通过组织病理和免疫病理学检查等进行鉴别。

五、治疗及预后

IgG4 相关下颌下腺炎常因误诊为肿瘤或慢性阻塞性下颌下腺炎而手术切除病变腺体。然而，外科手术并不能从根本上起到控制疾病的作用，同时会造成不可逆的功能性器官丧失。因此，在诊断明确的基础上，应采用系统性的免疫调节治疗。糖皮质激素是目前治疗 IgG4 相关下颌下腺炎的一线药物，多数患者治疗后明显缓解。IgG4 相关疾病国际专家组于 2015 年首次颁布了关于 IgG4 相关疾病诊治的国际专家共识，其中部分问题专家之间的认识一致性较低。目前尚无国际性的治疗指南，对于治疗时机及治疗方案的选择等方面存在不同意见。

（一）治疗时机的选择

有学者提出对于无症状、病变范围局限、无明显功能障碍的患者可采取严密观察的处理方式。然而，多项研究表明，疾病不予控制可能造成病变组织器官不可逆的功能损伤，在唾液腺则主要表现为唾液分泌功能降低。同时，由于 IgG4 相关下颌下腺炎伴发的其他唾液腺或内脏器官病变可能与下颌下腺病变同时或异时发生，不予系统性治疗可能会进一步出现其他部位病变。北京大学口腔医院随访了 1955—2012 年间单纯行下颌下腺切除的 IgG4 相关下颌下腺炎患者，发现近半数患者术后相继出现对侧下颌下腺、其他唾液腺或其他组织器官病变。同时，腺体切除导致的唾液分泌量降低也造成不同程度的口腔干燥等症状，导致患者的生存质量下降。因此，笔者认为，IgG4 相关下颌下腺炎一经确诊，就应根据病情予以恰当的系统性治疗，尤其是当出现多器官病变，或病变器官出现功能障碍时，更应尽早积极治疗。

（二）治疗药物的选择及用药方案

在无禁忌证的情况下，糖皮质激素是诱导缓解的一线药物。目前尚无标准的糖皮质激素用药方案，但多数学者推荐的糖皮质激素初始治疗方案为泼尼松 0.6～1mg/（kg·d），维持 2～4 周，症状稳定后温和减量。患者多在用药数周后出现明显缓解。也可采用先予足量静脉给药（本课题组采用甲泼尼龙 200mg，连续 3 天；40mg/d，连续 3 天，共 6 天），然后口服给药，治疗次日即可观察到肿大唾液腺明显缩小。绝大多数患者糖皮质激素治疗反应较好，治疗有效率在 80% 以上。然而，由于糖皮质激素减量或停用后，患者疾病复发风险较高，多数医师推荐使用低剂量糖皮质激素（泼尼松，2.5～5mg/d）维持数年，以达到更好的控制目的。

多项研究表明，虽然糖皮质激素在治疗初期对大部分患者有效，但在剂量递减期间或维持治疗阶段，疾病复发较为常见。因此，目前推荐维持治疗药物包括小剂量糖皮质激素或免疫抑制剂，或两者联合应用，以降低复发及长期使用糖皮质激素所致不良反应的风险。常用的免疫抑制剂包括硫唑嘌呤、吗替麦考酚酯、环磷酰胺等。Fei 等就环磷酰胺和吗替麦考酚酯分别与糖皮质激素联合使用治疗 IgG4 相关疾病进行了前瞻性非随机对照试验及随机对照试验，发现相比于单一糖皮质激素治疗，与上述两种免疫抑制剂联合应用均能明显降低复发风险。然而，不同免疫抑制剂对于治疗 IgG4 相关下颌下腺炎的长期有效性尚需通过大样本的前瞻性临床试验进行全面系统的评价。

对于治疗缓解后出现复发的患者，可再使用糖皮质激素进行治疗，并推荐联合使用免疫抑制剂。此外，使用抗 CD20 单克隆抗体利妥昔单抗进行 B 细胞清除，可有效治疗 IgG4 相关疾病。因此，对于部分传统治疗失败、反复复发或存在糖皮质激素治疗禁忌证的患者，可选择该药进行治疗。

（三）预后

IgG4 相关下颌下腺炎经免疫调节治疗，短期疗效良好，肿大腺体体积明显缩小，唾液腺功能改善，血清 IgG4 水平明显降低（图 10-1-17）。但长期预后尚需进一步研究。目前认为，较高的基础血清 IgG4 水平以及较多的受累器官数目是治疗复发的危险因素。Yamamoto 等回顾性分析了 122 例 IgG4 相关唾液腺炎使用糖皮质激素治疗的病例，仅 5.7% 患者停药后保持稳定；89 例复发，年复发率为 11.5%，其中 28.6% 出现其他脏器病变。我们课题组对 35 例进行免疫调节治疗的 IgG4 相关下颌下腺炎患者进行长期随访，发现规律用药治疗的患者 32.5% 在 55 个月内出现复发，年复发率相对较低，为 8.8%；而未遵医嘱规律用药治疗的 7 例患者全部出现复发。因此，规律药物治疗、定期复查监测，根据病情变化及复查结果适时调整药物剂量，是稳定病情、避免复发的重要因素。

IgG4 相关下颌下腺炎与恶性肿瘤的关系尚有不同意见。Yamamoto 等的研究结果显示，IgG4 相关唾液腺炎患者中恶性肿瘤的标准化发病率远远高于一般人群水平。然而，Hirano 等认为上述研究没有排除初诊时即患有恶性肿瘤的可能性，所以标准化发病率偏高，而 IgG4 相关疾病没有增加发生恶性肿瘤的风险。我们课题组近 200 例 IgG4 相关下颌下腺炎患者中，下颌下腺及其他病变唾液腺均未见由该病恶变为唾液腺恶性肿瘤的病例。尽管两者的相关性有待进一步研究，IgG4 相关下颌下腺炎好发人群为中老年，长期的免疫调节治疗对免疫系统可产生抑制作用，从而可能增加罹患恶性肿瘤的风险。因此，对于 IgG4 相关下颌下腺炎患者，在进行疾病治疗及监测的同时，宜对患者的肿瘤相关指标进行随访观察。

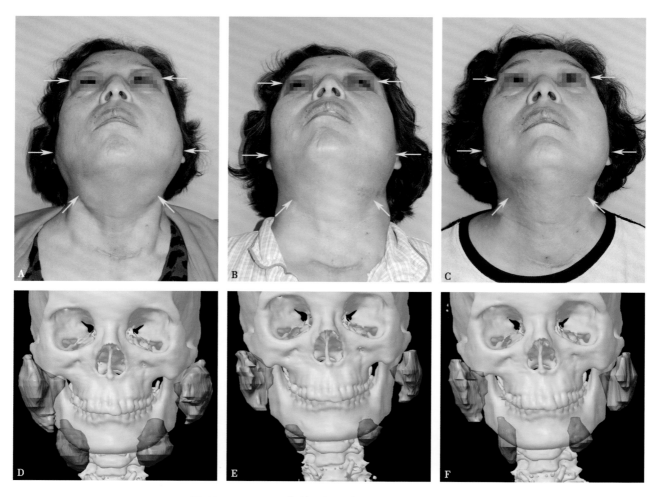

图 10-1-17　IgG4 相关下颌下腺炎免疫调节治疗效果

A、D. IgG4 相关下颌下腺炎患者治疗前双侧下颌下腺、腮腺、泪腺肿大　B、E. 经免疫调节治疗后短期腺体明显缩小
C、F. 长期规律用药疗效稳定

（洪　霞　俞光岩）

第二节　放射性下颌下腺损伤及炎症

放射治疗是头颈部恶性肿瘤常用的治疗方法之一，但是电离辐射可造成唾液腺损伤，并在此基础上继发唾液腺炎症，使其分泌功能下降。放射性唾液腺损伤是口干症的重要原因，也是放射治疗的主要并发症之一。本节以下颌下腺为重点，讨论放射性唾液腺损伤的发病机制、预防和治疗。

一、发病情况

据文献报道，全球每年有超过 5 万人接受头颈部以外照射方式的放射治疗。有研究证实，当照射剂量达到 15～20Gy 时，即可出现唾液分泌减少。当照射剂量超过 40Gy 时，即可造成不可逆的唾液分泌减少。当积累剂量达到 60Gy 时，可造成腺体萎缩及纤维化，此时，仅有极少量的唾液产生。美国的一项系统综述报告，在放疗期间口干发生率为 93%，放疗后 1 个月至 2 年以上的发生率为 73.6%～85.3%，严重程度多在 2 级以上（共 4 级）。我们课题组下颌下腺前转位预防放射性口干的前瞻性对照研究的结果显示，接受传统 50Gy 术后放射治疗的 14 例口腔癌患者，治疗后 3 个月至 3 年期间，100% 出现重度口干症状。放射性口干的发生率及严重程度与放射剂量及暴露于照射野的腺体体积相关，不同放疗方案对唾液腺功能的影响也不相同。采用传统二维放疗，如果放射剂量较大（60Gy 左右），则口干不可逆。三维适形放疗由于减少了对侧腺体的照射剂量，其 2 年以上的口干发生率及严重程度有减轻趋势。调强放疗较前二者对放射剂量和射线分布的把控更为精确，腮腺豁免的调强放疗可降低放射性唾液腺炎的发病率及严重程度，唾液流率随放疗后时间延长可逐步提高。然而，即使采用了腮腺豁免的调强放疗手段，放射性口干的发生仍不能完全避免。研究表明，存在一个造成唾液腺不可逆损伤的平均累积剂量阈值。在腮腺，该阈值为 26～30Gy；在下颌下腺，该阈值为 39Gy，下颌下腺较腮腺更耐受放射损伤。在静止状态下，下颌下腺分泌的唾液占全唾液流量的 60%～65%。所以，在头颈部恶性肿瘤放疗时，不但要重视腮腺组织的保护，更要重视对下颌下腺的保护。

二、发病机制

基于大鼠下颌下腺受 15Gy 剂量照射的实验研究，唾液腺放射损伤后的改变可分为 4 个阶段：Ⅰ期（0～10 天），水分泌在最初 3 天内下降 60%，无细胞损失，颗粒曲管中的分泌颗粒数量不受影响。Ⅱ期（10～60 天），腺泡细胞数量开始减少，颗粒曲管中的分泌颗粒减少。此二期为放射损伤的早期，其变化归因于细胞凋亡和细胞膜损伤。Ⅲ期（60～120 天），腺泡细胞数量、颗粒曲管中的分泌颗粒和唾液流率较前一期有所下降。Ⅳ期（120～240 天），腺泡细胞数量和唾液流率进一步减少，而颗粒曲管中分泌颗粒的减少趋于稳定。此二期为放射损伤的晚期，由于唾液腺干／祖细胞功能受损，衰老的腺泡细胞不能得到更新，所以放射损伤的效应难以逆转。此外，即使可观察到局限的腺泡细胞再生，由于放射线对腺体内的导管、血管及神经的破坏，这些新生腺泡也不具备正常的分泌功能。我们课题组观察了受 25Gy 大剂量照射的小型猪下颌下腺近、远期的变化，结果显示，照射后 1 个月时，下颌下腺静息流率和刺激性流率分别下降了 73.1% 和 63.2%；腺泡萎缩，导管腔扩张，间质纤维化，细胞凋亡，多种细胞内存在自噬现象，血管内皮损伤，神经节细胞胞体皱缩，神经轴突排列紊乱，内膜不完整（图 10-2-1，图 10-2-2）。腺泡细胞膜蛋白（如 AQP5 等）表达及分布改变，提示其分泌功能破坏。在照射后 7 个月时，静息和刺激性唾液流率分别下降 82.5% 和 90.7%，腺体重量减轻 78%，切面呈白色均质样改变。组织结构进一步破坏，腺泡细胞数量明显减少，大面积纤维化，将腺叶分割呈岛状，内含退变的导管样结构，血管密度降低，神经细胞空泡样变（图 10-2-1）。腺上皮细胞中与水分泌相关的蛋白 AQP5、Occludin 及 ZO1 等表达消失。同样，在受放射损伤的人下颌下腺中也观察到类似的组织结构破坏及分子改变。

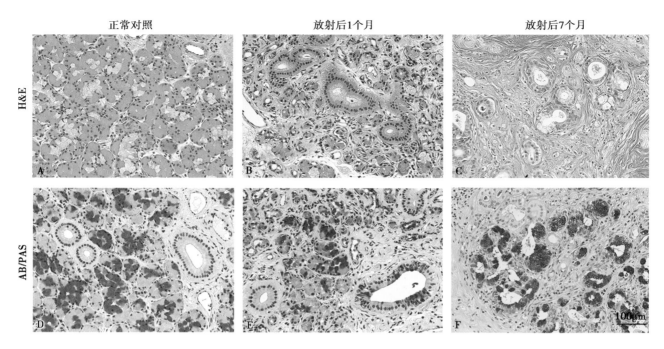

|正常对照|放射后1个月|放射后7个月|

图 10-2-1　小型猪下颌下腺放射损伤近、远期组织学变化（＊示导管）

A. 小型猪正常下颌下腺 HE 染色，其为混合性唾液腺，混合性腺泡中央为黏液细胞，周围是以浆液细胞组成的半月板，腺泡细胞饱满，内含分泌颗粒　B. 放射损伤后 1 个月腺泡萎缩，腺泡间隙增宽，导管腔扩张，间质纤维化　C. 放射损伤后 7 个月腺泡大量丧失，纤维化面积进一步增加　D. 小型猪正常下颌下腺 AB/PAS 染色，浆液细胞为紫红色，黏液细胞为蓝紫色　E. 放射损伤后 1 个月，浆液细胞损伤较黏液细胞损伤严重　F. 放射损伤后 7 个月，仅存少量黏液腺泡，导管上皮黏液化生，导管内黏液淤积

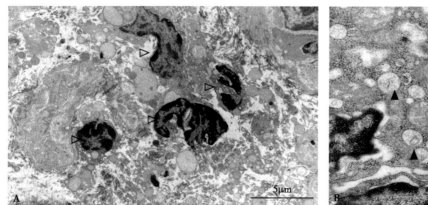

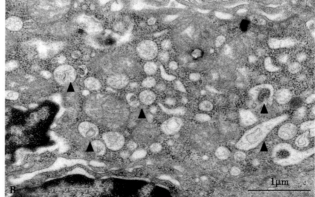

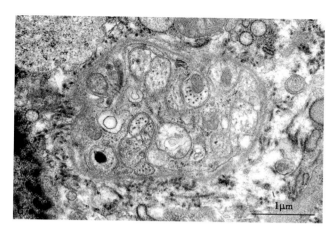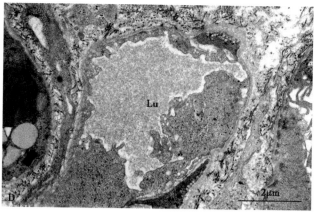

图 10-2-2 小型猪下颌下腺放射损伤 1 个月超微结构变化

A. 显示细胞凋亡,空箭头示凋亡细胞的细胞核 B. 显示腺泡细胞内的自噬现象,实心箭头示自噬体 C. 显示腺体间质内神经纤维的横断面,神经轴突排列紊乱、断裂、空泡样变 D. 显示小血管横断面,血管内膜皱褶卷曲、基膜增厚,Lu 示血管腔

三、临床表现

1. 急性放疗反应 急性放疗反应是从肿瘤患者接受放射治疗首日开始计算,在治疗后 3 个月内出现的放射反应,主要包括急性皮肤黏膜的放射损伤反应、口干、乏力、听力减退、急性上消化道反应以及急性骨髓抑制等。头颈部并发症表现为面颈部皮肤色素沉着、破溃,口腔及咽喉部黏膜水肿、发红,或出现溃疡、口腔干燥、腮腺肿胀感、食欲减退、味觉障碍及张口受限等。

2. 慢性放疗反应 放疗后 3 个月以上出现的放射反应为慢性放疗反应。慢性放疗反应包括口干、颌骨骨髓炎(颌骨坏死)、视力及听力下降、甲状腺功能减退症、脊髓及脑损伤、皮肤损伤、皮下组织纤维化等。其中,因唾液腺放射损伤引起的口干较为严重和持久,除了口腔干燥、咽喉疼痛、进食及吞咽困难、发音改变等症状外,常伴发猖獗龋、念珠菌性口炎等感染性疾病,长此以往引起营养摄入不足、体重减轻。另一项需要口腔颌面外科医师关注的并发症是放射性颌骨骨髓炎,其在头颈部恶性肿瘤放疗患者中的发生率为 5%~15%,常以慢性坏死和感染为主要特征。临床常表现为局部红肿、疼痛、吞咽困难、开口受限、咀嚼及语言障碍、面部软组织瘘管溢脓不愈、死骨暴露,甚至发生病理性骨折。这些并发症不但对患者躯体造成痛苦,还影响其社交能力和社会功能,给患者带来巨大的精神压力,降低其生存质量。

四、预防

由于大剂量放射所导致的唾液腺损伤不可逆转,其预防就显得格外重要。目前的预防手段包括改进放疗技术以保护唾液腺免受照射,放射治疗前行下颌下腺转位术以保存下颌下腺功能,放疗期间应用细胞保护剂、催唾剂等药物。

1. 放疗技术改进 调强放疗是三维放疗的一种,比起传统的三维适形放疗而言,它能够优化配置照射野内各线束的权重,使高剂量区剂量分布的形状在三维方向上与靶区的实际形状一致,使靶区周围的正常组织受高剂量辐射的体积显著减少。图像引导放疗技术在调强放疗的基础上增加了时间这一维度，通过影像设备实时监控和调整，可以补偿靶区因呼吸等运动引起的变化，使照射更为精准。此外，质子治疗因其有别于光子的物理性能，可以使剂量分布更为优化。这些精确放疗技术能够最大限度地减少对唾液腺的照射，从而保护腺体功能，减少放射性口干的发生。

2. 下颌下腺前转位术 下颌下腺前转位术的目的是在放疗以前将下颌下腺转移至照射区域以外，从而避免腺体受到放射线影响。具体方法为，选择临床上对侧颈淋巴结无转移的口腔后部、口咽及鼻咽癌患者，将对侧下颌下腺游离后，切断面动脉近心端，保留面动脉远心端使其逆向供血。随后将下颌舌骨肌切断以利于下颌下腺导管和下颌下神经节的重新摆放。面动脉远心端及面静脉作为血管蒂，将游离的下颌下腺前移至颏下间隙缝合固定。在腺体的后界及深面可留置小型钛夹标记以便放疗设计时确定腺体的边界。设计放射野时避开颏下区，移位的下颌下腺不受放射性照射。详见第十三章。

3. 药物预防 用于预防放射损伤的药物包括：①细胞保护剂，氨磷汀（amifostine）能够清除自由基，保护 DNA 等细胞亚结构免受放射损伤。由于正常细胞较肿瘤细胞有更高的碱性磷酸酶水平，所以正常细胞更易吸收氨磷汀的活性代谢物。尽管氨磷汀被美国临床肿瘤协会推荐用于预防放射性口干，其潜在的肿瘤保护效应和毒性仍是在用药时需要谨慎考虑的。②催唾剂：多项随机对照临床试验表明，围放疗期使用毛果芸香碱（pilocarpine）不能提高放射损伤后的唾液流率及患者的生活质量，所以该药不再作为常规预防性用药。③抑制细胞凋亡或促增殖制剂，包括胰岛素生长因子 1（insulin growth factor 1，IGF1）、角质细胞生长因子（keratinocyte growth factor，KGF）等。近年来研究发现，当唾液腺受损伤时，哺乳动物西罗莫司靶蛋白通路被激活。动物实验结果表明，该通路抑制剂西罗莫司能通过减少放射线对细胞 DNA 的损伤，保存细胞增殖潜能，从而保护受照射唾液腺的结构和功能，有望成为新一代放疗保护剂。

4. 口腔护理 由于放疗后唾液分泌显著减少，易引起牙体、牙周及口腔黏膜感染，在放疗前应常规行牙周洁治，对病灶牙进行处理，既预防感染，又减少放疗后拔牙等创伤刺激。可摘义齿应暂停使用以免造成黏膜损伤。放疗过程中及放疗后适当使用抗生素软膏或漱口水，及时应对早期感染。放疗后一旦发生牙源性感染，需要拔牙时应当谨慎，尽可能减少手术创伤，减少放射性颌骨骨髓炎的发生。

五、治疗

（一）现有治疗方法

目前临床上常用的治疗方法包括应用拟胆碱药、唾液替代剂、唾液刺激剂，针刺疗法，高压氧疗法等，但是尚没有一种明确有效的最佳选择。

1. 拟胆碱药 毛果芸香碱是非选择性胆碱能受体激动剂，是美国食品药品管理局唯一推荐的治疗放射性唾液腺功能低下的药品。研究表明，疗效最佳的用药剂量为每天 3 次，每次大于 2.5mg，连续使用 8 周。其副作用包括发汗、鼻炎、头痛、尿频、腹泻、消化不良、恶心、晕眩等，具有剂量依赖性。尽管大多数患者能够耐受这些副作用，但仍有一部分同时患有哮喘、急性虹膜炎、青光眼以及某些心血管疾病及肺病的患者需慎用该药。局部用药可减小副作用，如制成含片、糖果、口腔喷雾剂等剂型使用。西维美林（cevimeline）是 M3 受体特异性激动剂，与毛果芸香碱相比有更长的半衰期和作用时间，更少的心血管系统和呼吸系统副作用。氯贝胆碱（bethanechol chloride）与 M3 受体也有高亲和力，且能够抵抗胆碱酯酶的作用，所以药效持续更为持久。

2. 唾液替代剂　此类制剂通常为凝胶、漱口水、牙膏或口腔喷雾剂，成分中含有动物黏蛋白、羧甲基纤维素、黄原胶、乳过氧化物酶等。唾液替代剂只能提供短效的湿润口腔的作用，即使添加了酶或抗菌成分，也不能完全替代唾液对口腔的保护作用。客观上，唾液替代剂不能提高患者的唾液流率，但它的确能够缓解口干症状，改善日常生活质量。

3. 其他

（1）含片、酸味糖果、口香糖等唾液刺激物：通过机械和味觉刺激，促进残存腺体分泌，发挥短效作用。

（2）针刺疗法：是中医治疗唾液腺分泌功能低下的常用手段，只有当残存唾液腺组织尚有一定功能时才能见效。近年来，一种基于针刺理论的神经刺激器应用于临床，它利用高强低频的无创经皮神经电刺激（noninvasive transcutaneous electrical nerve stimulation，TENS）激活 A-δ 和 C 纤维。由医生给患者制作个体化的内含电极的电刺激装置，其形状类似于殆垫，戴入下颌牙列后，电极通过刺激舌神经引起下颌下腺分泌。

（3）高压氧治疗：能够改善因放射损伤导致的组织内低氧环境，促进新生血管形成，动员腺体内的干细胞，对放射性唾液腺损伤可能具有长效作用。

（二）治疗的研究进展

现有的针对放射性唾液腺功能低下的治疗方法存在各种缺陷，如不可耐受的副作用、疗效不持久、必须依赖尚有功能的残存腺体等，学者们正试图从全局上和根本上来创造能够行使正常功能的唾液腺。目前的研究热点集中于基因治疗、干细胞移植和生物工程等。

1. 基因治疗　基因治疗的设想最早始于 20 世纪 90 年代。1997 年美国国立卫生研究院首先报道将腺病毒介导的人类水通道基因 hAQP1 转导入受 21Gy 放射损伤后 4 个月的大鼠下颌下腺内，结果使大鼠的唾液流率恢复接近正常。之后，王松灵教授团队以小型猪为实验动物，展开了一系列通过基因转导手段治疗放射性腮腺损伤的转化研究，包括以腺病毒或腺相关病毒为载体，将水通道基因 AQP1 转导至腮腺导管，使导管取代腺泡获得水分泌功能；以腺病毒载体转导 Shh 基因，激活 Hedgehog 通路，通过减轻血管损伤、抗细胞衰老、保存副交感神经支配、激活自噬等途径缓解放射性腮腺损伤。常年与王松灵教授合作的 Brace Baum 教授是第一位将基因转导治疗投入临床试验的学者。2012 年，其团队将腺病毒介导的 hAQP1 基因通过导管逆性给药的方式转导至放射性唾液腺功能低下的患者腮腺内，结果可增加部分受试者的唾液流率、改善口干症状。目前该方法已完成 I 期和 II 期临床试验，对初始有效的患者而言，基因转导的疗效可持续数年，且无明显副作用。但是，基因转导治疗仍有瓶颈尚待突破，最主要的两个问题是病毒载体的安全性和转导效率。所以，人们也展开了非病毒介导的基因转导方式的研究，如利用 pH 反应性纳米微粒、聚乙二醇改性壳聚糖等材料递送基因，超声辅助的基因转导等。总之，基因转导是目前最接近于临床应用的治疗方法。

2. 干细胞治疗　干细胞治疗是另一项极具临床应用潜力的治疗方法，包括两类干细胞的应用。

（1）唾液腺来源的上皮干/祖细胞：设想在放疗前获取患者自体尚未受损的腺体组织，经体外培养、扩增、筛选后得到唾液腺干/祖细胞，待放疗结束回输至受损腺体内，促使其修复再生。临床前研究表明，人或小鼠唾液腺来源的干/祖细胞能够显著改善受损腺体的组织形态和分泌功能,并且干细胞治疗能够改善腺体组织的内稳态,这对修复效果的长期维持是至关重要的。对于干细胞标志物的问题,研究最多的是 c-Kit。一项研究表明,将少量(300~1 000 个)c-Kit⁺ 细胞在照射后 30 天时注射入受不可逆放射损伤剂量的小鼠下颌下腺内,在照射后 120 天时可显著改善唾液分泌。然而,近年来细胞谱系示踪技术的应用否定了 c-kit⁺ 细胞在正常成年动物唾液腺中具有维持细胞更替的作用。c-Kit⁺ 细胞作为一群异质性的细胞,其中真正起关键作用的分子标志尚需进一步明确。另一方面,对 K5⁺ 和 K14⁺ 细胞的干/祖细胞特性研究逐渐增多,它们是否能够成为治疗唾液腺放射损伤的潜在干细胞有待更多的研究。

（2）可用于治疗唾液腺放射损伤的干细胞是间充质干细胞,如脂肪来源间充质干细胞、骨髓间充质干细胞、牙髓干细胞等。这类干细胞可释放各种与增殖、生存相关的细胞因子,通过刺激残存的唾液腺干/祖细胞的增殖与分化、减轻炎症反应、改变免疫应答等过程,促进组织修复再生。2015 年,首个运用脂肪来源间充质干细胞治疗唾液腺放射损伤的 I/II 期临床试验在哥本哈根 Rigshospitalet 医院开展,其治疗效果及安全性有待该研究的最终报告。

3. 唾液腺生物工程　随着生物信息分析技术、类器官培养技术的发展,利用生物工程原理创造一个有分泌功能的唾液腺器官也有望成为现实。近期,日本学者 Takashi Tsuji 和 Kenji Mishima 团队取得重大突破,他们利用转录因子 Sox9 和 Foxc1 诱导小鼠胚胎干细胞来源的口腔上皮分化形成唾液腺始基,并进一步诱导发育形成唾液腺类器官,移植入摘除腮腺的小鼠活体内,使其与周围组织正确整合。研究结果显示,该诱导性唾液腺类器官除了具有腺上皮结构外,也有血管及神经的分布,具有刺激性分泌功能。这预示着将来可以利用人造唾液腺器官替代完全失用的受损唾液腺,从根本上解决放射性唾液腺损伤这一临床难题。

（张雪明　华　红）

第三节　¹³¹I 相关唾液腺炎

¹³¹I 相关唾液腺炎(¹³¹I radioiodine-induced sialadenitis)是甲状腺癌放射性碘治疗后的常见并发症。¹³¹I 是分化型甲状腺癌手术治疗后的主要辅助治疗方法,可以明显降低癌瘤的术后复发率,提高患者的生存率。¹³¹I 除了被甲状腺吸收,也可以被唾液腺吸收,碘离子对唾液腺组织造成放射性损伤,可以继发放射性唾液腺炎。因此,¹³¹I 相关唾液腺炎是放射性唾液腺炎的一种类型,因其具有特异性,故将其作为单独一节详细叙述。近些年来,甲状腺癌发病率逐年上升,¹³¹I 的应用越来越多,¹³¹I 相关唾液腺炎发病率也逐年升高。以前对 ¹³¹I 相关唾液腺炎的报道不多,认识不足,临床误诊误治较为常见。近些年来,其开始引起肿瘤学界和口腔医学界的重视。

一、发病情况

¹³¹I 相关唾液腺炎发病率约为应用 ¹³¹I 治疗患者的 26%～30%。有文献报道此发病率可高达 67%。

^{131}I 相关唾液腺炎的发生率与 ^{131}I 的累积剂量呈正相关。Chow 等报告，5GBq（135mCi）碘剂量可对近 10% 的患者产生影响，表现为唾液腺炎和味觉的改变。接受剂量为 170mCi（6.29GBq）时，约 28% 的患者会出现唾液腺功能损伤。200mCi（7.4GBq）时，30%～40% 患者可出现唾液腺相关症状。如剂量为 500mCi（18.5GBq），则 60%～80% 的患者可出现功能异常。当患者接受单次剂量为 6GBq，可能造成 30% 腺体功能损失。当累积剂量达 35GBq，可导致腺体功能完全丧失。Chao 等报告，接受 ^{131}I 治疗的患者，6 个月之后刺激性唾液流率以指数方式衰减。

^{131}I 相关唾液腺炎发病具有明显的性别差异。Lee 等报告 76 例 ^{131}I 相关唾液腺炎患者，男女比例为 1∶4.9。我们课题组累积 42 例患者，男女比例为 1∶7.4，女性明显多于男性。其原因在于，甲状腺癌多发于女性，2012 年国际癌症中心官方数据显示，全球男性甲状腺癌的年龄标准化发病率为 1.9/10 万，而女性甲状腺癌年龄标准化发病率为 6.1/10 万。应用 ^{131}I 的女性病例也多于男性，而且女性唾液腺中钠 - 碘共转运蛋白数量多于男性，因为雌激素可上调钠 - 碘共转运蛋白表达。

发病年龄与高分化甲状腺癌的发病年龄相似，可见于各年龄段，而以中年患者居多。Lee 等报告的 76 例患者中，平均年龄为 50.4 岁。我们研究的 42 例患者，年龄介于 12～59 岁，中位年龄为 45 岁。

二、发病机制

^{131}I 进入人体后，在唾液腺导管周围的毛细血管被导管上皮所吸收，并通过唾液腺的分泌液进入导管腔内转运至口腔中。据估计，大约 24% 所服用的 ^{131}I 最终会通过唾液排泄。唾液中的 ^{131}I 浓度可达血浆中的 20～100 倍。在吸收、转运 ^{131}I 的一系列过程中，唾液腺被暴露于放射性损伤的环境中。口服 ^{131}I 后，腮腺内的放射活性在 24h 达到高峰，此后迅速降低；下颌下腺内的放射活性维持数天；舌下腺内的放射活性常维持 7 天以上。

近期研究发现，^{131}I 治疗相关唾液腺炎的发病与钠 - 碘共转运蛋白相关。此转运蛋白可以累积 ^{131}I，^{131}I 释放的 β 射线使暴露于其中的细胞经历急性或慢性的炎症反应。此转运蛋白多位于导管上皮细胞，较少位于腺泡上皮。导管上皮累积的放射剂量可达平均腺体剂量的 3～4 倍。受累细胞发生炎症肿胀性改变，有的细胞脱落后形成黏液栓子，导致导管狭窄、分泌功能障碍。唾液腺组织中，腮腺最常受累，不仅因为其体积最大，吸收的 ^{131}I 量最多，而且腮腺多与无机盐的转运有关，亦与腺泡组织的性质相关，腮腺含浆液性腺泡较多，浆液性腺泡对放射线更敏感。而舌下腺和下颌下腺含较多的黏液性腺泡，后者可分泌黏蛋白，对细胞起保护作用。

^{131}I 损伤唾液腺血管内皮，增加血管的通透性，造成血浆蛋白和电解质渗透至周围间充质。同时，放射性损伤使腺体内导管过滤功能降低，导致腮腺分泌唾液的蛋白含量上升。由于导管的重吸收功能降低，唾液中的钠离子、氯离子等浓度上升，转运功能降低，唾液中磷酸盐浓度下降。与其他组织相比，腮腺可以积聚更多的 ^{131}I，因此腮腺的损伤可能更重。受到 ^{131}I 放射性损伤的腺体组织可以表现为细胞的空泡样变、血管阻塞、细胞溶解、导管扩张及结缔组织纤维变性等表现。有研究认为，^{131}I 治疗导致的唾液腺病变使与唾液分泌相关的受体受到损伤，相应的信号通路改变，使位于细胞膜上的信号分子功能受损，从而进一步影响腺体的分泌功能。

三、临床表现

唾液腺肿痛和口干是 [131]I 相关唾液腺炎的主要症状。病变多累及腮腺，Lee 等报告的 60 例患者中 28 例（46.7%）累及腮腺，16 例（26.7%）累及下颌下腺，16 例（26.7%）同时累及下颌下腺和腮腺。累及腮腺时，常表现为双侧同时受累。Alexander 等观察分析 203 例经 [131]I 治疗的甲状腺癌患者，67 例（33%）出现 [131]I 治疗相关唾液腺炎，其中 54 例（80.6%）累及腮腺，双侧者 40 例，单侧者 14 例。本课题组的 42 例患者中，双侧腮腺区肿胀 32 例，单侧腮腺区肿胀 8 例，单侧下颌下腺区肿胀 1 例，双侧腮腺区及双侧下颌下腺区均肿胀者 1 例。

[131]I 治疗后出现 [131]I 相关唾液腺炎症状的时间长短不等。Lee 等报告，28.9% 的患者在治疗后 48h 内出现症状；36.8% 的患者在治疗后 6 个月内出现症状；21.1% 的患者在治疗后 6~12 个月才出现症状。急性期主要表现为唾液腺肿痛，原因是急性炎症导致导管周围压力增大、导管变窄，唾液潴留，引起相应症状。大部分患者可在 2h 至 3 天自愈，症状完全消失。如果 [131]I 相关唾液腺炎急性炎症不能缓解，将转变为慢性炎症。受累腺体腺实质受损，出现唾液腺分泌功能下降，唾液流率降低，出现口干。[131]I 相关唾液腺炎核素功能显像结果显示，约半数患者最大分泌量下降，随着放射性剂量的增加，受累症状加重，腮腺症状更为明显。超过 40% 的患者摄取率下降。口干的伴随症状也会出现，如口腔黏膜烧灼感、吞咽困难、味觉减退、黏膜溃疡、念珠菌感染及龋患率增加，这些症状均会严重影响患者的生活质量。

临床检查可见腮腺肿大，呈弥漫性，部分患者可有轻压痛，无肿块。面神经功能正常。挤压腮腺，其导管口分泌量少，唾液变黏稠。少数患者可见导管口闭锁，无唾液分泌，腺体也萎缩。重症患者口腔黏膜干燥，唾液流率明显降低。我们研究的 42 例患者中，腮腺肿大 11 例，其中双侧腮腺肿大者 6 例。腮腺导管口唾液分泌未见异常 11 例，分泌量减少 25 例，无明显唾液分泌 6 例。口底唾液池均存在。

四、影像学检查

1. 腮腺造影　　[131]I 相关唾液腺炎的病变主要在腮腺导管系统，腮腺造影可以较好地显示导管系统的病变，具有较高的诊断价值。病变较轻者表现为主导管粗细不均（图 10-3-1）；较重者可见一处或多处，甚至广泛重度狭窄，部分导管因闭塞而不显影（图 10-3-2，图 10-3-3）。

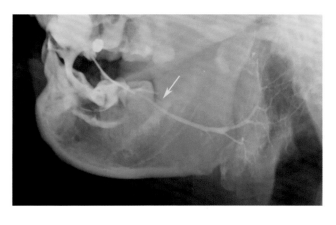

图 10-3-1　腮腺造影显示主导管粗细不均（箭头示）

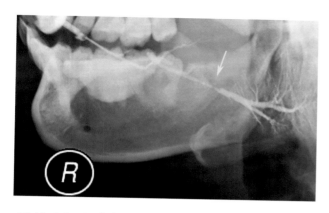

图 10-3-2 腮腺造影显示一处主导管重度狭窄（箭头示）

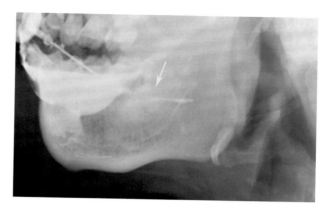

图 10-3-3 腮腺造影显示主导管多处重度狭窄（箭头示），腺内导管闭塞，不显影

2. B 超 唾液腺位置表浅，与周围组织界限清楚，有相对典型的回声特性。急性阶段一般表现为腺体体积增大、低回声以及腺体充血等。慢性期腺体实质发生纤维性变，体积反而缩小以至严重萎缩。腺体内部回声粗糙或降低，边缘不光滑呈分叶状。Kim 等报告，累及腮腺的 94 例患者中，93 例（98.9%）显示回声粗糙，81 例（86.2%）回声减低，73 例（77.7%）腺体边缘呈分叶状，92 例（97.9%）腺体缩小。

3. CT CT 显示双侧或单侧腮腺萎缩，体积明显缩小（图 10-3-4）。如采用 CT 体积重建技术可以测定腮腺体积，定量确定萎缩的程度。

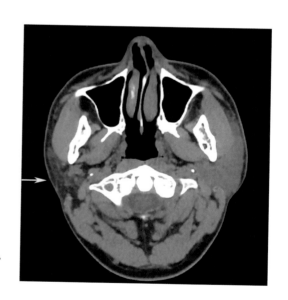

图 10-3-4 CT 显示右侧腮腺体积明显缩小（箭头示）

4. ^{99m}Tc 核素功能显像 核素显像可以反映唾液腺的功能，^{131}I 相关唾液腺炎病变的早期阶段常表现为分泌功能降低，晚期阶段同时伴有摄取功能异常。腺体发生萎缩者腺体不显影（图 10-3-5）。

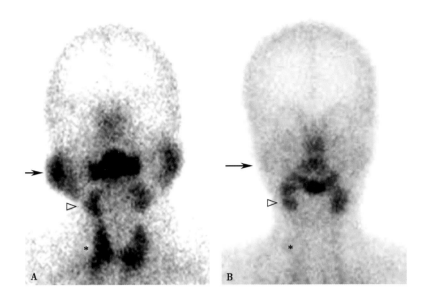

图 10-3-5 ^{131}I 治疗前后双侧腮腺及下颌下腺 ^{99m}Tc 显像

A. 双侧腮腺（箭头示）、双侧下颌下腺（三角形示）及双侧甲状腺（*示）正常显像

B. ^{131}I 治疗后 15 个月，双侧腮腺（箭头示）及双侧甲状腺（*示）基本无核素摄取功能，双侧下颌下腺（三角形示）显像尚可

五、唾液腺内镜表现

唾液腺内镜可以直接观察到唾液腺导管内形态的变化，主要表现有：主导管狭窄，管壁炎性充血或苍白，部分病例导管闭锁不能通过。导管内见絮状物、黏液栓或息肉状增生物。本课题组的 33 例患者 65 侧病变腮腺中，内镜下见主导管轻度狭窄、管壁炎性充血者 8 侧；导管一处重度狭窄 23 侧；导管全程重度狭窄，管壁苍白 22 侧；主导管中后段闭锁 12 侧；导管内絮状物或黏液栓 13 侧，息肉状增生物 3 侧（图 10-3-6）。

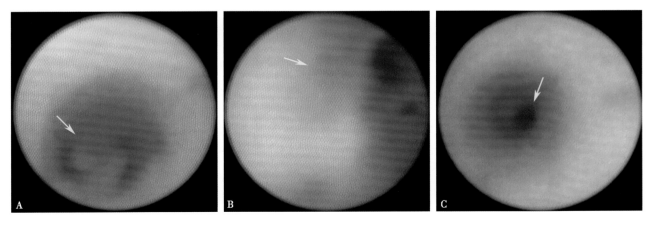

图 10-3-6 唾液腺内镜显示导管壁慢性炎症（箭头示）

A. 息肉 B. 充血 C. 狭窄

六、诊断与炎症分级

¹³¹I 相关唾液腺炎诊断的基本标准：①有分化型甲状腺癌接受 ¹³¹I 靶向治疗史；② ¹³¹I 靶向治疗前无慢性阻塞性唾液腺炎病史；③ ¹³¹I 靶向治疗后出现唾液腺区肿痛症状；④影像学检查及唾液腺内镜检查显示上述特点，并可排除唾液腺结石及占位性病变。

根据腮腺造影和内镜下的表现，将 ¹³¹I 相关唾液腺炎的炎症程度分为 3 级：①轻度炎症，主导管轻度粗细不均，排空正常或稍迟缓；导管存在轻度狭窄，但可通过 0.90mm 内镜。②中度炎症，主导管存在一处重度狭窄，排空明显迟缓；0.90mm 内镜头不能直接通过，需经机械扩张后方能通过。③重度炎症，主导管存在 2 处或 2 处以上重度狭窄或全段狭窄，甚至闭塞，内镜不能完全扩张。我们课题组经腮腺造影和唾液腺内镜检查的 65 侧腮腺中，轻度炎症 8 侧，中度炎症 23 侧，重度炎症 34 侧，以中重度炎症为主。

七、鉴别诊断

¹³¹I 相关唾液腺炎和慢性阻塞性腮腺炎都是以导管系统病变为主的唾液腺炎症性病变，故在临床症状和影像学表现上可有诸多共同点，诸如腮腺反复肿胀、唾液分泌减少，腮腺造影显示导管扩张与狭窄等，两者易于混淆。然而，两种疾病的病因不同，诊治原则亦有所不同，需要明确其鉴别诊断要点，以利于采取恰当的治疗措施。

从发病情况分析，两种疾病均以女性多见，但 ¹³¹I 相关唾液腺炎女性患者更为常见，本课题组女性患者为男性患者的 7.4 倍，远远大于慢性阻塞性腮腺炎的女性比例（2.1 倍）。¹³¹I 相关唾液腺炎的发病年龄较慢性阻塞性唾液腺炎更年轻，本组 ¹³¹I 相关唾液腺炎患者的中位年龄较慢性阻塞性唾液腺炎患者年轻 5 岁。

从临床表现分析，¹³¹I 相关唾液腺炎与慢性阻塞性腮腺炎相比，病程更短。¹³¹I 相关唾液腺炎患者发病以天或者月来计，而且常常有一个明确的急性发病过程。慢性阻塞性唾液腺炎病程较长，往往以月或年来计，而且发病时间常常不明确。因此，病程长短是 ¹³¹I 相关唾液腺炎与慢性阻塞性腮腺炎的鉴别诊断要点之一。当然，两者进行鉴别最为重要的是病史，¹³¹I 相关唾液腺炎有明确的甲状腺癌和 ¹³¹I 治疗史。

¹³¹I 相关唾液腺炎和慢性阻塞性腮腺炎均可发生双侧病变，但 ¹³¹I 相关唾液腺炎双侧腮腺病变更为多见，因为腮腺组织摄取血液中的碘离子，两侧腮腺具有对称性，表明 ¹³¹I 相关唾液腺炎的病因是系统性因素，而非局部因素所致。

从腮腺造影和唾液腺内镜表现分析，¹³¹I 相关唾液腺炎与慢性阻塞性腮腺炎有很多相似之处，但仔细观察，仍有一些区别。腮腺造影片上，¹³¹I 相关唾液腺炎显示导管狭窄较多，扩张较少；而慢性阻塞性腮腺炎常可表现为导管扩张。¹³¹I 相关唾液腺炎唾液腺内镜的表现常见主导管重度狭窄甚至闭锁，扩张治疗效果较差。结合临床上 ¹³¹I 相关唾液腺炎患者口干发生率更高，挤压腮腺后导管口唾液分泌更少，表明 ¹³¹I 相关唾液腺炎时腮腺分泌功能的损害较慢性阻塞性腮腺炎更为严重。

八、治疗

目前 ^{131}I 相关唾液腺炎的治疗主要是对症治疗,目的是解除导管阻塞和促进唾液分泌,以缓解症状。

(一)急性炎症期的治疗

^{131}I 相关唾液腺炎因唾液腺功能障碍,唾液流率降低,唾液潴留,变黏稠并形成黏液栓子,阻塞导管,出现受累腺体急性肿痛。应适当应用抗生素。通过按摩腺体有助于唾液流动及黏液栓子自行排出,有利于临床症状的缓解,患者可在数小时至数天内自愈,症状完全消失。

(二)慢性炎症期的治疗

^{131}I 相关唾液腺炎慢性期的临床症状主要因导管阻塞所致,故其原则是解除导管阻塞和促进唾液分泌。

1. 自身维护疗法　和其他唾液腺慢性炎症性病变一样,自身维护疗法是 ^{131}I 相关唾液腺炎的基本治疗方法,包括按摩腮腺,促进贮存于腺体内的唾液排空;大量喝水,增加体内水分和唾液量;咀嚼无糖口香糖,通过咀嚼运动增加唾液分泌;淡盐水漱口,注意口腔卫生。

2. 催唾剂　毛果芸香碱最为常用,其是 M 受体激动剂,直接作用于副交感神经节后纤维支配的效应器官,促进唾液分泌,预防导管阻塞并缓解口干。用药方案为每次口服 5～10mg,每日 3 次,最大剂量为每日 30mg。服药后 1h 唾液分泌量达到最高,3～4h 分泌量增加仍明显,服用 6～12 周为一疗程。毛果芸香碱最常见的不良反应为多汗,也可见疲劳、头痛、血压升高、心动过速及尿频等副反应,必要时减量或用阿托品拮抗。

3. 唾液腺内镜　2006 年 Nahlieli 首次将唾液腺内镜应用于 ^{131}I 相关唾液腺炎的诊治。唾液腺内镜不仅可以观察到受累腺体导管系统的变化,而且可以同时机械扩张导管,用生理盐水冲洗黏液栓子,起到解除梗阻的作用,使诊断和治疗一起完成。Kim 等报告,应用唾液腺内镜治疗 3 个月后,唾液腺导管的阻塞症状缓解,唾液腺区的疼痛及肿胀明显减轻。我们课题组对 65 侧病变腮腺采用以唾液腺内镜为主的综合治疗方案。轻度炎症者采用普通灌洗,清除导管内絮状物或黏液栓,用生理盐水与地塞米松混合液冲洗导管。中重度炎症者采用机械扩张结合灌洗,用内镜头扩张导管狭窄区瘢痕粘连处,并反复冲洗导管系统。术后导管灌洗 3 次(每月 1 次)。术后 3 个月复查,检查腺体分泌及症状变化。症状未缓解者,再次给予内镜治疗。术后 3 个月进行评估,根据患者症状将疗效分为三级:①显效,无症状或基本无症状;②有效,症状明显缓解,仅偶尔有腺体肿痛并可自行缓解;③无效,症状未缓解、加重甚至导管闭塞者。治疗有效率为显效和有效病例数占总治疗病例数的比例。随访结果显示,轻度炎症的 8 侧腺体,内镜下导管灌洗治疗后症状均消失,治疗有效率 100%。中度炎症 23 侧腺体,均行导管灌洗和扩张,显效 11 侧,有效 7 侧,无效 5 侧,治疗有效率为 78.3%(18/23)。重度炎症患者中,1 例 2 侧失访。有随访结果的患者中,显效 4 侧,有效 14 侧,无效 14 侧,治疗有效率为 56.3%(18/32)。经随访的 63 侧腺体中,显效 22 侧,有效 22 侧,无效 19 侧,总有效率为 69.8%,表明以唾液腺内镜为主的治疗方案安全有效,炎症程度越轻,治疗有效率越高。

九、预防

唾液腺代谢 ^{131}I 具有个体差异,所以 ^{131}I 对唾液腺的损伤无法在治疗前精确预测,但 ^{131}I 对受累腺体的损伤呈现剂量依赖性。如果可以减少 ^{131}I 在腺体内的存留时间，就能降低腺体的放射性损伤，减少 ^{131}I 相关唾液腺炎发病的可能。具体方法有以下几种：

1. 自身维护疗法　自身维护疗法通过按摩腺体可以加速放射性碘的排出，降低 ^{131}I 在腺体内代谢的时间，减少 ^{131}I 在腺体内的积聚，有效保护腺体。

2. 服用催唾剂　服用酸性物质如酸性水果，或含服柠檬糖，可以提高唾液流率，更快更多地排出 ^{131}I，起到保护唾液腺的作用，目前临床应用广泛。催唾剂的治疗效果明确，但也有学者提出异议，认为酸性物质既增加唾液流率，也增加腺体内的血液流率，从而增加 ^{131}I 的摄取量。对于具体给药时间也有不同观点。Nakada 等对 ^{131}I 治疗后 1h 组和 24h 组病例分别服用催唾剂，结果显示 24h 组口干发生率更低。认为 24h 后 ^{131}I 血浆浓度稳定，催唾排出 ^{131}I 的效果更明显，建议 ^{131}I 治疗 24h 后使用催唾剂。但是 Nostrand 等报告，催唾剂使唾液腺中的 ^{131}I 排出后 21～38min，^{131}I 在腺体内重新积聚。如果酸性物质刺激周期与 ^{131}I 重新积聚周期重叠，可减少腺体 30%～67% 的 ^{131}I 吸收。建议 ^{131}I 治疗后 24h 内使用催唾剂，给药周期为 20～40min/ 次，必要时需持续使用。

3. 细胞保护剂的应用　氨磷汀是一种细胞辐射保护剂，其活化代谢产物易在唾液腺中聚集，能清除放射产生的氧自由基，起到防辐射作用。由于氨磷汀在正常组织中积聚更多，且正常组织的碱性环境更有利于其脱磷酸化，因此氨磷汀可以选择性地保护正常组织，降低放射性损伤的程度，起到放射抵抗作用，最大限度减少唾液腺受损。在大剂量 ^{131}I 治疗后可以考虑应用氨磷汀。给药方案为氨磷汀按体表面积 $740mg/m^2$，放疗前 5～30min 静脉给药。Bohuslavizki 等报告 17 例接受 6GBq ^{131}I 治疗的患者，其中 8 例 ^{131}I 治疗前给予氨磷汀（$500mg/m^2$），9 例未给药作为对照。结果显示，实验组治疗后腮腺和下颌下腺的功能分别降低 1% 和 7%，而对照组腮腺和下颌下腺功能分别降低 35% 和 32%，表明氨磷汀可以有效保护唾液腺。应用氨磷汀的主要不足为：①甲状腺癌分化程度较高，氨磷汀可聚集至病变甲状腺组织内，影响疗效；②需要静脉给药，给药后有血压下降的风险；③费用较高；④有呕吐、嗜睡等副作用。这些不足限制了氨磷汀的大规模应用。

（俞光岩　柳登高）

参考文献

1. HAMANO H, KAWA S, HORIUCHI A, et al. High serum IgG4 concentrations in patients with sclerosing pancreatitis. N Engl J Med, 2001, 344(10): 732-738.

2. HONG X, LI W, XIE X Y, et al. Differential diagnosis of IgG4-related sialadenitis, primary Sjögren syndrome, and chronic obstructive submandibular sialadenitis. Br J Oral Maxillofac Surg, 2017, 55(2): 179-184.

3. HONG X, SUN Z P, LI W, et al. Comorbid diseases of IgG4-related sialadenitis in the head and neck region. Laryngoscope, 2015, 125(9): 2113-2118.

4. HONG X, ZHANG Y Y, LI W, et al. Treatment of immunoglobulin G4-related sialadenitis: Outcomes of glucocorticoid therapy combined with steroid-sparing agents. Arthritis Res Ther, 2018, 20(1): 12.

5. KAMISAWA T, FUNATA N, HAYASHI Y, et al. A new clinicopathological entity of IgG4-related autoimmune disease. J Gastroenterol, 2003, 38(10): 982-984.

6. KHOSROSHAHI A, WALLACE Z S, CROWE J L, et al. International consensus guidance statement on the management and treatment of IgG4-related disease. Arthritis Rheumatol, 2015, 67(7): 1688-1699.

7. LI W, CHEN Y, SUN Z P, et al. Clinicopathological characteristics of immunoglobulin G4-related sialadenitis. Arthritis Res Ther, 2015(17): 186.

8. LI W, XIE X Y, SU J Z, et al. Ultrasonographic features of immunoglobulin G4-related sialadenitis. Ultrasound Med Biol, 2016, 42(1): 167-175.

9. STONE J H, ZEN Y, DESHPANDE V. IgG4-related disease. N Engl J Med, 2012, 366(6): 539-551.

10. UMEHARA H, OKAZAKI K, MASAKI Y, et al. Comprehensive diagnostic criteria for IgG4-related disease (IgG4-RD), 2011. Mod Rheumatol, 2012, 22(1): 21-30.

11. KONINGS A W, COPPES R P, VISSINK A. On the mechanism of salivary gland radiosensitivity. Int J Radiat Oncol Biol Phys, 2005, 62(4): 1187-1194.

12. SOOD A J, FOX N F, O'CONNELL B P, et al. Salivary gland transfer to prevent radiation-induced xerostomia: a systematic review and meta-analysis. Oral Oncol, 2014, 50(2): 77-83.

13. VAN DE WATER T A, BIJL H P, SCHILSTRA C, et al. The potential benefit of radiotherapy with protons in head and neck cancer with respect to normal tissue sparing: a systematic review of literature. Oncologist, 2011, 16(3): 366-377.

14. LEE H N, AN J Y, LEE K M, et al. Salivary gland dysfunction after radioactive iodine(I-131)therapy in patients following total thyroidectomy: emphasis on radioactive iodine therapy dose. Clin Imag, 2015, 39(3): 396-400.

15. BOHUSLAVIZKI K H, BRENNER W, KLUTMANN S, et al. Radioprotection of salivary glands by amifostine in high-dose radioiodine therapy. J Nucl Med, 1998, 39(7): 1237-1242.

第十一章

系统性疾病的唾液腺表现

某些系统性疾病在发生、发展过程中可累及唾液腺，出现特殊的症状或体征。此类疾病精准的诊断与治疗往往依据详细的病史采集、全面的临床检查，必要时需借助于影像学检查、实验室检查和/或组织病理学检查以明确诊断。

第一节　唾液腺良性肥大

唾液腺良性肥大是一种常由全身系统性疾病引起的非肿瘤、非炎症性、慢性、再发性、无痛性肿大的唾液腺疾病。

一、病因与发病机制

1. 病因　唾液腺良性肥大的确切病因尚不清楚，其可能的病因有：

（1）内分泌紊乱：最多见于糖尿病、肥胖症等，也可见于甲状腺疾病、激素改变阶段如青春期和月经期。

（2）营养不良：维生素及蛋白质缺乏、酒精中毒或肝硬化等。

（3）自主神经功能失调：是较常见的原因，其中部分系中枢性功能失调，如心理因素及某些精神疾病药物所致者；另一部分是外周性功能失调，如某些降压药可破坏外周交感神经纤维，影响腺泡细胞蛋白质的合成与分泌。

2. 发病机制　目前认为该病可能的发病机制是由肌上皮细胞功能缺陷或水通道蛋白表达异常所导致的机体水分布异常引起。此外，上述系统性疾病均可出现不同程度的自主神经病变，导致腺泡蛋白过度合成，腺泡细胞细胞质内充盈酶原颗粒，腺泡细胞体积增大，晚期患者可见大量的脂肪细胞浸润腺体，取代腺泡细胞导致临床可见腺体肥大和/或唾液分泌异常。

二、临床表现

唾液腺良性肥大是以双侧唾液腺无症状、持续性肿大为特征,大多数累及腮腺,少数累及下颌下腺。腺体呈弥漫性肿大,肿大通常无症状,触诊柔软并均匀一致,触诊无痛(图11-1-1)。病程较久者则稍硬韧,但无肿块,亦无压痛,导管口无红肿,挤压腺体仍有清凉液体分泌。有时分泌减少,但患者无明显口干。

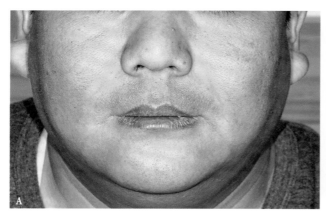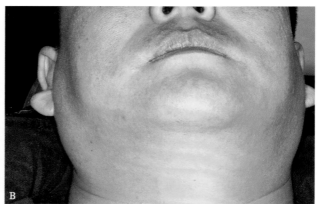

图 11-1-1 唾液腺良性肥大,双侧腺体弥漫性肿大

A. 正面观 B. 仰头观颈部

三、组织病理学表现

唾液腺良性肥大的组织病理学表现为腺泡增大,其直径为正常腺泡的 2~3 倍,细胞核被推挤至细胞的基底侧,细胞明显肿胀,细胞质内可见 PAS 阳性的酶原颗粒。

四、诊断

该病的诊断基于完整的病史采集及临床检查。此外,唾液腺造影、B 超或 CT 检查有助于诊断。唾液腺造影见主导管或分支导管系统因腺体增生而发生偏离或移位。唾液腺造影显示唾液腺形态多正常,但体积明显增大,排空功能迟缓。唾液腺 B 超检查腺体弥漫性增大,无局限性回声异常。唾液腺 CT 检查可见双侧腮腺或下颌下腺肿大,唾液腺密度影像增高。针吸活检有助于本病的诊断,典型者可见腺泡细胞的增生。

五、治疗

对于腺体肥大尚无有效的治疗方法,需积极治疗与其相关的系统性疾病。

1. 有全身疾病者,应积极治疗系统性疾病。系统性疾病经过规范治疗后,部分患者的腺体可恢复正常。但部分糖尿病患者,虽然糖尿病得到理想的控制,唾液腺肿大仍无明显改变。降压药引起的唾液腺肿大,停药后大多可以消退。

2. 有肿胀症状者,可自行按摩腺体,促使腺体排空唾液。咀嚼无糖口香糖,或用毛果芸香碱等催唾剂,刺激唾液分泌。

第二节　舍格伦综合征

舍格伦综合征(Sjögren syndrome,SS)又称干燥综合征,是一种以侵犯外分泌腺为特征的慢性系统性自身免疫性疾病。该病最常见的临床表现为进行性口干、眼干,同时可累及肾脏、肺、甲状腺和肝脏等多种器官。此外,舍格伦综合征也易发生恶性淋巴增殖性病变,主要为 B 细胞来源的淋巴瘤。SS 临床分为原发性和继发性两类,不合并其他自身免疫性疾病者称为原发性舍格伦综合征(primary SS, PSS);继发于类风湿关节炎(rheumatoid arthritis, RA)、系统性红斑狼疮(systemic lupus erythematosus, SLE)等称为继发性舍格伦综合征(secondary SS, SSS)。

一、发病情况

流行病学调查显示,该病在世界范围内患病率约为 61/10 万,德国为 0.4%。我国人群患病率为 0.29%~0.77%,老年群体患病率为 3%~4%。其是最常见的自身免疫性疾病之一。女性多发,约占全部病例的 90%,发病年龄集中于 30~60 岁。

舍格伦综合征的确切病因及发病机制尚不十分明确,可能与病毒感染、遗传和性激素异常等多种因素有关。

二、临床表现

舍格伦综合征的主要症状为眼干、口干、唾液腺及泪腺肿大,严重者出现肺间质纤维化、肾小管酸中毒、肝损害及中枢神经系统受累等严重的系统病变。

1. 眼部表现　典型表现为干燥性角膜炎、结膜炎。患者有异物感、摩擦感或烧灼感,畏光、疼痛、视物疲劳。情绪激动或受到刺激时少泪或无泪。此外,部分患者可出现双侧泪腺肿大,特别是外侧部分肿大明显,因而呈三角眼。肿大严重时,可阻挡视线。

2. 口腔表现　典型表现为持续性口干,进干性食物不易咽下,需饮水送下。说话久时,舌运动不灵活。严重者言语、咀嚼及吞咽均困难,或出现口黏、味觉异常等,如患者戴义齿时,常影响其就位。

口腔检查可见口腔黏膜干燥,口镜与口腔黏膜黏着。口底唾液池变浅或消失。舌背丝状乳头萎缩或伴有裂纹,典型者呈"牛肉样舌"表现。唾液分泌减少易合并口腔念珠菌感染,龋病的发生率也明显增加,且常为根面龋或猖獗龋(图 11-2-1)。

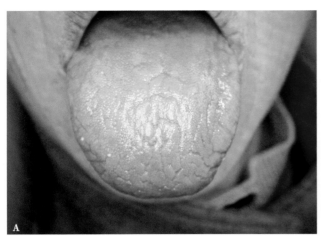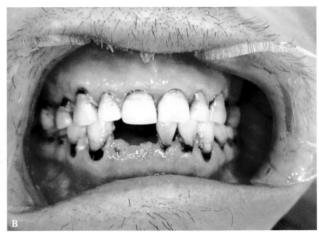

图 11-2-1 舍格伦综合征的口腔表现
A. 口干合并真菌感染 B. 猖獗龋

3. 唾液腺肿大 以腮腺肿大最常见,也可伴下颌下腺、舌下腺及小唾液腺肿大。多为双侧,也可单侧发生。腺体呈弥漫性肿大,边界不明显,表面光滑,与周围组织无粘连。挤压腺体,导管口唾液分泌很少或无分泌。由于唾液减少,可引起逆行感染,有感染时,挤压腺体,有混浊的雪花样唾液或脓液流出。少数患者唾液腺肿大呈结节状,可触及一个或多个结节,质地中等,界限常不清楚,无压痛。

4. 其他外分泌腺受累的表现 除唾液腺和泪腺外,还可有鼻腔黏膜干燥、结痂。喉及支气管干燥,严重者出现声音嘶哑及慢性干咳。汗腺及皮脂腺受累则出现皮肤干燥或萎缩。

5. 其他合并症 SS 患者尚可出现肺、肾、肝、甲状腺或神经系统病变。肺间质纤维化,导致肺功能受损。肾间质淋巴细胞浸润可致肾小管功能不全,产生低渗尿。肌酐清除率降低,发生肾小管酸中毒。肌肉病变表现为多发性肌炎或重症肌无力。血管病变有小动脉炎、手足发绀、雷诺现象等。甲状腺也可出现自身免疫性甲状腺炎。

6. 合并其他类型的结缔组织疾病 约 50% 的患者伴有类风湿关节炎,10% 的患者伴系统性红斑狼疮。此外,尚可有硬皮病、多发性肌炎等。

三、诊断

舍格伦综合征的诊断往往需要风湿免疫科、口腔科、眼科等多学科配合完成,有多个国际诊断标准,目前较为常用的是 2002 年国际分类(诊断)标准及 2016 年国际诊断标准。

(一)诊断标准

1. 2002 年国际分类(诊断)标准

(1)口腔症状:下述 3 项中有 1 项或 1 项以上。①持续性口干 3 个月以上;②成年后腮腺反复或持续肿大;③吞咽干性食物时需用水帮助。

(2)眼部症状:下述 3 项中有 1 项或 1 项以上。①每日感到不能忍受的眼干持续 3 个月以上;②感到反复的沙子进眼或沙砾感;③每日需用人工泪液 3 次或 3 次以上。

（3）眼部体征：下述任何 1 项或 1 项以上阳性。① Schirmer 试验（<5mm/5min）；②角膜荧光素染色（+）（van BIJsterveld 评分 >4）。

（4）组织学检查：唇腺淋巴细胞浸润灶 >1。

（5）唾液腺受损：下述任何 1 项或 1 项以上阳性。①非刺激性唾液流率（<1.5mL/5min）；②腮腺造影阳性；③放射性核素检查阳性。

（6）抗 SSA、SSB 抗体阳性（双扩散法）。

舍格伦综合征在无任何潜在疾病的情况下，有下述 2 条即可诊断：①符合上述分类标准项目中的 4 条或 4 条以上，但必须含有第 4 条（组织学检查）和 / 或第 6 条（自身抗体）；②第 3、4、5、6 条中任 3 条阳性，继发性舍格伦综合征患者有潜在疾病（如任何一种结缔组织病），符合上述分类标准项目中的第 1、2 条中的任何 1 条，同时符合第 3、4、5 条中的任何 2 条。

2. 2016 年国际诊断标准　2016 年，美国风湿病学会（American College of Rheumatology，ACR）与欧洲风湿病联盟（European League Against Rheumatism，EULAR）联合推出原发性舍格伦综合征分类新标准（表 11-2-1）。

表 11-2-1　美国风湿病学会与欧洲风湿病联盟原发性舍格伦综合征分类标准

条目	得分
唇腺病理示淋巴细胞灶 ≥1 个 /4mm^2	3
抗 SSA 抗体 /Ro 抗体阳性	3
角膜染色评分（ocular staining score）≥5 或 van Bijsterveld 评分 ≥4	1
Schirmer 试验 ≤5mm/5min	1
自然唾液流率 ≤0.1mL/min	1

根据该标准的定义，当患者得分 ≥4，则将其归类为 PSS。

排除标准：下列疾病因为可能有重叠的临床表现或干扰诊断试验结果，其患者应予以排除，并且不可再纳入 SS 研究或治疗试验：①有头颈部放射治疗史；②患有活动性丙型肝炎病毒感染（由 PCR 确认）；③艾滋病；④结节病；⑤淀粉样变性；⑥移植物抗宿主病；⑦ IgG4 相关性疾病。

（二）临床常规检查项目

1. Schirmer 试验　用于检测泪腺分泌功能。将 5mm×35mm 的 2 条滤纸置于睑裂内 1/3 和中 1/3 交界处，闭眼夹住滤纸条。5min 后检查滤纸湿润长度，低于 5mm 则表明泪液分泌减少。

2. 孟加拉红或荧光素染色　用一滴孟加拉红或荧光染料滴入眼结膜囊内，随即以生理盐水冲洗，可在暴露的睑裂角膜部位发现不同荧光的染色，是角膜上皮干燥状态的典型表现。

3. 唾液流量测定　唾液分泌受诸多因素影响，方法及标准不一。目前多采用静态全唾液流量收集方法。要求患者采取坐姿，弯腰低头，使唾液沿下唇逐渐滴入容器中，并在结束时将口内剩余唾液全部吐入容器，一般收集 10min，<1mL/min 为分泌减少。

4. 唾液腺造影　常规拍摄充盈期侧位片及 5min 功能片。典型表现为唾液腺末梢导管扩张，排空功能减退。

5. 放射性核素功能测定　病变较轻时,放射性核素摄取功能无明显改变,只有分泌功能迟缓。病变较重时,摄取和分泌功能均低下。

6. 唾液腺超声　唾液腺整体回声减低,不均匀,有的呈多发小囊状回声,结节型舍格伦综合征可呈占位样表现。

7. 实验室检查　可有血沉加快,血浆球蛋白主要是 γ 球蛋白增多,血清 IgG 明显增多,IgM 和 IgA 可能增多。自身抗体,如类风湿因子、抗核抗体、抗 SS-A、SS-B 抗体等可阳性。

8. 唇腺活检　主要表现为腺小叶内淋巴细胞灶性浸润、腺实质萎缩、导管扩张等(图 11-2-2)。与大唾液腺不同的是,肌上皮岛少见。

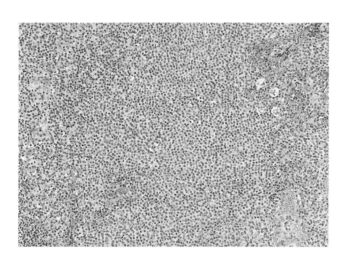

图 11-2-2　舍格伦综合征唇腺活检切片,淋巴细胞灶性浸润

四、治疗

本病目前尚无有效的根治方法,临床主要以对症治疗为主。治疗的目的主要在于缓解症状,定期监测,及早发现并防治系统性损害。对于结节型舍格伦综合征可采用手术治疗,切除受累腺体,以防止恶性转变。治疗包括全身和局部治疗。

（一）局部治疗

1. 眼干治疗　可用人工泪液(5% 甲基纤维素)滴眼,戴眼防护镜,避光避风,保持居室湿润也很重要。局部应用低剂量糖皮质激素或环孢素可以减轻结膜表面的炎症,缓解眼干症状。

2. 口干治疗　应避免吸烟、饮酒,避免服用导致口干加重的药物如阿托品、三环类抗抑郁药、解痉药、帕金森病药等。可选用人工唾液或者其他含有抗菌成分的含漱液、凝胶,缓解口干症状。同时,应注意口腔卫生,定期使用氟化物,减少龋齿,积极预防口腔继发真菌或细菌感染。

3. M 受体激动剂　口干症状严重者可口服 M 受体激动药如毛果芸香碱、西维美林等。此类药物可明显改善患者的口干和眼干症状,对轻至中度口干患者的临床效果良好。茴三硫也可用于治疗 SS 患者的口干症状,但只对早期患者有作用,对腺体破坏严重的中晚期患者几乎无作用。

（二）全身免疫治疗

全身免疫治疗药物分为免疫抑制药和免疫调节药两种。近年来生物制剂治疗舍格伦综合征显示良好的应用前景，如肿瘤坏死因子（TNF）抑制剂和 CD20 单抗等。但生物制剂的疗效、安全性还需长期随访。

目前国际上对 SS 脏器受累的治疗尚无定论，也没有大规模的循证医学资料。一般认为应根据受损器官及严重程度进行治疗，即对于有神经系统病变、肾小管酸中毒、肺间质性病变、肝脏损害、血小板降低及高丙种球蛋白血症等腺体外受累者，需根据病情轻重给予糖皮质激素及免疫抑制药物治疗，剂量因疾病的轻重程度而有差别。

对 SS 无脏器损伤者，可考虑口服白芍总苷胶囊，每次 600mg，每日 3 次，或羟氯喹每日 200～400mg。羟氯喹是治疗原发性舍格伦综合征引起的炎性骨骼肌肉疼痛的一线用药，羟氯喹对于口干、眼干的治疗效果尚不确定。

五、预后

舍格伦综合征一般呈良性过程，极少数患者可发生恶变。其淋巴样成分和上皮成分均可发生恶变，前者多恶变为非霍奇金淋巴瘤，后者恶变为未分化癌，淋巴样成分恶变明显多于上皮成分恶变。

第三节　结　节　病

结节病（sarcoidosis）是一种病因不明的以非干酪样坏死性肉芽肿为特征的疾病。常侵犯肺、双侧肺门淋巴结，临床上 90% 以上有肺的改变，并可累及全身多脏器，如淋巴结、皮肤、口腔、关节、肝、肾及心脏等组织，是一种自限性疾病，多预后良好。

一、发病情况

结节病的病因尚不明确，发病存在遗传易感性。该病在世界范围内均发生，地区差异较大，非洲人后裔和北欧人后裔结节病发病率较高。女性多于男性（1.1：1）。可见于任何年龄，以 20～40 岁多见。结节病的发病率与受累器官有关，肺、肝脏、心脏和神经系统均会受累，眼睛受累后产生的后果最严重。

目前多认为结节病是在不明原因作用下，机体对一种或多种未识别抗原的过度免疫反应所致，CD4⁺T 淋巴细胞和单核巨噬细胞激活、增殖为主的细胞免疫功能过度反应在发病中起重要作用。结节病性肉芽肿可以消退且无后遗症，也可出现闭塞性纤维化，最终发生间质纤维化。

二、临床表现

临床表现轻重不一，视其累及的器官而异，但缺乏特异性表现。大多症状轻微或无症状，重者可致死亡。

1. 呼吸系统损害　肺是最常累及的器官，92% 的患者胸片异常，但多无症状。如有症状，则为咳嗽、咯少量痰液，或少量咯血，或可出现乏力、发热、盗汗、食欲减退、体重减轻等。病变广泛时可出现胸闷、气急，也有少数患者发展至肺间质纤维化和肺心病，表现为渐进性呼吸困难和发绀。累及胸膜时，多出现单侧胸腔积液，胸水中以淋巴细胞为主，常在 4 ~ 8 周内自行消退。常有双侧肺门淋巴结对称性肿大。

2. 淋巴结病变　全身淋巴结肿大占 50%，结节病的早期往往仅限于颈部或腋部淋巴结肿大，继而出现全身淋巴结肿大，特别是纵隔和肺门淋巴结肿大。

3. 心血管系统受累　心脏的肉芽肿性炎症会导致室性或者房性心律失常、肺动脉高压、心力衰竭和猝死。

4. 皮肤损害　表现为多种形态，约 20% 皮损先于系统表现，50% 皮损与系统表现同时发生，30% 皮损可于系统表现出现 10 年后再发生。皮损表现有丘疹、结节、斑块，呈淡红、紫红或紫褐色，常为多个，表面有毛细血管扩张或微薄鳞屑，损害向周围扩展，中央消退凹陷，边缘呈环状隆起。可经数月甚至数年，最后完全消退。

5. 眼部损害　25% ~ 30% 的患者可出现眼部损害，病变有虹膜炎、虹膜睫状体炎等，最常见的是虹膜肉芽肿性结节。泪腺受累及，为无痛的结节性肿胀，也可有结膜炎、角膜炎、视网膜炎及视神经损害，可引起失明。

6. 肾脏损害　由于血钙、尿钙增加，出现肾钙质沉着症，引起肾脏结石，或出现肉芽肿性间质性肾炎或膜性肾病，严重者可导致肾功能衰竭。

7. 肝脏受累　患者常无症状，有时患者碱性磷酸酶水平升高，需组织活检才能确诊。5% ~ 40% 的患者有肝脾肿大，肝内结节形成，肝功能异常。

8. 神经系统病变　中枢神经及周围神经均可受到损害。最常受累的是面神经，表现为程度不等的面瘫。也可出现神经肌病、颅内占位性病变、脑膜炎等病变。若损及下丘脑或垂体后叶则引起尿崩症。

9. 口腔表现　唾液腺肿大可见于 6% 的结节病患者。小唾液腺受累不常见，唇腺可出现病理性肉芽肿性病变。大唾液腺肿大较为常见，通常表现为双侧对称性、无痛、持续性肿大，触诊质韧，唾液分泌减少。Heerfordt 综合征是结节病在口腔颌面部的特殊表现形式，症状包括三联征：葡萄膜炎、双侧腮腺肿大和面神经麻痹。

10. 其他临床表现　疼痛和疲劳感是结节病的主要表现。疼痛原因与关节炎、肌肉病变、小纤维神经病变或者纤维肌病等相关。大约 80% 的患者有疲劳的感觉，这也是影响患者生活质量的重要原因。引起疲劳感的原因很多，包括炎症、药物治疗以及并发症等。

三、实验室检查

1. 血液检查　活动进展期可有白细胞减少、贫血、血沉增快。部分患者血清球蛋白部分升高，以 IgG 升高者多见。血浆白蛋白减少。血钙升高，血清尿酸及碱性磷酸酶升高。在结节病活动期，血清血管紧张素转化酶(Angiotension Converting Enzyme，ACE)增加，血清中白介素 -2 受体(IL-2R)和可溶性白介素 -2 受体(sIL-2R)升高，对结节病的诊断有较为重要的意义。

2. 结核菌素试验（PPD）　结节病时细胞免疫功能低下，部分患者结核菌素的皮肤试验无反应或极弱反应，此法可为辅助诊断方法之一。

3. Kveim 试验　取活动性结节病患者的淋巴结或脾脏作为抗原制成盐水混悬液，以 0.1～0.2mL 前臂皮内注射，10 天后注射处出现紫红色丘疹，4～8 周后形成肉芽肿，切除该部皮肤行活体组织检查，如示非干酪性上皮样细胞结节即为阳性。阳性率约为 65%～92%。本试验原理多数人认为与细胞免疫有关，可能为迟发超敏反应的一种类型。因无标准抗原，故应用受限制，近年逐渐被淘汰。

4. 活体组织检查　取皮肤病灶、淋巴结、前斜角肌脂肪垫、肌肉或唾液腺等组织行病理检查可辅助诊断。在不同部位摘取多处组织活检，可提高诊断阳性率。

5. 支气管肺泡灌洗液（BALF）检查　结节病患者 BALF 检查，在肺泡炎阶段淋巴细胞和多核白细胞计数明显升高，主要是 T 淋巴细胞增多，CD4$^+$、CD4$^+$/CD8$^+$ 比值明显升高。B 细胞的功能也明显增强。BALF 中 IgG、IgA 升高，IgG1、IgG3 升高更为突出。

6. 经纤维支气管镜肺活检（TBLB）　结节病患者 TBLB 阳性率可达 63%～97%。

7. X 线检查　结节病患者常伴有肺部异常，但普通胸片对结节病诊断的正确率仅 50%。

8. 其他胸部影像学检查　近年来 CT 已广泛应用于结节病的诊断，能较准确评估结节病的类型、肺间质病变的程度和淋巴结肿大的情况。心脏 MRI 和 PET 扫描对于提高心脏结节病的诊断准确率，具有较高的敏感性和特异性。

四、诊断

结节病的诊断主要依据临床表现结合影像学检查、实验室检查、组织病理学检查等进行综合诊断，并排除其他肉芽肿疾病后，方可诊断。

1993 年，中华医学会呼吸病学会结节病学组对结节病的临床及病理诊断进行了第 3 次修订，结节病的诊断标准如下：①胸片显示双侧肺门及纵隔对称性淋巴结肿大（偶见单侧肺门淋巴结肿大），伴或不伴有肺内网状、结节状、片状阴影。必要时参考胸部 CT 进行分期。②组织活检证实或符合结节病（注：取材部位可为肿大的浅表淋巴结、肿大的纵隔淋巴结、支气管内膜的结节、前斜角肌脂肪垫淋巴结及肝脏穿刺或肺活检等）。③血清血管紧张素转化酶（SACE）活性在急性期增加。④血清或 BALF 中 sIL-2R 升高。⑤ PPD 试验阴性或弱阳性。⑥ BALF 中淋巴细胞 >10%，且 CD4$^+$/CD8$^+$ 比值≥3。⑦高血钙、高尿钙症。⑧ Kveim 试验阳性。⑨除外结核病或其他肉芽肿性疾病。以上 9 条中，①、②、③为主要条件，其他为次要条件。

五、治疗

多数患者可自行缓解，病情稳定、无症状的患者不需治疗。症状明显或有脏器受损的患者可选择激素治疗。常用泼尼松，其次可选羟氯喹、甲氨蝶呤、硫唑嘌呤、环磷酰胺等免疫调节药或免疫抑制药。

六、预后

结节病一般为良性病程,60%~70% 的患者病情经过治疗后缓解或自行缓解,20%~25% 的患者出现不同程度的肺功能永久性损害,1%~8% 的患者最终死亡。一般情况下,胸内结节病在诊断后 1 年内进行治疗者预后较好,病程超过 2 年者治疗效果差,因此应尽量早期治疗。死亡原因多为肺纤维化导致的呼吸衰竭和肺心病或并发结核病而死亡。

第四节　HIV 相关的唾液腺病变

艾滋病又名获得性免疫缺陷综合征(acquired immunodeficiency syndrome, AIDS),是由人类免疫缺陷病毒(human immunodeficiency virus, HIV)感染引起,以人体 CD4$^+$ T 淋巴细胞减少为特征的进行性免疫功能缺陷,继发各种机会性感染、恶性肿瘤和中枢神经系统病变的综合性疾病,病死率较高。HIV 感染后可引起唾液腺病变,导致唾液腺结构和功能损害。

一、发病情况

艾滋病起源于非洲,后由移民带入美国。1981 年 6 月 5 日,美国疾病预防控制中心在《发病率与死亡率周刊》上登载了 5 例艾滋病患者的病例报告,这是世界上第一次有关艾滋病的正式记载。1982 年,这种疾病被命名为"艾滋病"。不久以后,艾滋病迅速蔓延到各大洲。1985 年,一位到中国旅游的外籍人士患病入住北京协和医院后很快死亡,后被证实死于艾滋病,这是我国第一次发现艾滋病病例。

截至 2018 年 9 月底,全国报告存活感染者 85 万,死亡 26.2 万例。估计新发感染者每年 8 万例左右。全人群感染率约为 9/ 万,参照国际标准,与其他国家相比,我国艾滋病疫情处于低流行水平,但疫情分布不平衡,疫情已覆盖所有省(区、市)。

二、传播途径

HIV 主要存在于感染者和患者的血液、精液、阴道分泌物、乳汁中。易感人群包括:男性同性恋者、静脉吸毒者、与 HIV 携带者经常有性接触者、经常输血及血制品者和 HIV 感染母亲所生婴儿。传播途径包括:

(1)性传播:与已感染的伴侣发生无保护的性行为,包括同性、异性和双性性接触。

(2)静脉注射吸毒:与他人共用被感染者使用过的、未经消毒的注射工具,是一种非常重要的 HIV 传播途径。

(3)母婴传播:在怀孕、生产和母乳喂养过程中,感染 HIV 的母亲可能会传播给胎儿及婴儿。

(4)血液及血制品(包括人工授精、皮肤移植和器官移植)。

目前,HIV 在我国的主要传播途径以异性或同性间性传播为主。

三、临床表现

（一）艾滋病的分期

HIV 感染是一个慢性过程，从 HIV 感染发展到艾滋病阶段为 2～10 年时间。HIV 感染分为急性期、无症状期和艾滋病期。

1. **急性期**　通常发生在初次感染 HIV 后 2～4 周。临床主要表现为发热、咽痛、盗汗、恶心、呕吐、腹泻、皮疹、关节痛、淋巴结肿大及神经系统症状。多数患者临床症状轻微，持续 1～3 周缓解。

此期在血液中可检出 HIV-RNA 和 P24 抗原，而 HIV 抗体则在感染后数周才出现。CD4[+] T 淋巴细胞计数一过性减少，CD4/CD8 比例可倒置。

2. **无症状期**　可从急性期进入此期，或无明显的急性期症状而直接进入此期。

此期持续时间一般为 6～8 年。但也有快速进展和长期不进展者。此期的长短与感染病毒的数量、型别、感染途径，机体免疫状况等多种因素有关。

3. **艾滋病期**　为感染 HIV 后的最终阶段。患者 CD4[+] T 淋巴细胞计数明显下降，多数患者低于 200/mm^3，HIV 血浆病毒载量明显升高。此期主要临床表现为 HIV 相关症状、各种机会性感染及肿瘤。

（二）HIV 感染或艾滋病口腔表现

与 HIV 相关的口腔表征主要包括：口腔念珠菌感染、口腔毛状白斑、卡波西肉瘤、坏死性龈炎、坏死性牙周炎、非霍奇金淋巴瘤、口干、唾液腺肿大等。

有研究显示，79.2% HIV 患者可出现口腔损害，当 CD4 细胞计数低于 300/μL 时，易发生口腔病损。口腔念珠菌病和 / 或毛状白斑的出现及 CD4 细胞计数的下降，预示着艾滋病的进展。

1. **口腔念珠菌病**　口腔念珠菌病是艾滋病患者最为常见的一种口腔疾病，常在疾病早期就表现出来，是免疫抑制的早期征象。临床以红斑型或假膜型念珠菌病为主，病情反复或严重（图 11-4-1）。有研究显示，口腔念珠菌病与外周血 CD4 细胞计数密切相关，可以作为艾滋病进展状态的一个提示。

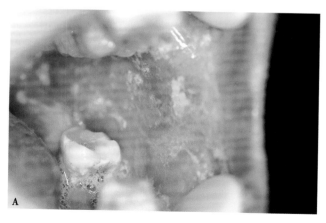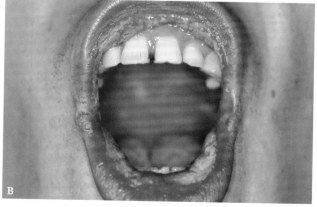

图 11-4-1　HIV 相关口腔表现：假膜型念珠菌病
A. 左侧颊黏膜可见白色凝乳状的斑片，周围黏膜充血　B. 上下唇黏膜可见白色假膜，基底黏膜发红

2. HIV 相关牙龈牙周疾病 可有以下不同表现：

（1）牙龈线性红斑：表现为沿游离龈界限清楚、火红色的充血带，宽 2~3mm，附着龈可呈瘀斑状，极易出血（图 11-4-2）。无牙周袋及牙周附着丧失，对常规治疗无效。

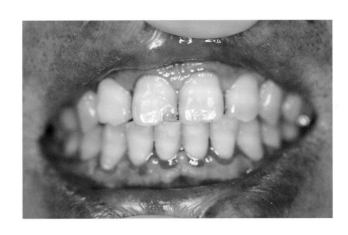

图 11-4-2 HIV 相关口腔表现：牙龈线性红斑

（2）HIV 相关牙周炎：牙周附着短期内迅速丧失，进展快，但牙周袋不深，牙松动甚至脱落。

（3）急性坏死性龈口炎：口腔恶臭，以前牙牙龈单个/多个龈乳头坏死为特征，牙龈充血、水肿明显，龈缘及龈乳头有灰黄色坏死组织，极易出血。牙周软组织坏死，牙齿松动，疼痛明显。可伴有口腔黏膜的坏死性溃疡。有研究显示外周血中 CD4 细胞计数下降与临床上牙周疾病快速进展强相关。因此可将坏死溃疡性牙周炎作为疾病进展的一个标志。

3. 口腔毛状白斑 病损特征为双侧舌缘呈白色或灰白斑块，有的可蔓延至舌背和舌腹，在舌缘呈垂直皱褶外观，如过度增生则成毛茸状，不能被擦去，是 HIV 感染者的一种特殊口腔损害，对艾滋病有高度提示性。目前研究认为，毛状白斑的发生与 EB 病毒感染相关。

4. 卡波西肉瘤 呈单个或多个褐色、红色、蓝色或紫色的斑块或结节，初期病变平伏，逐渐发展为高出黏膜，可有分叶、溃烂或出血。最常见于上腭，其次是舌和牙龈。目前认为卡波希肉瘤与人类疱疹病毒 8 感染有关，对艾滋病诊断有提示意义。

5. 霍奇金淋巴瘤 以无痛性颈、锁骨上淋巴结肿大为主要表现，病情进展迅速，口内好发于软腭、牙龈、舌根等部位，表现为固定而有弹性的红色或紫色肿块，伴有或不伴有溃疡。需通过组织病理学、免疫组织化学、分子生物学等方法进行诊断。

6. 唾液腺肿大和/或口干 约 5% HIV 患者可出现单侧或双侧唾液腺肿大，以双侧腮腺肿大为主，也可出现其他腺体肿大。肿大的腺体呈囊性改变，触诊无痛。此改变是由于腺体中出现淋巴细胞浸润，以 CD8[+] T 淋巴细胞为主，从而导致导管阻塞及扩张。部分患者也可进展 MALTL。有报道高效抗逆转录病毒疗法（HARRT）可导致唾液腺发生脂肪性变，也可导致唾液腺肿大。

口干症在 HIV 感染者中较为常见，可能与唾液腺受累或与 HIV 感染者所使用的治疗药物有关。如抗抑郁药、降压药、抗焦虑药和抗组胺药等均可导致唾液分泌减少。

四、诊断及实验室检查

（一）诊断原则

艾滋病是因感染 HIV 引起人体产生以免疫缺陷为主要特征的慢性综合疾病,流行病学资料有一定的参考价值,临床表现特异性不强,需与其他病因引起的类似症状相鉴别,但有些特殊的机会性感染和肿瘤可作为诊断和临床分期的指征。HIV/AIDS 的诊断原则是以实验室检测为依据,结合临床表现和流行病学资料综合进行。

（二）实验室检查

1. **HIV 抗体筛查试验**　筛查试验结果阳性提示 HIV 抗体阳性,需进一步复核或确证试验证实。试验结果阴性表明 HIV 抗体阴性。

2. **HIV 抗体确证试验**　世界卫生组织（WHO）规定,只要出现 2 个 env 条带即可判定为阳性。确证试验结果阳性表明 HIV 抗体阳性,试验结果阴性表明 HIV 抗体阴性。

3. **病原学检测**　是直接检测 HIV 的方法,包括分离病毒、检测病毒核酸,主要用于 HIV 感染窗口期时的早期诊断和 18 月龄以内婴幼儿的诊断。常用的检测方法有:

（1）HIV-RNA:敏感性为 100%,偶尔会出现假阳性,但假阳性结果通常低于 2 000cp/mL。急性感染期病毒载量通常很高,平均为 106cp/mL。

（2）P24 抗原:有助于早期诊断,灵敏性及特异性均较高。

4. **CD4 T 淋巴细胞计数**　CD4 细胞是 HIV/AIDS 诊断、判定疗效及预后的主要免疫学检测指标,检测分为绝对计数和相对计数两类,5 岁以下儿童使用相对计数。需要特别指出的是,各期 HIV 患者均需要定期监测 $CD4^+$ T 淋巴细胞计数和 HIV-RNA,以便及时开始抗病毒治疗和抗病毒用药调整。

五、治疗

（一）治疗原则

最大限度地抑制病毒复制,保存和恢复免疫功能,降低病死率和 HIV 相关性疾病的发病率,提高患者的生活质量,减少艾滋病的传播。

对急性 HIV 感染和无症状 HIV 感染无需抗 HIV 药物治疗,只需注意休息,加强营养和劳逸结合,但要避免传染他人。

对于艾滋病患者的综合性治疗主要包括:采用 HARRT,即鸡尾酒疗法;重建机体免疫的免疫治疗及使用治疗性疫苗;治疗艾滋病相关的并发症（机会性感染、肿瘤等）;支持治疗和护理、心理咨询等。

（二）治疗药物

目前使用的抗 HIV 药物包括核苷类逆转录酶抑制剂（NRTI）（含两种复方制剂）、非核苷类逆转录酶抑制剂（NNRTI）、蛋白酶抑制剂（PI）（含一种复方制剂）和一种融合抑制剂（fusion inhibitor, FI）。

（三）治疗时机

对于急性感染期患者,HIV 血清阳转在 6 个月之内的患者和所有出现艾滋病临床症状的患者应采取

HARRT。对 HIV 慢性感染者，一般认为应该结合感染者的病毒载量、CD4 细胞计数和临床表现而定。目前的治疗指导方针认为，CD4 细胞计数≤350/μL 时应开始治疗，治疗后的定期随访很有必要。

（四）口腔病损的治疗

1. 口腔念珠菌病的治疗　可根据病情严重程度，采用局部或系统抗真菌治疗药物或方法，治疗药物可选择制霉菌素或氟康唑等。

2. 口腔毛状白斑　无特效治疗方法，临床密切观察，防止恶变。

3. 坏死性溃疡性牙周炎　0.12% 氯己定口腔冲洗液、抗生素治疗、疼痛控制和营养补充剂对患者有益。

4. 卡波西肉瘤　局限于口腔的小病变可以通过注射化疗药物如长春新碱、冷冻疗法、手术切除或放射疗法来治疗。

5. 唾液腺肿大、口干的治疗

（1）口干的治疗：患者可以咀嚼无糖口香糖和 / 或吮吸无糖糖果来刺激唾液分泌，或采用人工唾液、针刺疗法、中医中药缓解口干症状。此外，应局部应用氟化物预防龋病，含漱苏打水预防口干引起的念珠菌感染。

（2）唾液腺肿大的处理：HARRT 对于控制唾液腺肿大有一定帮助，而对于唾液腺肿大影响美观的患者，可酌情考虑给予小剂量的放射治疗。此外，应定期检查肿大的唾液腺，必要时采用细针吸活检，以便及早发现 MALTL 的发生。

（华　红）

第五节　Steven-Johnson 综合征的唾液腺病变

Stevens-Johnson 综合征（Stevens-Johnson syndrome，SJS）是累及皮肤和黏膜的药物不良反应。1922 年美国儿科医师 Albert Mason Stevens 和 Frank Chambliss Johnson 最先发表了 2 例黏膜受累的皮肤剥脱病例，该病因此命名为 Stevens-Johnson 综合征。世界变态反应组织（WAO）2014 年将其列为严重皮肤不良反应（severe cutaneous adverse reaction，SCAR）的 5 个亚型之一，认为是对药物的迟发型超敏反应。在广泛累及皮肤和黏膜的同时，也可累及唾液腺，引起唾液腺分泌功能障碍。

一、发病情况

1. 发病率　Stevens-Johnson 综合征的发病率较低。Char 等报道，每年在每 100 万人中仅有 4.2 人发生 Stevens-Johnson 综合征。Schoph 等报道，在德国 Stevens-Johnson 综合征每年的发生率为 1.1/100 万。法国报道的发病率为每年 1.2/100 万～1.3/100 万，而意大利的发病率为 0.6/100 万。中国尚无 Stevens-Johnson 综合征发病率的报道。亚裔和非裔人群的发病率为白种人群的 2 倍。该病无性别差异，1～10 岁儿童和 80 岁以上人群发病风险最高。

Stevens-Johnson 综合征的具体发病机制尚未明确，肝肾功能及药物代谢酶功能障碍可能增加药物不良反应的风险,基因异常、系统性红斑狼疮、HIV感染、血液系统疾病和某些感染(如真菌感染)以及免疫功能受损与Stevens-Johnson综合征的发病可能相关。

2. 易引起不良反应的药物　目前已发现100多种可导致Stevens-Johnson综合征的药物。其中磺胺类(醋甲唑胺和乙酰唑胺)、抗癫痫药(苯妥英钠、苯巴比妥、卡马西平和拉莫三嗪)、非甾体类抗炎药、氧化抑制剂(别嘌醇)和逆转录酶抑制剂(奈韦拉平)致病风险较高,且与使用剂量直接相关。

我们课题组在下颌下腺移植治疗重症干眼的研究过程中,对于Stevens-Johnson综合征导致干眼的病例进行了分析。在175例因重症干眼接受下颌下腺移植术的患者中,94例(53.7%)系Stevens-Johnson综合征导致的干眼。51例能明确导致过敏的药物,其中最为常见的是磺胺类药物(15例)和抗生素(青霉素类13例,红霉素2例,氯霉素、麦迪霉素各1例),其他尚有安乃近(4例)、对乙酰氨基酚(3例)、复方氨林巴比妥(2例)等。文献中报告较多的卡马西平在我们研究的病例中只有1例。

3. 与Stevens-Johnson综合征发病相关的异常基因　随着药物基因组学和人类基因组学的发展,已证实多个人类白细胞抗原(HLA)基因与Stevens-Johnson综合征的发病明显相关。HLA基因具有高度遗传多态性,是调控T细胞受体抗原呈递继而引发免疫反应的关键,包括三类基因:Ⅰ类基因包括HLA-A,HLA-B,HLA-C等基因座;Ⅱ类基因主要有HLA-DR,HLA-DQ,HLA-DP 3个亚类;Ⅲ类基因主要是与补体相关的基因,如C4A,C4B,BF,C2以及21-羟化酶基因(CYP21)等。不同药物引起的Stevens-Johnson综合征具有特异性遗传标志物,且具有明显的种族差异性。

芳香族抗癫痫药物如卡马西平、奥卡西平、拉莫三嗪、苯妥英钠和苯巴比妥等,常用于治疗癫痫、三叉神经痛和双相情感障碍。不良反应主要是由于苯环代谢的芳烃氧化物累积并共价结合细胞大分子以启动直接的细胞毒性,或形成半抗原以诱导超敏反应。目前已有许多关于芳香族抗癫痫药物在亚洲和欧洲人群引起的皮肤药物不良反应遗传易感性的研究,其中以卡马西平报道最多,显示其与HLA等位基因有很强的相关性。亚洲人群中HLA-B*15:02等位基因的频率普遍高于欧洲白种人群,HLA-B*15:02与卡马西平过敏所致的Stevens-Johnson综合征强相关,亚洲国家中Stevens-Johnson综合征的发病率较高也得以解释。目前报告的与卡马西平致敏的相关基因有:HLA-B*15:02,HLA-B*15:11,HLA-B*15:18,HLA-B*15:21,HLA-B*59:01,HLA-B*58:01,HLA-C*07:04和HLA-A*31:01。

别嘌醇常用于治疗痛风关节炎和尿酸性肾石病,通过抑制黄嘌呤氧化酶来降低尿酸的形成。文献报道汉族人群中HLA-B*58:01和别嘌醇过敏所致的严重皮肤不良反应之间强相关。

磺胺类药物是相对较为常见的致敏药物。Lonjou等报告,HLA-B*38:02与北欧人群中的磺胺甲噁唑引起的Stevens-Johnson综合征明显相关。Kongpan等报告,HLA-B*15:02,HLA-C*06:02和HLA-C*08:01与复方新诺明引起的Stevens-Johnson综合征明显相关。

昔康(oxicam)为非甾体抗炎药。Lonjou等报告,HLA-B*73:01与欧洲人群中昔康引起的Stevens-Johnson综合征明显相关。

明确Stevens-Johnson综合征发病的遗传特性具有重要的临床意义。基于已经明确HLA-B*15:02与卡马西平所致的Stevens-Johnson综合征具有强相关性,美国食品药品管理局(FDA)在2007年建议,亚裔人群在使用卡马西平前应筛查HLA-B*15:02等位基因,各国的用药指南也纷纷予以更新,增加了用药前进行基因筛查的建议。中国台湾地区实行HLA-B*15:02筛查,已经大大降低了卡马西平所致Stevens-

Johnson 综合征的发病率,2005—2008 年的统计资料显示发病率为 0.24%,2008—2011 年的资料显示发病率已下降至 0。泰国在使用别嘌醇前对 *HLA-58:01* 的筛查也是有效的。

二、全身临床表现

Stevens-Johnson 综合征的临床表现多种多样,多形红斑型较为多见。发病突然,病变常出现在手足的背侧和前臂、腿、脚掌、足底表面。其早期表现为环形红斑和丘疹。某些病变相互融合成囊泡或水疱,可累及口咽、唇、生殖器、消化道和呼吸道黏膜,也可出现荨麻疹斑。病变持续时间一般不超过 4 周。病变所累及的皮肤面积小于 20%。常伴发热、咽痛、关节痛和呕吐等全身症状,白细胞计数增高。

毒性表皮坏死溶解型 Stevens-Johnson 综合征患者的结膜和皮肤有烧灼感,出疹常呈麻疹样,可累及面部和肢端。皮疹可以相互融合,导致大的水疱形成和皮肤剥脱,皮肤的受损面积超过 20%。严重者还可出现肾功能衰竭和肺栓塞等。

进入慢性期或病变痊愈后,皮肤和黏膜均可遗留花斑样病损。

三、眼部表现

Stevens-Johnson 综合征常发生眼部受累,早期表现为非特异性结膜炎,常在皮肤病变之前出现。部分患者可出现双侧卡他性、化脓性和假膜性结膜炎,也可伴发严重的前葡萄膜炎及角膜溃疡。病变持续时间一般为 2~4 周。

进入慢性期后,由于分泌泪液的泪腺及结膜杯状细胞受累,泪液分泌减少,角结膜变干燥。眼表结构缺乏泪液湿润和润滑,患者自觉眼干、畏光、砂砾状异物感,结膜新生血管形成,角膜变浑浊,视力进行性下降。由于炎症反应的存在,常有结膜瘢痕形成,球结膜和睑结膜可发生粘连,结膜囊变浅,眼球运动受限。眼科检查 Schirmer 试验泪液分泌量常在 5mm/5min 以下,泪膜破裂时间短于 10s,角膜荧光素染色阳性。

四、唾液腺受累

Stevens-Johnson 综合征唾液腺亦可受累,引起组织形态和功能的损害。

（一）组织形态的改变

1. 大体形态 因 Stevens-Johnson 综合征受累的下颌下腺表现为程度不等的萎缩,体积缩小。我们课题组采用 B 超检测拟行下颌下腺移植治疗重症干眼患者的下颌下腺大小,Stevens-Johnson 综合征组为 2.74cm×1.53cm,小于非 Stevens-Johnson 综合征组的 3.02cm×1.68cm。采用增强 CT 并进行体积重建,可以精确地测量下颌下腺及腮腺的体积。与同性别、同年龄组的下颌下腺及腮腺的体积正常值相比,体积明显缩小。下颌下腺移植术中,常规进行下颌下腺供体称重,正常腺体重量为 13g 左右,而受累的下颌下腺重量减轻 3~4g（图 11-5-1）。

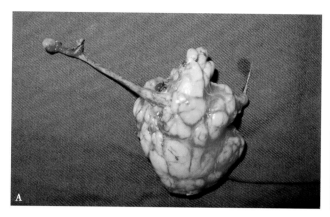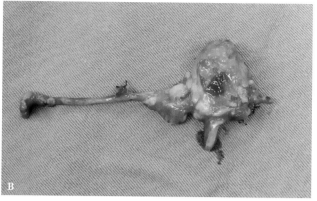

图 11-5-1 正常下颌下腺与 Stevens-Johnson 综合征受累下颌下腺体积和重量比较
A. 正常下颌下腺重 13.4g B. Stevens-Johnson 综合征受累下颌下腺重 9.2g

2. **组织学表现** 光镜下可见腺小叶结构存在,但腺实质萎缩,间质增加,腺泡间距增加,腺小叶结构松散(图 11-5-2)。腺泡出现脂肪变性或空泡变性(图 11-5-3)。导管内可见唾液潴留,导管周围纤维组织增生,少量炎症细胞浸润。

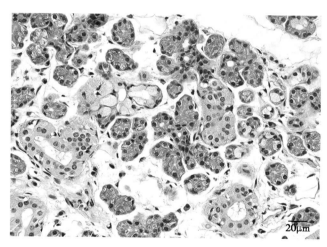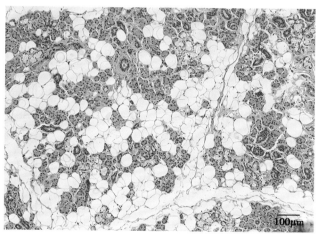

图 11-5-2 腺泡间距增加,腺小叶结构松散

图 11-5-3 腺泡脂肪变性

(二)唾液腺功能改变

1. **唾液流率** 因 Stevens-Johnson 综合征受累的唾液腺分泌功能下降。我们课题组检测了 30 例重症干眼(病因以 Stevens-Johnson 综合征为主)患者的唾液流率,并以性别和年龄配对的健康人作为对照。结果显示,健康受试者的静息和酸刺激全唾液流率分别为(2.75±1.81)g/5min 及(12.63±5.88)g/5min,而重症干眼患者的静息和酸刺激全唾液流率分别为(1.91±1.14)g/5min 及(10.16±5.63)g/5min,其差异具有显著性。进一步检测小唾液腺中下唇唇腺和颊腺的唾液流率,健康受试者的静息流率分别为(2.50±0.58)mg/(min·cm²)及(2.70±0.58)mg/(min·cm²),而重症干眼患者下唇及颊腺的静息流率分别为(1.87±0.65)mg/(min·cm²)及2.34±0.57mg/(min·cm²)。这些结果表明,重症干眼患者无论是以下颌下腺和腮腺为主的全唾液流率还是

小唾液腺流率，均明显降低。

2. ^{99m}Tc 核素功能显像 我们课题组拟行下颌下腺移植治疗重症干眼的 94 侧下颌下腺中，功能基本正常者 66 侧，轻度受损 26 侧，严重受损 6 侧。严重者下颌下腺不显影。

（三）唾液腺功能检测的临床意义

唾液腺分泌的唾液对于全身和口腔健康发挥重要作用，Stevens-Johnson 综合征导致唾液腺功能严重受累时，可引起明显口干。因此，分析口干病因时，应考虑到 Stevens-Johnson 综合征。如上所述，Stevens-Johnson 综合征累及泪腺及眼表结构时，泪液分泌明显减少，是引起重症干眼的重要原因，也是唾液腺移植治疗重症干眼的主要对象。Stevens-Johnson 综合征累及全身及泪器的同时，也可累及大小唾液腺，故在选择唾液腺移植治疗重症干眼的适应证时，应详细询问病史，明确有无 Stevens-Johnson 综合征病史，并全面检测大小唾液腺的分泌功能，设计合理的治疗方案，具体内容请参见第十四章。

（俞光岩）

参考文献

1. MANDEL L. Salivary Gland Disorders Med Clin. N Am, 2014(98): 1407-1449.

2. 中华医学会风湿病学分会干燥综合征诊断及治疗指南. 中华风湿病学杂志, 2010, 11(14): 766-769.

3. SHIBOSKI C H, SHIBOSKI S C, SEROR, et al. 2016 American College of Rheumatology/European League Against Rheumatism classification criteria for primary Sjögren's syndrome. Ann Rheum Dis, 2017, 76(1): 9-10.

4. 葛均波, 徐永健. 内科学. 8 版. 北京: 人民卫生出版社, 2013.

5. 中华人民共和国卫生部. 艾滋病和艾滋病病毒感染诊断标准: WS 293—2008.(2008-09-01)[2022-06-22]. http://www.nhc.gov.cn/wjw/s9491/200702/38809.shtml.

6. STEVENS A M, JOHNSON F C. A new eruptive fever associated with stomatitis and ophtalmia: report on two cases in children. Am J Dis Child, 1922, 24(6): 526-533.

7. BASTUJI-GARIN S, RZANY B, STERN R S, et al. Clinical classification of cases of toxic epidermal necrolysis, Stevens-Johnson syndrome, and erythema multiforme. Arch Dermatol, 1993, 129(1): 92-96.

8. CHUNG W H, HUNG S I, HONG H S, et al. Medical genetics: a marker for Stevens-Johnson syndrome. Nature, 2004, 428(6982): 486.

9. KIM S H, LEE K W, SONG W J, et al. Carbamazepine-induced severe cutaneous adverse reactions and HLA genotypes in Koreans. Epilepsy Res, 2011, 97(1/2): 190-197.

10. HE X J, JIAN L Y, HE X L, et al. Association between the HLA-B*15: 02 allele and carbamazepine-induced Stevens-Johnson syndrome/toxic epidermal necrolysis in Han individuals of northeastern China. Pharmacol Rep, 2013, 65(5): 1256-1262.

11. WANG W, HU F Y, WU X T, et al. Genetic predictors of Stevens-Johnson syndrome and toxic epidermal necrolysis induced by aromatic antiepileptic drugs among the Chinese Han population. Epilepsy Behav, 2014, 37: 16-19.

12. HUNG S I, CHUNG W H, LIOU L B, et al. HLA-B*5801 allele as a genetic marker for severe cutaneous adverse reactions caused by allopurinol. Proc Natl Acad Sci USA, 2005, 102(11): 4134-4139.

13. 王怡平, 俞光岩. Stevens-Johnson 综合征和中毒性表皮坏死松解症相关药物基因组学的研究进展. 现代口腔医学杂志, 2019, 33(01): 35-41.

14. WANG Z, LI W, HONG X, et al. Minor salivary glands function is decreased in hyposalivation-related diseases. Arch Oral Biol, 2016, 69: 63-70.

第十二章

下颌下腺肿瘤

肿瘤是下颌下腺最常见的疾病之一，其中绝大多数系上皮性肿瘤，间叶组织来源的肿瘤较少见。下颌下腺的上皮性肿瘤组织类型十分复杂，不同类型的肿瘤在临床表现、影像学表现、治疗和预后等方面均不相同。

第一节　概　　论

一、发病情况

不同国家唾液腺肿瘤的发病率有明显差异。文献报告，全世界每年唾液腺肿瘤的发病率为 1/10～6.5/10 万。在我国，目前尚无确切的唾液腺肿瘤发病率的统计资料。唾液腺肿瘤是口腔颌面部最常见的肿瘤之一，据国内 7 所口腔医学院校口腔病理教研室的统计资料，69 902 例口腔颌面部肿瘤中，唾液腺上皮性肿瘤 23 010 例，占 1/3。

在唾液腺肿瘤中，腮腺肿瘤最常见，占 60%～80%；其次为小唾液腺肿瘤，占 10%～25%；下颌下腺肿瘤居第三位，占 8%～11%；舌下腺肿瘤少见，占 0.3%～2%。在北京大学口腔医学院累积的 7 190 例唾液腺上皮性肿瘤中，下颌下腺肿瘤 713 例，占 9.92%。

在腮腺肿瘤中，良性肿瘤（75%）明显多于恶性肿瘤（25%）；舌下腺肿瘤则相反，恶性肿瘤（90%）明显多于良性肿瘤（10%）；而下颌下腺肿瘤中，一般认为良恶性肿瘤的比例比较接近，良性肿瘤约占 55%，恶性肿瘤约占 45%。北京大学口腔医院累积的 713 例下颌下腺肿瘤中，良性肿瘤 458 例，占 64.2%，恶性肿瘤 255 例，占 35.8%，良性肿瘤亦明显多于恶性肿瘤。

下颌下腺肿瘤的组织学类型与腮腺肿瘤有所不同，沃辛瘤在腮腺很常见，但不见于下颌下腺，嗜酸性腺瘤、唾液腺导管癌、腺泡细胞癌常见于腮腺，而在下颌下腺颇为少见。多形性低度恶性腺癌及管状腺瘤也很少见于下颌下腺。其他的唾液腺肿瘤均可见于下颌下腺，其中良性肿瘤绝大多数为多形性腺瘤，恶性肿瘤则以腺样囊性癌和腺癌多见。黏液表皮样癌在腮腺恶性肿瘤中常居首位,而在下颌下腺恶性肿瘤中位于第三。表12-1-1为北京大学口腔医学院674例下颌下腺肿瘤的组织学类型。

表 12-1-1　674 例下颌下腺肿瘤的组织学类型

类型	例数
良性肿瘤	468
多形性腺瘤	448
肌上皮瘤	9
基底细胞腺瘤	5
沃辛瘤	3
乳头状囊腺瘤	2
嗜酸细胞腺瘤	1
恶性肿瘤	206
腺样囊性癌	78
腺癌	52
黏液表皮样癌	29
癌在多形性腺瘤中	21
腺鳞癌	3
乳头状囊腺癌	4
肌上皮癌	4
基底细胞腺癌	3
腺泡细胞癌	4
唾液腺导管癌	5
嗜酸细胞腺癌	1
鳞癌	2
合计	674

任何年龄均可发生下颌下腺肿瘤,但儿童较少见。部分下颌下腺肿瘤有性别差异,多形性腺瘤和黏液表皮样癌女性多于男性。

二、临床表现

下颌下腺肿瘤具有与其他部位的唾液腺肿瘤相似的特点。良性肿瘤多为生长缓慢的无痛性肿块,常于无意中发现,活动,无粘连,无功能障碍,表面光滑或呈结节状(图 12-1-1)。恶性肿瘤多有疼痛症状,生长较快,呈浸润性生长,与周围组织有粘连。但有些低度恶性肿瘤在早期也可呈良性表现,且病程较长,易与良性肿瘤相混淆。

下颌下腺肿瘤也有其部位特点,肿瘤均表现为下颌下三角区肿块,良性者常无自觉症状,恶性者侵犯舌神经时出现舌痛和舌麻木,舌下神经受累时出现舌运动障碍,伸舌时歪向患侧,也可出现舌肌萎缩及舌肌震颤。肿瘤侵及下颌骨骨膜时,与下颌骨体融合一体而不能活动,侵及皮肤者,呈板样硬,部分肿瘤出现颈淋巴结肿大(图 12-1-2)。

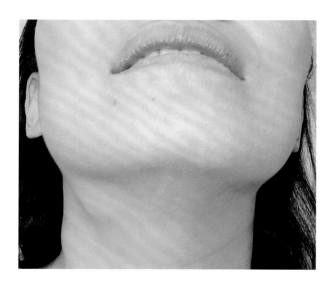

图 12-1-1　右侧下颌下腺多形性腺瘤，表现为下颌下区肿块

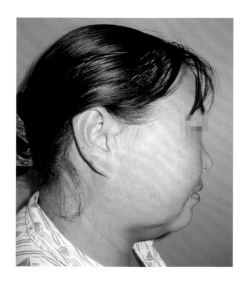

图 12-1-2　右侧下颌下腺腺癌，与下颌骨粘连

三、诊断

1. 临床诊断　通过详细询问病史，了解患者的年龄、病期、症状，通过望诊、触诊等细致的临床检查，常可初步判断肿瘤的性质。

2. 影像学诊断　下颌下腺肿瘤为了避免发生瘤细胞种植，禁忌行活检，影像学检查常作为术前重要的诊断手段。B超可判断有无占位性病变以及肿瘤的大小，估计大致的性质。CT可确定肿瘤的部位以及与周围组织包括颈部大血管之间的关系。磁共振显像的软组织分辨率更高，肿瘤与血管之间的关系也能清楚地显示。详见第七章。

3. 细针吸活检　采用外径为 0.6mm 的针头，吸取少量组织，涂片做细胞学检查，定性诊断的准确率较高。一些炎性肿块，临床上不易确定是否肿瘤，细针吸活检常可结合临床作出明确诊断，从而避免不必要的手术。但是针吸组织是肿物的某一点，获取组织很少，少量组织的涂片难以概括肿瘤全貌。加之，唾液腺肿瘤组织学表现非常复杂，有时难以做出明确的组织学分类，而只能确定良恶性。作细胞学诊断时，要特别强调经验的积累，并紧密结合临床综合考虑。

4. 冷冻活检　可较明确地确定炎症和肿瘤以及肿瘤的良恶性，但有时确定组织学分型有一定困难。冷冻活检可用于手术中肿瘤周界的确定，以决定是否需要适当扩大手术范围。用于确定肿瘤性质时，应将肿瘤完整切除后再取肿瘤组织做冷冻活检，不宜切开肿瘤组织行冷冻活检，以免造成瘤细胞种植。

5. 石蜡切片诊断及组织病理学分类　下颌下腺肿瘤的确切诊断常依赖于石蜡切片诊断。WHO 于 2017 年提出第 4 版的唾液腺肿瘤组织学分类，达 33 种之多，其中良性肿瘤 12 种，恶性肿瘤 21 种，可见其多样性及复杂性。

世界卫生组织唾液腺肿瘤组织学分类（2017）

腺瘤	癌
多形性腺瘤	腺泡细胞癌
肌上皮瘤	黏液表皮样癌
基底细胞腺瘤	腺样囊性癌
沃辛瘤（腺淋巴瘤）	多形性腺癌
嗜酸细胞腺瘤	上皮 - 肌上皮癌
管状腺瘤	唾液腺导管癌
皮脂腺腺瘤	基底细胞腺癌
淋巴腺瘤	皮脂腺腺癌
导管乳头状瘤	嗜酸细胞腺癌
乳头状唾液腺瘤	透明细胞癌
囊腺瘤	导管内癌
其他导管腺瘤	非特异性腺癌
	鳞状细胞癌
	癌在多形性腺瘤中
	分泌性癌
	癌肉瘤
	肌上皮癌
	低分化癌
	淋巴上皮癌
	成涎细胞癌
	其他癌瘤

　　如此复杂的组织学分类不易为临床医生所掌握，从临床实际应用的角度，根据肿瘤的生物学行为，大致可将下颌下腺的恶性肿瘤分为三类：①高度恶性肿瘤，包括低分化黏液表皮样癌、腺样囊性癌、唾液腺导管癌、非特异性腺癌、鳞状细胞癌、肌上皮癌、嗜酸细胞腺癌及低分化癌。这类肿瘤颈淋巴结或远处转移率较高，术后易于复发，预后较差。②低度恶性肿瘤，包括高分化黏液表皮样癌、腺泡细胞癌、上皮 - 肌上皮癌、分泌性癌、多形性腺癌等。这类肿瘤颈淋巴结转移及远处转移率较低，亦可出现术后复发，但预后相对较佳。③中度恶性肿瘤，包括基底细胞腺癌、癌在多形性腺瘤中等，其生物学行为介于上述两者之间。其中癌在多形性腺瘤中与癌变的病理类型密切相关，近些年的研究结果显示，部分癌在多形性腺瘤中患者因肿瘤恶变部分分化较差，恶变后肿瘤进展较快，恶性程度较高，患者预后较差，可以列为高度恶性肿瘤。

四、治疗

　　1. 手术治疗　下颌下腺肿瘤的治疗以手术为主。术中应严格遵守"无瘤操作"，切忌切破肿瘤。一旦切破肿瘤，极易造成种植性复发。

　　传统的手术方式，无论是良性肿瘤或恶性肿瘤，只要发生于下颌下腺，均需行肿瘤连同下颌下腺一并切除。近些年，随着对于下颌下腺显微解剖的深入了解，多年来对于腮腺浅叶良性肿瘤采用部分腮腺切除术的经验积累,以及采用部分下颌下腺移植治疗重症干眼的成熟经验的启发,对于临床诊断为良性肿瘤、CT显示肿瘤位于下颌下腺一侧,并远离下颌下腺导管者,可采用肿瘤连同瘤周部分正常腺体切除的部分下颌下腺切除术,在不增加复发率的基础上,可以保留大部分下颌下腺的功能,减少手术创伤和局部凹陷畸形,提高患者生活质量,详见第十七章第二节。

当下颌下腺恶性肿瘤(特别是腺样囊性癌)侵犯舌神经时,需牺牲舌神经,并向后上行舌神经的追踪性切除。

当恶性肿瘤与下颌骨下缘紧密粘连,甚至侵蚀骨组织时,可行下颌骨体下部的倒方块切除术,既清除肿瘤,又保持下颌骨的连续性。

当临床上扪及颈部肿大淋巴结并怀疑有转移时,应行治疗性颈淋巴结清扫,对临床检查颈部淋巴结为N0的患者,根据肿瘤的组织学类型及临床分期综合考虑,鳞癌、未分化癌、低分化黏液表皮样癌、腺癌、嗜酸细胞腺癌以及唾液腺导管癌等癌瘤,因其颈淋巴结转移率高,可考虑选择性颈淋巴结清扫。而腺样囊性癌等转移率较低,一般不做选择性颈淋巴结清扫。Ⅰ、Ⅱ期癌瘤转移率较低,Ⅲ、Ⅳ期癌瘤转移率升高,故前者不行选择性颈淋巴结清扫,而后者可以考虑颈淋巴结清扫。

2. 放射治疗　下颌下腺恶性肿瘤对放射线不敏感,采用传统的放疗方法,单纯放疗很难达到根治效果。术后辅助放疗可以有效控制肿瘤并提高生存率。高能射线如快中子对下颌下腺癌的控制更为有效。对以下病例可考虑术后放疗:①腺样囊性癌;②其他高度恶性肿瘤;③手术切除不彻底,有肿瘤细胞残存者;④肿瘤范围广泛,累及皮肤、肌肉及骨组织者;⑤复发性恶性肿瘤。腺样囊性癌可沿着舌神经扩散到颅底,故照射时应包括颅底,照射剂量应在50Gy以上。

腺源性恶性肿瘤对 ^{125}I 放射性粒子有较高的敏感性,对于有瘤组织残存者,亦可在创口愈合后,局部植入放射性粒子,以降低肿瘤的复发率。亦可根据所在医疗单位的条件,选用手术结合 ^{192}Ir 后装组织内近距离放射治疗,控制肿瘤的复发,提高患者的生存率。

3. 化学药物的治疗　关于唾液腺癌化学药物治疗的系统研究报告较少。Suen等根据对化疗药物的敏感性,将唾液腺癌分为两大类:①腺癌样唾液腺癌,包括腺样囊性癌、腺癌、癌在多形性腺瘤中、乳头状囊腺癌及腺泡细胞癌,这一类肿瘤对顺铂、阿霉素、氟尿嘧啶较敏感;②鳞癌样唾液腺癌,包括黏液表皮样癌及鳞癌,对顺铂和甲氨蝶呤较敏感。Kaplan等总结116例唾液腺癌的化疗效果,在腺癌样癌组,有效率为44%,其中10%的病例肿瘤完全消失,肿瘤所致的疼痛明显减轻,局部控制效果优于远处转移者,但有效维持时间较短,一般为6~8个月。近些年来,分子靶向治疗在肺癌等一些内脏器官癌瘤治疗中获得令人鼓舞的效果,但在唾液腺癌瘤治疗中尚缺乏深入研究。

4. 远处转移的预防和治疗　下颌下腺癌可能发生远处转移,特别是腺样囊性癌及唾液腺导管癌,远处转移率在40%左右,转移部位主要在肺部,也可达肝、骨等部位。因此理论上讲,对于这一类易于发生远处转移的唾液腺癌,术后需要配合化学药物治疗。一些实验研究显示,精氨酸-天冬氨酸、染料木黄酮等可以减少实验性肺转移的发生率。紫杉醇、精氨酸-天冬氨酸等对实验性肺转移有一定的控制作用,但尚需临床实验证实。

放射治疗,包括三维适形放疗、γ射线、放射性粒子植入等,对孤立的肺转移灶有一定的治疗作用,但对多发性转移灶尚缺乏非常有效的治疗手段。

五、预后

在唾液腺恶性肿瘤中,下颌下腺恶性肿瘤的预后最差。俞光岩等报告的一组临床研究中,下颌下腺癌患者的 3 年、5 年、10 年、15 年生存率分别为 57.7%、41.2%、38.1% 及 26.7%,随着随诊周期的延长,其生存率呈进行性下降,故其随诊时间应在 10 年以上。

第二节　良 性 肿 瘤

下颌下腺的良性肿瘤多于恶性肿瘤,其中以多形性腺瘤最为常见,亦可见肌上皮瘤、基底细胞腺瘤、乳头状囊腺瘤等。

一、多形性腺瘤

多形性腺瘤是最常见的下颌下腺肿瘤,约占下颌下腺良性肿瘤的 95%,占所有下颌下腺肿瘤的 65%。因其包膜可不完整,处理不当易致复发,常被称为临界性肿瘤。

(一)组织病理学特点

肉眼所见多形性腺瘤大小不一,可自数毫米至十几厘米不等,直径多为 2~3cm。肿瘤多呈圆形或卵圆形,表面常呈分叶状或结节状。肿瘤可有包膜,但厚薄不一。剖面根据肿瘤细胞结构不同可有不同表现:上皮细胞成分较多时,呈实质性,灰白色,质地较硬(图 12-2-1)。黏液样组织丰富时,质地较软,并有许多黏液。软骨样组织较多时,呈浅蓝色,半透明,质地较硬。有时可见大小不一的囊腔,内含无色透明或褐色液体,偶见小片区域出血。

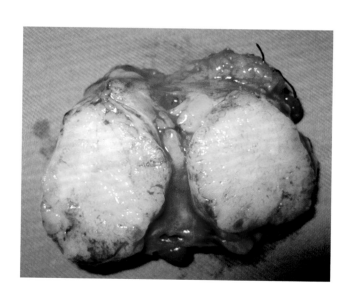

图 12-2-1　多形性腺瘤标本剖面,有包膜,灰白色,均质

复发性肿瘤常呈多灶性，彼此间可融合在一起，也可相隔较远距离，肿瘤体积及数量很不一致，小的仅粟粒大小，可多达数十、上百个（图 12-2-2，图 12-2-3）。

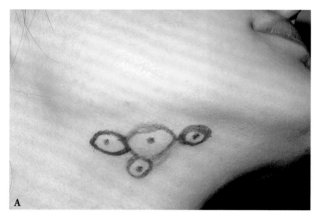
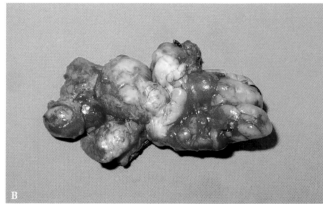

图 12-2-2　右侧下颌下腺复发性多形性腺瘤
A. 下颌下区多个结节　B. 手术标本显示多个肿瘤结节

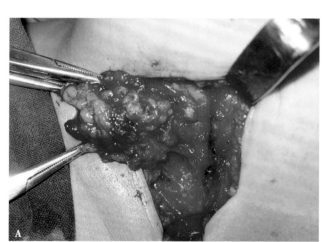
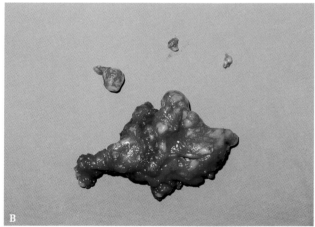

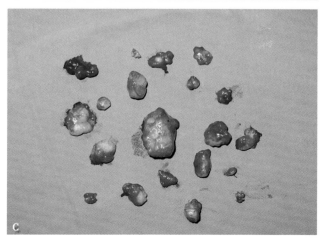

图 12-2-3　下颌下腺复发性多形性腺瘤
A. 术中见多个肿瘤结节　B、C. 手术标本显示大量大小不等的肿瘤结节

光镜下见肿瘤的组织结构复杂,主要成分为腺上皮细胞、肌上皮细胞、黏液、黏液样组织及软骨样组织(图12-2-4),其中腺上皮细胞形成肿瘤导管样结构的内层;肌上皮细胞形成导管样结构的外层以及黏液样组织及软骨样组织。肿瘤细胞有时发生鳞状化生。间质结缔组织不多,可见玻璃样变性。

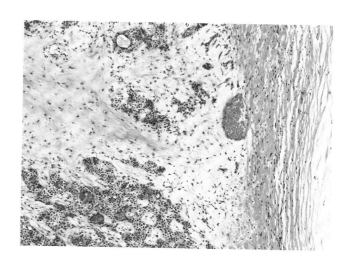

图 12-2-4　多形性腺瘤,肿瘤有较厚的包膜,由上皮、黏液样组织和软骨样组织构成

少数肿瘤可出现恶变,恶变部分多为癌,如腺癌、唾液腺导管癌、黏液表皮样癌、嗜酸细胞腺癌、鳞癌等,可以局限于多形性腺瘤的包膜内,称为原位癌(carcinoma in situ)或包膜内癌(intracapsular carcinoma),也可超出原多形性腺瘤范围,向周围组织浸润,称为浸润性癌。详见本章第三节。

（二）临床表现

下颌下腺多形性腺瘤早期为无痛性肿块,生长缓慢,常无自觉症状,病史较长,常在无意中发现。肿瘤位于下颌下区,下颌下腺的一侧如浅面、后部、前部或深部,也可完全位于腺体内。肿瘤小者如蚕豆大小,大者则呈颌下区明显膨隆,可达10多厘米。肿瘤呈球状或分叶状,周界清楚(图12-2-5),质地大多中等,一般可活动。

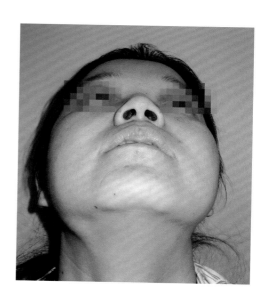

图 12-2-5　右侧下颌下腺多形性腺瘤

当肿瘤缓慢生长一段时间后，突然出现生长加速，疼痛或出现舌尖麻木、舌运动障碍等症状时，应考虑恶变的可能。

（三）诊断

根据病史、临床表现及影像学检查，大多数病例可初步诊断。

临床检查时应行口内外双合诊检查，可触及结节状肿块，初步了解肿瘤所在部位及与下颌下腺的关系。

B超可明确下颌下区有无占位性病变，根据肿块的形态及回声特点，初步判断肿瘤的性质。多形性腺瘤常表现为圆形或类圆形的低回声团块，界限清楚，内部回声均匀或不甚均匀，后壁及后方回声可增强。

CT或磁共振显像可明确占位性病变的存在及肿块与下颌下腺的位置关系。CT表现为圆形或结节状高密度团块，而磁共振表现为T1等信号、T2强信号团块，界限清楚，位于下颌下腺内或其一侧。

（四）鉴别诊断

下颌下区肿块是口腔颌面部常见症状之一，可由多种疾病所致，临床上常需作鉴别诊断。

1. 下颌下腺恶性肿瘤　具有恶性肿瘤的临床特征，如生长较快，病期短，可伴疼痛或舌神经、舌下神经受侵表现，肿块质硬，活动度差，与下颌骨下缘粘连，可有颈部淋巴结肿大等。但低度恶性肿瘤如高分化黏液表皮样癌及腺泡细胞癌等，则不易与多形性腺瘤相区分。

2. IgG4相关性下颌下腺炎　多表现为双侧颌下腺肿大，质地中等或偏硬，活动，表现为下颌下腺整体肿大，多伴有腮腺、副腮腺及泪腺肿大。B超及CT检查无占位性病变。血清学检查IgG及IgG4升高，IgE水平也常升高。组织活检及免疫组织化学显示IgG4相关唾液腺炎的特征性表现（见第十章第一节）。

3. 慢性硬化性下颌下腺炎　又称Küttner瘤，本质是分泌紊乱引发原发性阻塞性电解质异常性唾液腺炎，随着病变进展，引起下颌下腺的自身免疫性组织破坏。临床常有唾液腺结石病史和导管阻塞症状，下颌下腺反复肿胀，并逐渐变硬。肿块虽硬，但大小仍如原腺体或反而变小，无进行性增大的表现。

4. 慢性颌下淋巴结炎　表现为反复肿大的颌下区肿块，有明显的消长史，有时在口腔颌面部可找到炎性病灶。肿块位置表浅，位于下颌下缘的内下方，可活动。

5. 下颌下淋巴结结核　可为单个或多个颌下区结节状肿块，常有消长史，部分病例有其他部位结核病灶。如做细针吸活检，细胞学表现为炎症细胞而无肿瘤细胞，有助于鉴别。

6. 潜突型舌下腺囊肿　又称舌下腺囊肿口外型。触诊肿块柔软，不可压缩，向口底方向挤压肿物，有时可见口底浅蓝色囊性肿物，穿刺为蛋清样黏稠液体。

7. 囊性淋巴管瘤　又称囊性水瘤。肿物质地柔软，界限不甚清楚，透光试验阳性。B超显示为囊性占位性病变，穿刺为水样清亮液体，涂片可见大量淋巴细胞。

（五）治疗

手术切除是下颌下腺多形性腺瘤的主要治疗方法，常用手术方式采取肿瘤连同下颌下腺一并切除（图12-2-6）。

随着功能性外科理念的不断深入，借鉴腮腺浅叶良性肿瘤采用部分腮腺切除术的成熟经验，对位于下颌下腺一侧，特别是下颌下腺后外部的多形性腺瘤，采用肿瘤连同部分正常下颌下腺组织的部分下颌下腺切除术，以保留患侧下颌下腺的生理功能，详见第十七章第二节。

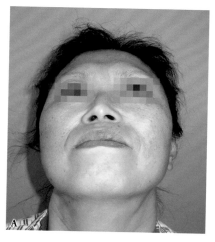
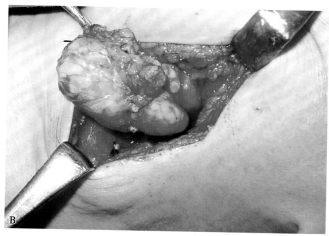
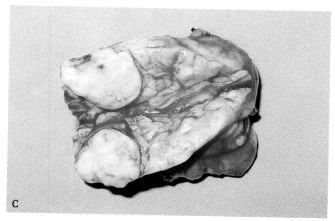

图 12-2-6 右侧下颌下腺多形性腺瘤
A. 右侧下颌下区肿块　B. 切除肿瘤和整个下颌下腺　C. 手术标本

多形性腺瘤易发生种植性复发，术中切忌切破肿瘤。一旦发生肿瘤破裂，应将创口用大量生理盐水冲洗，并及时更换手套、相关手术器械及敷料，尽可能减少复发的概率。

对于复发性的多形性腺瘤，如前次手术未行下颌下腺切除，应同时切除下颌下腺。

（六）预后

采用规范的手术方式，下颌下腺多形性腺瘤术后很少复发。但复发性多形性腺瘤患者，复发概率明显增加。多次复发者，应警惕肿瘤恶变的可能。

二、其他良性肿瘤

除多形性腺瘤以外的下颌下腺其他良性肿瘤少见，在北京大学口腔医学院积累的 468 例下颌下腺良性肿瘤中，其他良性肿瘤 20 例，仅占 4.3%。

（一）组织病理学特点

在其他下颌下腺良性肿瘤中，肌上皮瘤及基底细胞腺瘤相对较常见，20 例中分别占 9 例及 5 例。此外，尚可有乳头状囊腺瘤、嗜酸细胞腺瘤等。

肌上皮瘤的肉眼观与多形性腺瘤不易区分。多为中等大小，直径 2~3cm，呈圆形或卵圆形，可有厚薄不一的包膜。剖面常为实性、灰白、均质性。镜下见肿瘤主要由肌上皮细胞组成,瘤细胞呈梭形、浆细胞样、透明和上皮细胞样,或两种以上形态的细胞混合存在(图12-2-7)。

基底细胞腺瘤的直径多在3cm以内,鲜有体积巨大者。肿瘤表面光滑,无结节,有完整包膜。剖面灰白色,突出的特点是常有囊性变,囊腔大小不等,内含清亮液体。镜下见肿瘤由较为单一的基底样细胞组成。免疫组织化学则显示肿瘤由向导管分化的基底细胞和向肌上皮分化的细胞构成。肿瘤结构多样,可形成团块状即实性型、形成相互吻合的条索的梁状型、含较多导管结构的管状型和含有明显的基底膜样结构的膜性型(图12-2-8)。肿瘤细胞团或条索周边层细胞呈栅栏状排列。肿瘤间质少。

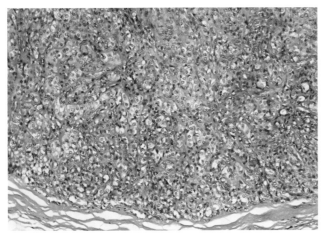

图12-2-7 肌上皮瘤,肿瘤性肌上皮细胞胞质透明　　图12-2-8 基底细胞腺瘤,肿瘤细胞排列成梁状,内含导管样结构

(二)临床表现

下颌下腺肌上皮瘤等良性肿瘤表现为无痛性下颌下区肿块,生长缓慢,病期较长,少有自觉症状,肿瘤呈圆形或类圆形,表面光滑,界限清楚,可活动,无神经功能障碍。不同类型良性肿瘤的临床表现基本相同。

(三)诊断

根据病史、临床表现及影像学检查结果,可进行下颌下腺良性肿瘤的诊断。如基底细胞腺瘤发生囊性变,B超及CT可见肿块内部表现为囊实混合性病变,多呈类圆形,界限清楚。

(四)鉴别诊断

下颌下腺肌上皮瘤等良性肿瘤与多形性腺瘤在临床上不易鉴别,其与下颌下腺恶性肿瘤、各类炎症及瘤样病变的鉴别同多形性腺瘤。

(五)治疗

采用手术治疗,行肿瘤及下颌下腺切除术(图12-2-9)。肿瘤位于下颌下腺后外部及深部时,可采用部分下颌下腺切除术。

(六)预后

行肿瘤及全部或部分下颌下腺切除后,很少有复发者。

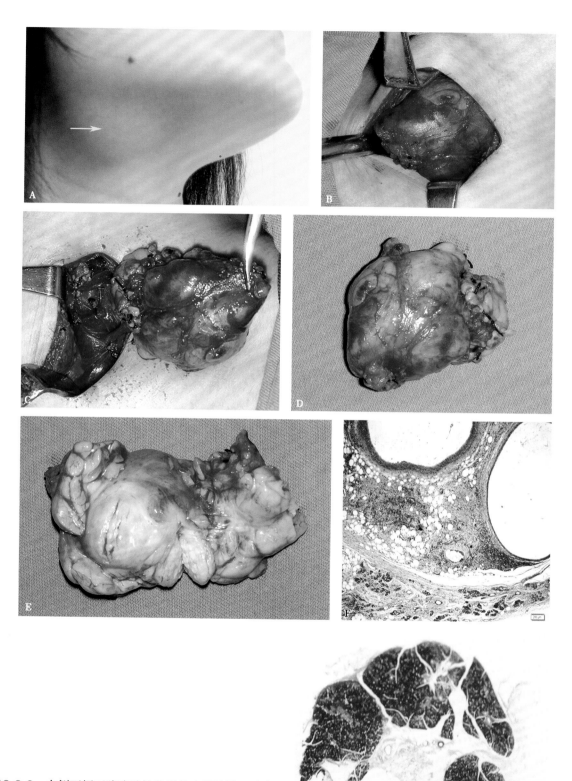

图 12-2-9　右侧下颌下腺嗜酸性腺瘤伴皮脂腺淋巴腺瘤
A. 右侧下颌下肿块（箭头示）　B. 术中显示界线清楚的
肿瘤　C. 切除肿瘤及下颌下腺　D. 手术标本　E. 肿瘤
剖面显示皮脂腺样物　F、G. 组织学图片显示嗜酸性腺
瘤基础上皮脂腺淋巴腺瘤形成

第三节 恶 性 肿 瘤

下颌下腺的恶性肿瘤约占下颌下腺肿瘤的 30%～40%,其中以腺样囊性癌、腺癌、黏液表皮样癌及多形性腺瘤癌变为常见。本节重点叙述下颌下腺较为常见的恶性肿瘤。

一、腺样囊性癌

腺样囊性癌是下颌下腺最常见的恶性肿瘤,北京大学口腔医学院统计的 206 例下颌下腺恶性肿瘤中,腺样囊性癌 78 例,占 37.9%,其比例高于腮腺恶性肿瘤。腺样囊性癌也是口腔颌面部最具特征的恶性肿瘤之一。

(一)组织病理学特点

肉眼观肿瘤大多呈圆形、椭圆形或不规则形,大小不等,直径多为 2～4cm,无包膜或包膜不完整,侵犯周围组织,界限不清,质地较硬,剖面为实质性、灰白色或灰黄色。

光镜下肿瘤主要由导管上皮细胞和肌上皮细胞组成,排列成最具特征性的筛状结构。也可排列成腺管样或小梁状结构,有时三者之间呈过渡状态。有的瘤细胞呈实性上皮团块,常伴中心性坏死,这种类型的肿瘤细胞分化较差,异形性明显、核分裂象多见。通常这种实性团块只构成肿瘤的一部分,其余部分为筛状或腺管状结构,但也有以实性团块为主者。肿瘤间质为多少不一的纤维结缔组织,常有玻璃样变。

WHO 唾液腺组织学分类中,将腺样囊性癌分为腺样型、管状型及实性型,前两者分化较好,后者分化较差。不少研究结果显示,组织学类型与患者的预后有密切关系,实性型肿瘤的远处转移率明显高于腺样型及管状型,而患者的生存率明显低于腺样型及管状型。

浸润性极强是腺样囊性癌的显著特点,常随组织间隙向周围蔓延扩展,尤其倾向于沿着或围绕纤维生长,极易浸润神经,也可围绕或紧贴血管,或侵入血管形成血管内瘤栓。

(二)临床表现

与其他恶性肿瘤有所不同,腺样囊性癌在临床上常表现为缓慢生长的肿块,病期较长。曾经分析 80 例腺样囊性癌,平均病期为 3.5 年,最长者达 20 年,与多形性腺瘤相似。

肿块疼痛是腺样囊性癌突出的症状,疼痛可为自发性,也可以为触发性。疼痛可向耳颞部放射。患者常有患侧神经功能障碍,侵犯舌神经出现舌麻木,侵犯舌下神经出现舌下神经麻痹,伸舌偏向患侧,或表现为患侧舌肌震颤。

临床检查肿瘤大小不等,形态不规则,边界可清或不清,质地较硬,可有明显触痛。肿物可与下颌骨下缘粘连使肿块固定而不活动。

(三)诊断及鉴别诊断

下颌下腺腺样囊性癌的临床表现颇有特点,突出的表现为明显的神经症状,包括疼痛、麻木或舌肌瘫痪。因其侵袭性强,为肿瘤范围的确切判断带来一定困难。如癌瘤可通过组织间隙扩散而不破坏骨小梁,即使骨质广泛受累,X 线片上可不显示明显病变。因此,不能依据 X 线片上有无骨质破坏来判断骨质受侵与否。

易发生远处转移是腺样囊性癌的重要特征之一,转移部位以肺最常见,也可见于肺和骨。可在患者就诊时即有转移,但多数在原发灶手术治疗后。可在原发灶有复发的情况下出现转移,亦可在原发灶无复发时出现转移。出现转移的时间可早可晚,最晚者可在原发灶治疗后近 20 年出现转移,80% 的患者在确诊后的 7.5 年内出现远处转移,但有 20% 的患者在治疗后 8~20 年出现远处转移。出现肺转移者,除非侵犯胸膜,出现胸水,一般无自觉症状。因此,应常规做胸片检查以确定有无转移,或作为进一步随诊复查的基础。

腺样囊性癌的组织病理诊断,如有筛状结构等典型表现,诊断不难。有些管状型及实性型需与基底细胞腺瘤、唾液腺导管癌及上皮 - 肌上皮癌等肿瘤相鉴别。

（四）治疗及预后

外科手术和放射治疗是治疗腺样囊性癌的主要手段。

腺样囊性癌的侵袭性极强,不少病例 X 线检查骨质正常,术中肉眼见肌肉、骨膜均正常,但术后病理检查可见这些组织中有肿瘤细胞浸润。因此,不能依据肉眼所见判断肿瘤的侵犯范围。局部大块切除是根治腺样囊性癌的主要原则,在功能影响不大的情况下,应尽可能切除肿瘤周围组织。术中应配合冰冻切片检查周界是否正常,如为阳性,在可能的情况下,应进一步扩大切除。

神经的恰当处理是下颌下腺腺样囊性癌手术治疗过程中的一个重要环节,由于肿瘤细胞易沿神经扩散,当肿瘤接近舌神经时,应向近心端追迹性切除舌神经（图 12-3-1）。如发现肿瘤与舌下神经紧贴或粘连,应果断牺牲舌下神经。

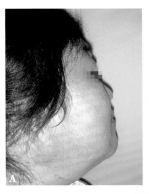
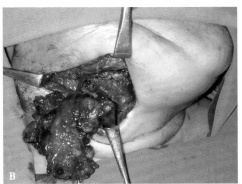
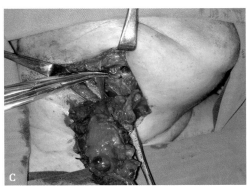
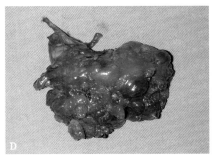
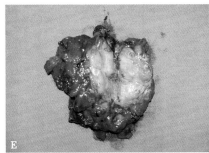
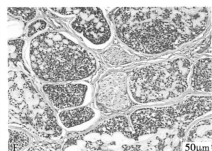

图 12-3-1　右侧下颌下腺复发性腺样囊性癌

A. 右侧下颌下区肿块　B. 切除下颌下腺肿瘤及下颌下腺　C. 术中切除部分舌神经　D、E. 手术标本　F. 组织学图片显示筛孔状及实性型腺样囊性癌,神经组织被肿瘤团块包裹

　　腺样囊性癌的颈淋巴结转移率较低，北京大学口腔医院 470 例经随诊的唾液腺腺样囊性癌患者中，47 例发生颈淋巴结转移，转移率为 10%，大多出现在较晚期病例。下颌下腺恶性肿瘤与其他唾液腺恶性肿瘤相比，颈淋巴结转移率相对较高，根据北京大学 1 436 例唾液腺癌的分析，下颌下腺癌的颈淋巴结转移率为 25.8%，为唾液腺癌各发病部位中最高者，故原则上下颌下腺腺样囊性癌可不做选择性颈淋巴清除术，但对体积较大者，可考虑选择性颈淋巴结清扫。

　　腺样囊性癌对放射线具有一定的敏感性。北京大学口腔医院对 405 例唾液腺癌患者进行分析，就整组而言，单纯手术组与手术加术后放疗组相比，患者的 3 年、5 年及 10 年生存率无明显原则。但就 90 例腺样囊性癌患者单独进行分析，手术加术后放疗者 3 年、5 年、10 年生存率分别为 93.8%、92.9% 及 83.3%，明显高于单纯手术者（分别为 71.9%、55.6% 及 25%）。故原则上对腺样囊性癌常规采用术后放疗（图 12-3-2）。放射野应足够大，因肿瘤常沿神经侵入颅底，故应将颅底包括在放射野内，照射剂量应在 50Gy 以上。

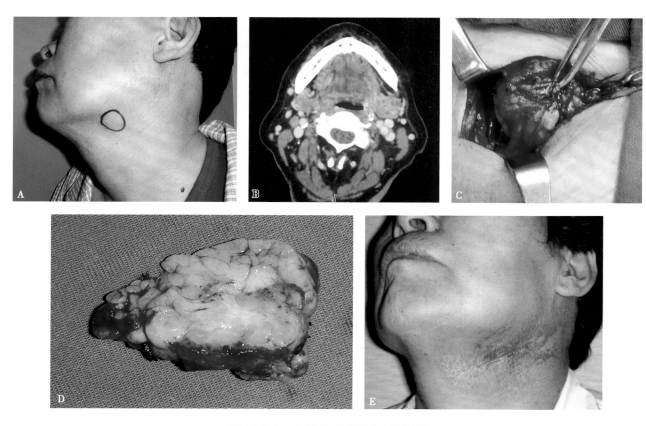

图 12-3-2　左侧下颌下腺腺样囊性癌

A. 左侧颌下区肿块　B. CT 显示下颌下腺不规则、密度不均的占位性病变　C. 切除肿瘤和下颌下腺　D. 手术标本显示肿瘤无包膜　E. 术后辅助放射治疗

　　近些年，采用手术加 ^{125}I 放射性粒子植入组织内照射治疗腺样囊性癌取得良好疗效。将肿瘤切除后，术区植入 ^{125}I 放射性粒子，可明显降低肿瘤的复发率。然而，腺样囊性癌可沿舌神经向颅底方向扩散，这为 ^{125}I 放射性粒子植入控制肿瘤的扩散增加了难度，对此尚需进一步研究。

腺样囊性癌易侵入血管造成血行性转移,是口腔颌面部恶性肿瘤中远处转移率较高者之一。文献报告唾液腺腺样囊性癌的远处转移率为 22%~52%。北京大学 467 例经随访的唾液腺腺样囊性癌中,145 例出现远处转移,远处转移率为 31%。肺部是最常见的转移部位,占 113 例(77.9%),其次为骨转移 11 例(7.6%),也有发生肝(4 例,2.8%)、脑(3 例,2.1%)转移者。14 例(9.7%)为两个或更多器官的多发性转移。转移灶之所以多见于肺的原因,人们认为肺是癌细胞易于定植的"土壤",具有器官特异性。

腺样囊性癌出现远处转移的时间长短不等,从初诊发现远处转移至治疗后随访近 20 年,中位时间为 40 个月,绝大多数患者在治疗后 1 年出现转移,但有 20% 的患者在治疗后 8~20 年出现远处转移,说明腺样囊性癌出现远处转移的时间相对较晚。

原发癌的部位与远处转移的发生有一定关系,上颌窦(44.4%)、下颌下腺(37.5%)及舌根(36.6%)是远处转移率最高的部位。

原发灶的肿瘤越大,远处转移率越高,较晚期(T3、T4)病例的远处转移率(38.6%)高于较早期(T1、T2)病例(26.5%)。但值得注意的是,T1 的早期病例亦可有 23.9% 的远处转移率。原发灶有原发的情况下,远处转移高达 35.5%。然而,即使原发灶无复发,其远处转移率仍可达 26.3%。

发生远处转移的腺样囊性癌患者生存率明显下降,北京大学口腔医院 467 例患者中,未出现远处转移者的 5 年、10 年、15 年及 20 年生存率分别为 85.6%、67.4%、57.6% 及 50.4%,而出现远处转移者的生存率分别为 68.6%、45.17%、27.6% 及 18.4%,表明远处转移是影响患者预后的重要因素,采取有效的措施预防和治疗腺样囊性癌的远处转移是非常重要的。转移灶的部位亦与患者预后密切相关。单纯肺转移患者的 5 年、10 年及 15 年生存率分别为 76.2%、51.8% 及 29.6%,而伴有其他器官(肝、骨、脑)转移的患者相应生存率分别为 51.2%、20.3% 及 20.3%,表明肝、骨、脑转移者的预后明显差于单纯肺转移者。与口腔鳞癌患者明显不同,部分腺样囊性癌患者出现远处转移以后仍可生存较长时间,单纯肺转移的患者,约 1/3 在出现转移以后仍可生存 5 年以上,提示部分患者肺转移灶进展缓慢,患者可带瘤生存较长时间,称为"和平共处"。

从理论上讲,对于远处转移灶,化疗应是较理想的治疗方法,但目前尚缺乏有效的药物,可供选择的药物有 5-氟尿嘧啶、羟喜树碱、顺铂、多西他赛等。放射治疗的方法有普通外照射、γ 射线及 ^{125}I 放射性粒子植入等。肺部转移灶常为多灶性,普通外照射反应重,患者难以耐受,疗效较差。对于单个转移灶,γ 射线是可行的方法,可取得良好的控制效果。对于多发性转移灶,虽可分次治疗,但总体治疗效果尚待提高。近年来,试用 ^{125}I 放射性粒子植入治疗肺部转移灶,但设备和技术要求相对较高,目前限于少数医疗机构应用。由于腺样囊性癌出现肺转移后多数进展缓慢,为手术治疗提供了一定条件。对于单个肺转移灶,可考虑行肺叶切除术,但对多叶性肺转移灶,则非手术适应证。生物治疗逐渐成为治疗肿瘤的重要辅助手段,越来越多的学者将抗远处转移目光转向生物治疗,并做了大量基础研究工作,但是对于唾液腺腺样囊性癌远处转移灶的治疗,尚无专题报告。

腺样囊性癌远处转移灶的治疗效果尚不理想。北京大学口腔医院 25 例远处转移的患者接受转移灶治疗,其中肺叶切除 2 例,放疗 10 例,化疗 10 例,3 例接受放疗和化疗。转移灶接受治疗组的中位生存时间为 47 个月,接受治疗后的 3 年和 5 年生存率分别为 60.3% 和 24.3%。转移灶未接受治疗组患者的中位生存期为 40 个月,患者的生存率无明显差异。由此可见,目前针对转移灶的治疗措施,无论是转移灶切除术,还是放疗或化疗,其疗效有限,尚需探索更为有效的治疗措施,以提高患者生存率。

基于对腺样囊性癌远处转移缺乏有效的治疗手段,不少学者进行了实验性转移癌的预防和治疗研究。根据腺样囊性癌远处转移的特点,需要寻找可口服、副作用小、可长期应用的抗转移药物。北京大学口腔医院采用精氨酸 - 天冬氨酸(RD)进行腺样囊性癌细胞系体外实验以及动物体内实验均见其有明显的抗侵袭和转移的作用,并具有使用方便、有效剂量小、无明显副作用的优点,是一种有前景的抗腺样囊性癌转移药物,但尚需临床实验证实。染料木黄酮是从大豆中提取出的异黄酮类化合物,可抑制酪氨酸蛋白激酶的活性,从体内外对多种恶性肿瘤的生长产生抑制作用。北京大学口腔医学院分别用肺高转移腺样囊性癌细胞系 ACC-M 细胞及经染料木黄酮处理的 ACC-M 细胞,经裸鼠尾静脉接种形成肺转移的模型,结果显示,染料木黄酮治疗组瘤结节数明显少于对照组,提示染料木黄酮有一定的抗腺样囊性癌远处转移的作用。采用紫杉醇、抗肿瘤血管生成剂 TNP-470 以及表皮生长因子和血管内皮生长因子受体双重抑制剂 AEE788,也有抑制实验性肺转移的作用,但这些研究均需进一步深入,并逐步向临床转化。

二、黏液表皮样癌

黏液表皮样癌是唾液腺最常见的恶性肿瘤,在北京大学口腔医院 2 536 例唾液腺癌病例中,黏液表皮样癌 751 例,占 29.6%,位居第一。但在下颌下腺的 206 例恶性肿瘤中,黏液表皮样癌仅 29 例,占 14.1%,位居第三。

(一)组织病理学特点

肉眼观分化较好的黏液表皮样癌可有被膜,但多数不完整,甚至完全无被膜,剖面灰白或浅粉红色,有时分叶。半数以上肿瘤可见大小不等的囊腔,内含透明黏液,有时黏稠呈胶冻状。分化较差的黏液表皮样癌呈浸润性生长,无被膜,与正常组织界限不清。剖面灰白色,质地均匀较硬,偶尔呈砂砾状,不分叶,常见出血灶及坏死灶,囊腔少见。

光镜下见黏液表皮样癌主要由黏液细胞、表皮样细胞及中间细胞组成。黏液细胞在肿瘤中的数量不等,有的仅散在于其他细胞之间,有的则几乎形成肿瘤的主质。在上皮团中的黏液细胞逐渐膨大,融解并相互融合可形成囊腔,囊腔内的衬里细胞大多为黏液细胞,呈单层或多层排列。囊腔破裂后黏液物质可渗入周围间质中,慢性炎症反应常较明显。

根据黏液表皮样癌的分化程度,WHO 唾液腺肿瘤组织学分类中将其分为 3 型。高分化型黏液细胞丰富(图 12-3-3),占肿瘤细胞的 50% 以上,表皮样细胞分化良好,中间细胞不多。无核异形,有丝分裂象极少或没有。肿瘤常形成以黏液细胞衬里的囊样腔隙。低分化型黏液细胞很少,不足 10%,肿瘤系中间细胞或表皮样细胞形成实性团块,可见核异形及较多的有丝分裂象,肿瘤常向周围组织浸润(图 12-3-4)。中分化型介于前两型之间,黏液细胞多于 10%,中间细胞和表皮样细胞较多,常见实性团块,细胞轻度或中度异形,偶见有丝分裂象。

(二)临床表现

下颌下腺黏液表皮样癌的临床表现与肿瘤细胞的分化程度密切相关。

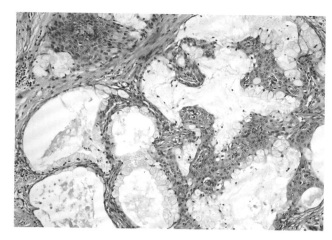

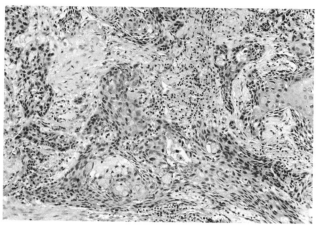

图 12-3-3　高分化黏液表皮样癌,肿瘤以黏液细胞为主

图 12-3-4　低分化黏液表皮样癌,肿瘤以伴明显非典型性的表皮样细胞为主

　　高分化黏液表皮样癌在临床上与多形性腺瘤相似,常表现为无痛性下颌下区肿块,病史较长。肿块大小不等,直径多为 2~4cm。肿瘤形态大多不规则,活动度较差,质地偏硬。很少有舌神经和舌下神经受侵的症状。

　　低分化黏液表皮样癌生长迅速,病期相对较短,半数以上患者在 1 年以内。肿瘤体积相对较大,平均直径在 3.5cm 左右,与正常组织界限不清,活动度差。约半数肿瘤可侵犯舌神经出现舌麻木或侵犯舌下神经出现舌偏斜或舌肌震颤。多数病例可出现颈部淋巴结肿大。

　　（三）诊断及鉴别诊断

　　下颌下腺黏液表皮样癌以高分化型居多,一般生长缓慢,有时在临床上不易与多形性腺瘤相鉴别。但黏液表皮样癌形态常不规则,质地较硬,活动度较差,这些特点不同于多形性腺瘤。

　　低分化黏液表皮样癌具有较明显的恶性肿瘤的临床特征,但确切的诊断有赖于组织病理检查。

　　组织病理诊断时,高分化型黏液表皮样癌因其具有典型特点,诊断较容易。而低分化型黏液表皮样癌需与分化较低的鳞状细胞等癌瘤相鉴别。

　　（四）治疗

　　由于黏液表皮样癌的分化程度不同,肿瘤的生物学行为有明显区别,其治疗也与肿瘤的分化程度密切相关。外科手术是下颌下腺黏液表皮样癌的主要治疗方法。局部彻底切除是根治黏液表皮样癌的关键,否则易于复发。因此,保证切缘阴性非常重要,对于肿瘤超出下颌下腺侵及腺体外周围组织时,宜做术中冰冻切片检查。如为阳性,在可能的情况下做扩大切除(图 12-3-5)。黏液表皮样可发生囊性变,黏液内有成团的瘤细胞,一旦术中肿瘤破裂,黏液外溢,易造成种植性复发。因此术中应尽量避免肿瘤破裂。

　　对于颈部淋巴结的处理,如有临床阳性的颈部淋巴结,应做治疗性颈淋巴清除术。如为临床阴性,很大程度上取决于肿瘤的分化程度。林国础等报告 189 例唾液腺黏液表皮样癌,高分化型颈淋巴结转移率为 12.4%,低分化型为 38.1%。高分化型的颈淋巴结转移率很低,不必行选择性颈淋巴清除术。低分化型的颈淋巴结转移率较高,宜行选择性颈淋巴清除术。

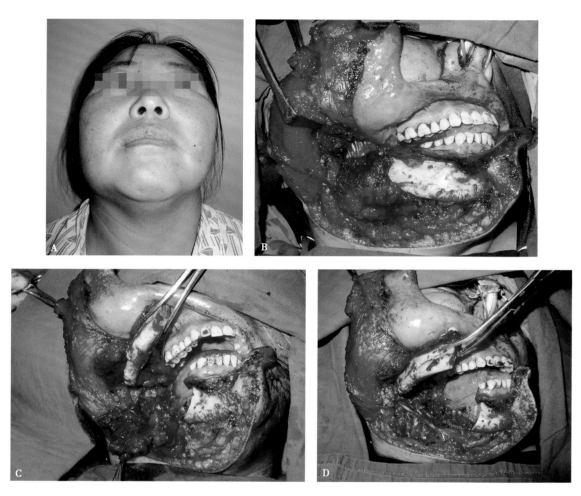

图 12-3-5　右侧下颌下腺高分化黏液表皮样癌

A. 右侧下颌下区肿块　B. 肿瘤与下颌骨粘连,骨膜连同肿瘤切除　C. 颏孔前截断下颌骨,充分暴露腺体后部及咽侧肿瘤　D. 肿瘤切除后创面

对于下列情况可考虑进行术后放疗:①低分化型黏液表皮样癌;②较晚期的黏液表皮样癌,手术切除后切缘阳性者;③以下颌下腺良性肿瘤为诊断,行肿瘤及下颌下腺切除,术后病理为黏液表皮样癌,怀疑癌瘤周围组织有肿瘤细胞残存者。放射治疗可采取外照射放疗,也可采用 ^{125}I 放射性粒子组织内植入。

（五）预后

多数患者为高分化型黏液表皮样癌,因此,总体而言,黏液表皮样癌患者的预后良好。但分化程度不同,患者预后有明显区别。北京大学口腔医院经随访的 408 例唾液腺黏液表皮样癌患者,5 年、10 年、15 年及 20 年生存率分别为 89.4%、88.4%、84.2% 及 69.3%,其中高分化型为 96.1%、94.7%、92.7% 及 77.5%,中分化型为 98.6%、98.6%、78.9% 及 78.9%,低分化型 5 年及 10 年生存率均为 44.2%,无 1 例生存率 15 年以上者。

三、腺癌

腺癌（adenocarcinoma）又称非特异性腺癌（adenocarcinoma not otherwise specified，adenocarcinoma NOS），是指具有程度不等的腺性分化，但不能归入某一特殊类型的癌瘤。随着多种特异性肿瘤从腺癌中划分出来，腺癌的范围越来越窄。

在下颌下腺恶性肿瘤中，腺癌是相对较为常见的唾液腺癌。在北京大学口腔医院积累的 206 例下颌下腺恶性肿瘤中，腺癌 52 例，占 25.2%，位居第二。这与腮腺癌不同，后者以黏液表皮样癌和腺样囊性癌最为常见，而腺癌位居第五。

（一）组织病理学特点

肉眼观肿瘤呈不规则硬性肿块，与周围组织无明显界限。剖面呈灰白色，质地较脆，可见局灶性坏死，一般无包膜。

光镜下肿瘤细胞形态不一，有的为小的未分化的多边形细胞，有的为高分化的圆柱形细胞，异形性常较明显，核分裂象常见。有的瘤细胞呈实性团块或小条索状排列，很少形成腺腔。间质成分可多可少，多者与硬癌相似，少者以癌细胞为主，称为软癌。癌细胞可排列成管状或腺样结构（图 12-3-6），类似原始的导管。有的腺管扩张形成微囊，囊内含黏液性分泌物。肿瘤常向周围组织包括腺体、肌肉广泛浸润，亦可见神经受侵。淋巴结转移常见。

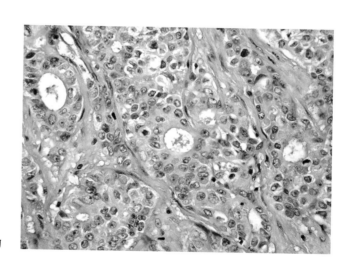

图 12-3-6　非特异性腺癌，肿瘤细胞团内有腺管样结构

（二）临床表现

下颌下腺腺癌在临床上大多呈无痛性肿块，亦有疼痛者。病期长短不一，多在 1 年以内。初发肿瘤直径 2~10cm。有的肿瘤侵及皮肤，出现溃破或溃疡。有的与下颌骨下缘粘连，固定而不活动。颈部淋巴结肿大者较常见。

（三）诊断及鉴别诊断

下颌下腺腺癌的恶性肿瘤特征较明显，临床上恶性肿瘤的诊断不难，但明确诊断为腺癌常需依赖于病理检查。

当腺癌分化低、腺腔结构不明显时,病理诊断有一定困难,免疫组织化学有助于鉴别诊断。

（四）治疗

下颌下腺腺癌属唾液腺高度恶性肿瘤,常采取综合治疗。首次手术务求彻底,应有足够的正常周界。颈部淋巴结转移率较高,北京大学口腔医院 95 例唾液腺腺癌的颈淋巴结转移率为 27.4%,常需考虑选择性颈淋巴清除术。

腺癌的术后复发率较高,可达 50% 以上,故术后常需采用放射治疗,以降低术后复发率。

（五）预后

下颌下腺腺癌患者的预后差,可有一定的远处转移率,约 15%。患者生存率较低,北京大学口腔医院报告的 95 例唾液腺腺癌患者的 5 年、10 年、15 年及 20 年生存率分别为 64.1%、64.1%、45.8% 及 39%。

四、多形性腺瘤癌变

多形性腺瘤癌变又称癌在多形性腺瘤中（carcinoma in pleomorphic adenoma）或恶性多形性腺瘤（malignant pleomorphic adenoma）,是下颌下腺较常见的恶性肿瘤之一。多形性腺瘤癌变可分非侵袭性癌（non-invasive carcinoma）或原位癌（carcinoma in situ）和侵袭性癌（invasive carcinoma）。前者是指肿瘤细胞有明显的异形性,可见核分裂象,但是恶变部分尚未超越原先存在的多形性腺瘤的范围,故又有包膜内癌（intracapsular carcinoma）之称。后者是指恶变部分已超越原先存在的多形性腺瘤的范围。国内 7 家口腔医院口腔病理科统计的 23 010 例唾液腺上皮性肿瘤中,多形性腺瘤癌变 767 例,占所有唾液腺肿瘤的 3.3%。在北京大学口腔医院统计的 2 536 例唾液腺癌中,多形性腺瘤恶变 210 例,占 8.28%。206 例下颌下腺恶性肿瘤中,多形性腺瘤癌变 21 例,占 10.2%,居第四位。

（一）组织病理学特点

肉眼观多形性腺瘤癌变与良性多形性腺瘤有些相似。肿瘤一般体积较大,形态可不规则,表面常呈结节状,部分有包膜。常可有一些提示恶性的特点,如出血灶、囊性变及坏死等,组织呈污灰色或鱼肉状,松软易碎。与周围组织的边界可不清楚。复发多形性腺瘤癌变有时仅有一个结节显示癌的特征,其余结节仍呈良性多形性腺瘤的表现。多形性腺瘤部分癌变且癌变部分尚位于包膜内时,不易与良性多形性腺瘤相区别。当恶变部分范围较大呈侵袭性癌时,则与腺癌等高度恶性肿瘤相似。

光镜下多形性腺瘤癌变的组织学表现较复杂。大部分病例可见到良性多形性腺瘤的结构,另一部分可为各种唾液腺癌的成分。有时见不到良性区域,但可见到良性肿瘤向恶性肿瘤转变的移行成分,如玻璃样变或钙化区等,或在癌的成分中混杂有软骨样组织。癌的成分最常见的是腺癌、肌上皮癌和唾液腺导管癌,也可为鳞癌、黏液表皮样癌、腺样囊性癌、未分化癌及嗜酸性腺癌等。有的病例在同一肿瘤中可出现不同类型的癌变成分,如腺癌及黏液表皮样癌并存,或鳞癌与腺癌并存。

非侵袭性癌的典型组织病理改变是灶性至弥漫的癌性区域代替了良性多形性腺瘤的成分。最早期的变化是肿瘤细胞取代导管的内层细胞,而外围的肌上皮细胞仍完整。肿瘤细胞进一步增生,突破肌上皮细胞的围绕可侵入邻近组织,但仍然局限在肿瘤包膜内（图 12-3-7）。

侵袭性癌系肿瘤癌变的部分侵袭至包膜外的唾液腺组织和腺体周围组织,侵袭的范围大小不等。

WHO 2005 年唾液腺肿瘤分类中指出,局限于包膜外 1.5cm 者,可称为微侵袭性癌。侵袭范围超出包膜外 1.5cm 时,可广泛侵犯邻近的腺体和神经、肌肉组织,也可侵犯皮肤和颌骨。偶见侵犯血管并伴有血管内瘤栓,并可出现淋巴结转移。

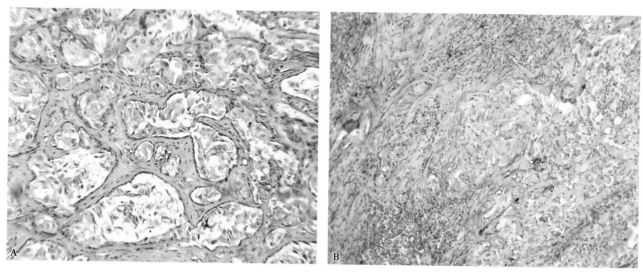

图 12-3-7 非侵袭性多形性腺瘤恶变 α- 平滑肌肌动蛋白(α-SMA)染色
A. 肿瘤团块外周有完整的 α-SMA 阳性肌上皮细胞包绕 B. 肿瘤团块外周无肌上皮细胞包绕或不完整

(二)临床表现

多形性腺瘤癌变患者女性多于男性,男女比例为 1 : 1.2 ~ 1.3,与多形性腺瘤相似。发病年龄多数在 50 ~ 60 岁,比多形性腺瘤患者的平均年龄大 10 ~ 20 岁。

由于肿瘤是由良性逐渐转变为恶性,患者发现肿块的病期多较长,短者 2 年,长者可达 50 年,平均 20 年左右。肿块生长很缓慢,或在相当长一段时间内无明显变化。肿块呈无痛性生长,患者可无任何症状,呈良性多形性腺瘤的表现。但在长期缓慢生长一定时间后,突然出现肿块生长加速,并可伴有疼痛、面神经麻醉等症状。有的肿瘤在多次复发以后出现恶变的表现,但也有少数患者病史较短。

多形性腺瘤发生恶变与下列因素有关:①良性多形性腺瘤存在的时间,时间越长,恶变的概率越多。Thackersy 等认为,如果良性多形性腺瘤任其生长而不治疗,最终约有 1/4 的肿瘤可发生恶变。②复发的次数,复发的次数越多,越容易发生恶变。Spiro 等报告,50% 左右的多形性腺瘤癌变患者至少有一次复发。③肿瘤大小,随着肿瘤体积增大,恶变的可能性明显增加,特别是肿瘤直径在 5cm 以上者。④放射治疗,多形性腺瘤接受放射治疗后,恶变的概率可能会增加。

(三)诊断与鉴别诊断

多形性腺瘤癌变在临床上可有一定特征,即长期缓慢生长的肿瘤突然生长加快、疼痛等一系列恶性征象,应考虑到癌变可能。

组织病理诊断方面,多形性腺瘤癌变既有良性多形性腺瘤的成分,又有癌的成分,并常见良性病变向恶性转变的过渡区域。有时主要为癌的表现,难以发现良性多形性腺瘤。如果病期很长,临床提示良性肿瘤恶变,应多处取材,力图发现良性病变。反之,有的肿瘤恶性组织很少,需多张切片才能发现。当出现良性向恶性转变的过渡区域时,常提示恶变可能,需仔细观察。

（四）治疗

多形性腺瘤癌变的治疗以手术为主,行局部根治性切除。肿瘤体积较大,侵及神经及骨组织者,需牺牲神经或做部分颌骨切除。是否做选择性颈淋巴清除术及术后放射治疗很大程度上依据癌变部分的组织学特点。当其为低分化腺癌、鳞癌、唾液腺导管癌等高度恶性肿瘤时,常应考虑选择性颈淋巴清除术及术后放疗。在有条件的单位可采取 ^{125}I 放射性粒子植入。

（五）预后

以前多数学者将多形性腺瘤癌变归入低度恶性肿瘤。然而,我们的研究结果及近期的一些文献报告显示,相当比例的多形性腺瘤癌变患者预后不良。Spiro 等报告 146 例患者,远处转移率高达 32%。发现远处转移后,其生存时间均未超过 1 年,全组的 5 年、10 年及 15 年治愈率分别为 40%、24% 及 19%。我们研究的一组病例,其 5 年、10 年及 15 年生存率分别为 72%、53.3% 及 30%,复发率高达 43.9%。

癌变部分的组织学类型是影响预后的重要因素。唾液腺导管癌、低分化腺癌、鳞癌、未分化癌、嗜酸性腺癌及肌上皮癌的预后差,而高分化黏液表皮样癌则预后相对较好。癌瘤向周围组织侵犯的范围明显影响预后。根据 WHO 的资料,侵犯范围小于 8mm 者,5 年生存率达 100%。反之,超过 8mm 者,5 年生存率不足 50%。亦有研究者将其界限定为 6mm 或 5mm。因此,病理观察时,注意癌瘤侵犯的范围对于治疗方案的设计和预后判断都是很有意义的。Seifert 等认为,仅出现局灶性恶变的非侵袭性癌的治疗与预后与良性多形性腺瘤无明显差异,既不出现淋巴结转移,也不发生远处转移。然而,我们近期的研究经验表明,部分非侵袭性癌患者预后不佳,有的出现广泛颈淋巴结转移,有的甚至出现远处转移。这可能与部分患者的组织学特点有关。当异常分化、增殖的肿瘤细胞突破肌上皮细胞的围绕,侵入邻近组织时,虽然仍然局限在肿瘤包膜内,但已可以通过血管和淋巴管转移到别的部位。因此,对于癌变局限于包膜以内的非侵袭性癌,注意癌变部分细胞的分化程度以及是否突破肌上皮细胞层是非常重要的。

五、腺泡细胞癌

腺泡细胞癌(acinic cell carcinoma)最常见于腮腺,但也可发生于下颌下腺。在北京大学口腔医院 2 536 例唾液腺癌中,腺泡细胞癌 158 例,占 6.23%,其中 112 例发生于腮腺,22 例发生于腭腺,9 例颊腺,4 例下颌下腺,其他部位 11 例。在 206 例下颌下腺癌中,腺泡细胞癌 4 例,占 2%。该病可发生于任何年龄,50~60 岁常见。腺泡细胞癌是最常见的儿童唾液腺恶性肿瘤之一,仅次于黏液表皮样癌。

（一）组织病理学特点

肉眼观肿瘤呈圆形、椭圆形、结节状或分叶状,肿块大小不等,直径多在 2~4cm。包膜薄,大多不完整。切面多呈实质性,灰白色,均质,也可出现囊性变。

光镜下,肿瘤细胞呈圆形、多边形或锥形,核小而圆,深紫。细胞质嗜碱性,含嗜碱性分泌颗粒,与正常唾液腺的浆液细胞很相似,称为腺泡样细胞。也可表现为空泡细胞、闰管样细胞及透明细胞,不同类型的细胞可在同一肿瘤中同时存在。

肿瘤细胞的排列可呈片状实体型(图 12-3-8)、细胞间形成腔隙的微囊型、囊腔内有乳头状突起的乳头状囊性型，以及类似甲状腺滤泡的滤泡型。

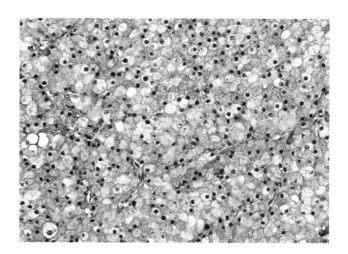

图 12-3-8　腺泡细胞癌，肿瘤细胞排列成片

肿瘤间质少，常为纤细的结缔组织。有的有大量淋巴细胞浸润，也可见钙化。

免疫组织化学染色，腺泡样细胞对抗 Dog-1 抗体呈阳性反应，对抗淀粉酶抗体亦呈阳性反应，但闰管样细胞为阴性。

（二）临床表现

患者多以局部肿块就诊，大多无自觉症状，少数可伴有疼痛。病期长短不一，半数以上患者在 1 年以内，有的有近期生长加速史。

临床检查肿瘤多呈圆形、椭圆形或结节状，质地较硬，与周围组织界限较清或不甚清楚。肿块大多为活动性，部分活动度较差，偶有压痛。少数病例可有颈淋巴结肿大，亦可见远处转移。

（三）诊断与鉴别诊断

腺泡细胞癌的临床表现常与多形性腺瘤相似，因此临床上易被误诊为多形性腺瘤。肿物质地较硬，少数伴有疼痛，此时应考虑恶性肿瘤的可能。确诊依赖于病理诊断。免疫组织化学对病理的鉴别诊断颇有帮助。透明细胞为主时，可用抗肌动蛋白抗体染色，阳性者提示肌上皮癌或上皮 - 肌上皮癌。转移性肾脏透明细胞癌，可见肿瘤含类脂质，脂肪染色阳性。转移性甲状腺癌抗甲状球蛋白抗体呈阳性反应。乳头状囊性型者应注意与乳头状囊腺瘤鉴别。

（四）治疗

局部广泛切除是治疗腺泡细胞癌的主要方式，一般情况下，行肿瘤及下颌下腺一并切除即可。如肿瘤体积较大，侵犯周围肌肉，或与下颌骨下缘骨膜粘连，应做相应组织的扩大切除。舌神经如未被侵犯，可予以保留。

腺泡细胞癌的颈淋巴结转移率较低，为 10%～20%。临床上无明显肿大的淋巴结，且肿瘤体积不大者，可不做颈淋巴清除术。临床上已有肿大的颈部淋巴结且怀疑转移者，做治疗性颈淋巴清除术。如肿瘤体积大且侵犯周围组织者，亦可考虑选择性颈淋巴清除术。

术后放射治疗不作为常规。疑有肿瘤细胞残存，或较晚期的下颌下腺腺泡细胞癌，亦可行术后放射治疗。在有条件的情况下，可选择 ^{125}I 放射性粒子植入，以降低术后复发率。

腺泡细胞癌有一定的远处转移率，约 12% 左右。一般不做预防化疗，但应严密观察肺部等易于发生远处转移的脏器。

（五）预后

腺泡细胞癌属低度恶性肿瘤，预后良好。Lewis 等报告的 90 例腺泡细胞癌，5 年和 10 年生存率分别为 90% 和 83%。北京大学口腔医院统计的 72 例唾液腺腺泡细胞癌，5 年和 10 年生存率均为 87.8%，15 年及 20 年生存率分别为 78.1% 及 39.0%。

肿瘤局部复发及血行性转移是患者死亡的主要原因。首次手术是否彻底以及肿瘤大小是影响预后的主要因素。

六、唾液腺导管癌

唾液腺导管癌（salivary duct carcinoma）是一类少见但恶性程度很高的唾液腺恶性肿瘤。在北京大学口腔医院的 2 536 例唾液腺恶性肿瘤中，唾液腺导管癌 43 例，占 1.7%。该肿瘤主要发生于腮腺，亦可见于下颌下腺及其他唾液腺。北京大学口腔医院的 43 例唾液腺导管癌中，腮腺 23 例，下颌下腺 6 例，腭腺 10 例，其他部位 4 例。男性患者明显多于女性，男女比例约为 3∶1，50～70 岁为发病高峰。

（一）组织病理学特点

肉眼观肿瘤呈圆形或结节状，质地坚硬，大小不等，直径小者数毫米，大者达 10cm。无包膜，剖面灰白色或灰黄色，与周围组织界限不清，可见囊腔形成，常见肿瘤坏死。

光镜下肿瘤细胞体积较大，呈立方形或多边形，界限清楚。细胞核大，呈卵圆形，浓染，核仁较清楚，核异形性明显，有丝分裂象多见。细胞质丰富，嗜伊红。细胞顶浆分泌现象常见。

肿瘤细胞可形成 4 种形态结构：①增生的肿瘤上皮向明显扩张的导管腔突出呈乳头状结构，但乳头中心的结缔组织不明显；②整个扩张的导管腔内充填癌组织，其间有很多空隙，形如筛孔；③扩张的导管腔中塞满癌组织，形成实性团块；④实性团块中央出现坏死，呈"粉刺"样（图 12-3-9）。以上 4 种组织学形态可在同一肿瘤中以不同比例混合存在。

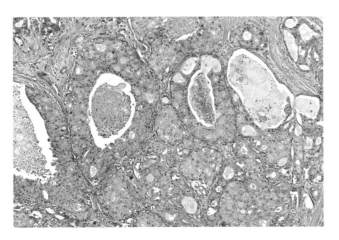

图 12-3-9　唾液腺导管癌，肿瘤组织"粉刺"样坏死

除以上典型导管内癌组织学表现外，同时可见浸润性癌，肿瘤团块或条索散在分布，与周围腺体之间无包膜，可侵犯血管、神经、淋巴管及软组织。

间质中纤维结缔组织较丰富，包绕肿瘤团块，可见玻璃样变，致密的淋巴细胞浸润。

（二）临床表现

唾液腺导管癌生长迅速，病期较短，大多在 1 年以内。患者多有神经受侵症状，如舌麻木或舌运动障碍，亦可有局部疼痛。肿瘤浸润性强，易与周围组织粘连。病变常较广泛，可与下颌骨体粘连，融为一体。

颈淋巴结转移率很高，文献报告多在 50% 以上。北京大学口腔医院报告 11 例唾液腺导管癌患者在首次手术及随诊期中均出现颈淋巴结转移，且累及各组颈深淋巴结。癌瘤易发生远处转移，Luna 等报告，远处转移率高达 66%，转移部位包括肺、骨、肝、脑、心、肾、肾上腺、甲状腺及前列腺等，以肺最常见。

（三）诊断与鉴别诊断

唾液腺导管癌在临床上具有明显的恶性征象，诊断为恶性肿瘤常无困难。组织病理特点较为明确，即肿瘤团块界限清楚，癌细胞体积大，细胞质嗜酸，细胞异形性明显，可见乳头、筛状、实性及"粉刺"样结构，其中以"粉刺"样结构最具特征性。

组织病理学上，唾液腺导管癌需与嗜酸细胞腺癌、实性腺样囊性癌、乳头状囊腺癌等肿瘤相鉴别。

（四）治疗

唾液腺导管癌的治疗以手术为主。因其浸润性强，需广泛根治性切除。如侵犯舌神经，需牺牲舌神经。如与下颌骨下缘粘连，需切除与肿瘤相连的下颌骨下缘骨组织。临床有肿大颈淋巴结者，需行治疗性颈淋巴清除术。即使无明显肿大的淋巴结，亦需行选择性颈淋巴清除术。除非是早期肿瘤且无颈淋巴结转移，一般需术后放疗以降低术后复发率。因其远处转移率高，术后适当时期应考虑给予合适的化疗药物，以防止远处转移。

（五）预后

唾液腺导管癌是所有唾液腺肿瘤中恶性程度最高的肿瘤之一，患者预后很差。Luna 等报告，70% 以上的患者在 3 年内死于肿瘤。我院 11 例唾液腺导管癌患者均在治疗后出现复发，间隔时间 3 个月至 3 年不等，7 例在 1 年内死于肿瘤，2 例分别于术后 3.5 年及 4 年死于颈部复发，2 例术后 4 年带瘤生存。

七、乳头状囊腺癌

乳头状囊腺癌（papillary cystadenocarcinoma）在第 3 版的 WHO 唾液腺肿瘤组织学分类中属于囊腺癌（cystadenocarcinoma）的一种，在 2017 年第 4 版 WHO 唾液腺肿瘤组织学分类中将该肿瘤列入非特异性腺癌中，但是在国内长期被作为一类独立的肿瘤，而且在唾液腺恶性肿瘤中并不罕见。北京大学口腔医院2 536 例唾液腺恶性肿瘤中，乳头状囊腺癌 104 例，占 4.1%，其中 65 例位于腮腺，9 例位于下颌下腺，1 例在舌腺；小唾液腺相对较为多见，占 29 例（腭腺 10 例，磨牙后腺 7 例，颊腺 5 例，唇腺 3 例，上颌窦 4 例）。多见于男性患者，男女比例约为 2∶1。可见于各年龄组，平均年龄 43 岁左右。在 206 例下颌下腺恶性肿瘤中，乳头状囊腺癌 4 例。

（一）组织病理学特点

肉眼观肿瘤表面光滑或呈结节状。切面呈灰白色或黄白色,可为实性,或有大小不等的囊腔,腔内含有易流出的豆渣样物或数量不等的黏液。在较大的囊腔内,可见细小乳头自囊壁突入。有的肿瘤切面可见出血坏死灶。肿瘤无包膜或包膜不完整。

光镜下肿瘤细胞呈立方形或圆形,体积较大,细胞质丰富,界限不清,多数细胞质嗜酸性,少数细胞质透明,细胞核为圆形或椭圆形,大小不等,核异形或浓染,可见双核及多核,并见核分裂象。瘤细胞呈腺样排列,腺腔扩张呈囊状。腔内有分支乳头突入,乳头的中心大多为血管丰富的纤维组织形成轴心。瘤细胞也可形成大小不等的团块,团块内瘤细胞围成较多的形态不同的小囊腔,腔内有瘤细胞条索构成的小乳头突入,有的团块内可见瘤细胞变性坏死(图 12-3-10)。

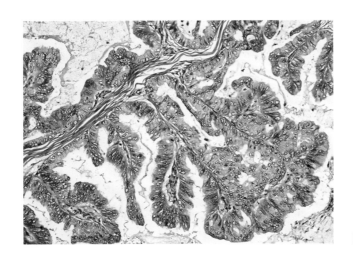

图 12-3-10　乳头状囊腺癌,肿瘤细胞形成乳头状结构

肿瘤间质结缔组织为粗大的胶原纤维束,其间有程度不等的淋巴细胞、浆细胞浸润,可有淋巴滤泡形成,有的间质呈玻璃样变。肿瘤组织可浸润周围腺体,亦可侵犯肌肉及神经,并可见血管内瘤栓。

（二）临床表现

肿瘤生长较慢,病期较长,半数患者在 2 年以上。表现为局部无痛性肿块,可有近期生长加快和疼痛。

临床检查肿瘤表面光滑或呈结节状,质地软硬不等,部分可有囊性感。肿块可与周围组织粘连,有时活动度较差。侵犯舌神经可有舌麻木感,部分病例可出现颈淋巴结肿大。

（三）诊断与鉴别诊断

在临床上要进行乳头状囊腺癌的诊断较为困难。组织病理学方面,因其具有较为特征性表现,诊断不很困难。

组织病理学诊断时需与以下肿瘤相鉴别:乳头状囊腺瘤、唾液腺导管癌以及乳头状甲状腺癌转移。

（四）治疗

乳头状囊腺癌的治疗以彻底切除为主。早期病例将肿瘤连同下颌下腺一并切除即可。肿瘤体积较大者需做局部扩大切除,必要时牺牲舌神经。乳头状囊腺癌的颈淋巴结转移率在 25% 左右,肿瘤体积较大时,可考虑行选择性颈淋巴清除术。术后放疗用于有颈淋巴结转移及肿瘤明显侵犯周围组织者。

（五）预后

乳头状囊腺癌属于中度恶性肿瘤，我们研究的一组患者 5 年及 10 年生存率分别为 76.5% 及 58.9%，术后复发率为 27.7%，少数病例可出现远处转移，患者的预后与肿瘤的分化程度相关，高分化型患者的生存率明显高于低分化型。

八、肌上皮癌

肌上皮癌（myoepithelial carcinoma）又称恶性肌上皮瘤（malign17-2-1 myoepithelioma），是与肌上皮瘤相对应的唾液腺恶性肿瘤。

肌上皮癌多见于腮腺，其他部位较少见。在北京大学口腔医学院统计的 2 536 例唾液腺恶性肿瘤中，肌上皮癌 68 例，占 2.68%。其中位于腮腺者 25 例，下颌下腺 8 例，舌下腺 2 例；腭腺颇为常见，占 23 例。在 206 例下颌下腺癌中，肌上皮癌占 4 例。男性患者明显多于女性。可见于各年龄组，平均年龄为 50 岁左右。

（一）组织病理学特点

肉眼观肿瘤大多呈结节状，部分有包膜，但不完整，质地中等，剖面实质性，灰白色，部分区域可有出血及坏死灶。

光镜下肿瘤细胞的成分与肌上皮瘤相似，但伴有明显的细胞异形性及浸润性生长等恶性征象。组织学形态可分为 4 种类型：①透明细胞为主型，肿瘤主要由透明细胞组成，呈团片状排列。瘤细胞呈多边形，界限清楚，细胞质透明（图 12-3-11），少数细胞质粉染。细胞核大小不一，可见有丝分裂象及瘤巨细胞。部分可见数量不等的角化珠，亦可见肿瘤坏死灶。②梭形细胞增生为主型，肿瘤主要由梭形细胞组成，呈束状或漩涡状排列，瘤细胞细胞质红染，细胞核椭圆形，大小不等，可见核分裂象。少数肿瘤可见少量黏液样区域。③浆细胞样型，肿瘤由浆细胞样瘤细胞组成，弥漫分布，瘤细胞呈圆形或多边形，细胞质丰富、红染、细胞核大，居中或偏位，细胞异形性明显。④圆形或立方形细胞增生为主型，肿瘤细胞呈立方形或圆形，排列成条索状或腺样结构，细胞质红染，部分细胞质透明，细胞核圆形、深紫。细胞异形性明显，可见瘤巨细胞。

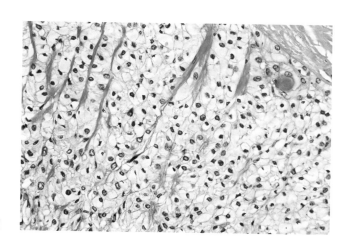

图 12-3-11　肌上皮癌，肿瘤细胞细胞质透明

肌上皮癌细胞与正常的肌上皮细胞的抗原成分及免疫组织化学特点相同,表现为抗肌动蛋白、肌球蛋白抗体阳性。

（二）临床表现

肌上皮癌病期长短不一,短者6个月,最长者可达20年,系由肌上皮瘤癌变而来,多数在1年以内。肿瘤大小不等,多数直径在4cm左右。早期无明显恶性征象,肿物界限清楚,质地中等,无明显功能障碍,多被诊断为多形性腺瘤。侵犯舌神经时可出现舌麻木,偶有侵犯舌下神经致舌运动受限者。较晚期肿瘤可与下颌骨紧密粘连并侵犯骨组织。早期病例无颈部淋巴结肿大,但体积较大时可出现颈淋巴结转移,且可波及各组颈深淋巴结。肌上皮癌的突出特点之一是具有较高的远处转移率,可能转移到肺、肝、骨。

（三）诊断与鉴别诊断

肌上皮癌的早期在临床上无明显恶性征象,故常被诊断为多形性腺瘤。病变进一步发展,或手术后复发者,常出现浸润性生长及相应的功能障碍,此时确诊为恶性肿瘤常无困难,但确切的诊断依赖于病理检查。

组织病理学上应与以下肿瘤相鉴别:透明细胞增生为主者需与腺泡细胞癌、黏液表皮样癌相鉴别;梭形细胞增生为主者需与平滑肌肉瘤、神经纤维肉瘤、纤维肉瘤等鉴别;浆细胞瘤样细胞为主者需与髓外浆细胞瘤以及多发性骨髓瘤相鉴别。此外,亦需与肌上皮瘤、多形性腺瘤恶变相鉴别。

（四）治疗

肌上皮癌的治疗以手术为主。该瘤复发率较高,首次手术务求彻底。当肿瘤侵犯舌神经时,需牺牲舌神经。侵犯周围肌肉时做局部扩大切除。与下颌骨粘连者,切除下颌骨下缘骨质。颈淋巴结转移率不高,一般情况下可不做选择性颈淋巴清除术,但肿瘤体积较大者,可考虑选择性颈淋巴清除术。

肌上皮癌的远处转移率较高,应注意肺部及其他全身脏器的检查,并在术后酌情给予化学药物治疗。

（五）预后

Basakis曾提出,唾液腺肿瘤中含肌上皮细胞的恶性肿瘤恶性程度低,但据已有文献及我们的研究结果,肌上皮癌的复发率及远处转移率高,患者预后较差,应属高度恶性肿瘤。肌上皮癌因肿瘤细胞分化程度不等,其生物学行为可有明显区别,故笼统地认为含肌上皮细胞的恶性肿瘤为低度恶性肿瘤的观点是不恰当的,肿瘤的分化程度明显影响患者的预后。

九、基底细胞腺癌

基底细胞腺癌(basal cell adenocarcinoma)是与基底细胞腺瘤相对应的唾液腺恶性肿瘤。好发于腮腺,下颌下腺较少见。北京大学口腔医院2 536例唾液腺恶性肿瘤中,基底细胞腺癌68例,占2.68%。其中腮腺19例,下颌下腺5例,舌下腺4例,小唾液腺15例。

基底细胞腺癌无明显性别差异,可见于各年龄组,平均年龄58岁,与基底细胞腺瘤相似。这提示绝大多数基底细胞腺癌是原发的,很少有基底细胞腺瘤恶变就诊者。

（一）组织病理学特点

肉眼观肿瘤呈结节状或形态不规则,界限可较清楚,但包膜常不完整或无包膜,剖面实质性,灰白色或灰黄色。与基底细胞腺瘤不同的是，基底细胞腺癌很少发生囊性变。

　　光镜下肿瘤由大小不等的基底样上皮细胞团块组成。上皮细胞分两类：一类细胞小而圆，细胞质较少，细胞核深染，嗜碱性；另一类细胞体积大，多边形，细胞质稍嗜酸，细胞核浅染。这两类细胞可以某一类为主。混合存在时，小而深染的细胞常位于上皮团块的外周部分，大而浅染的细胞位于上皮团块中心，有时形成漩涡状，偶尔出现鳞状分化，上皮团块外周层细胞呈栅栏状排列的现象不如基底细胞腺瘤明显（图 12-3-12）。玻璃样变的基底膜样物质较多见，可沉积在团块内的上皮细胞之间，也可形成较厚的基底膜包绕在上皮团块周围。在有些区域，也可见小囊腔、筛孔状和管状结构，细胞异形性较明显，核分裂象常见，有时可见局灶性坏死。

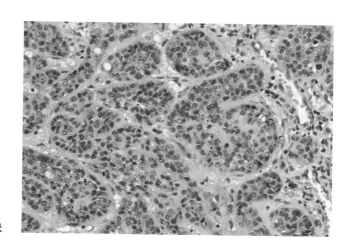

图 12-3-12　基底细胞腺癌，肿瘤细胞排列成实性团块

（二）临床表现

　　肿瘤生长速度不等，部分病例有病变区疼痛、舌神经或舌下神经功能障碍的症状。扪诊肿瘤表面光滑或呈结节状，质地硬，边界不甚清楚，与周围组织常有粘连，体积较大者可侵犯皮肤及下颌骨下缘骨组织。部分病例出现颈淋巴结肿大。

（三）诊断与鉴别诊断

　　肿瘤常有恶性肿瘤的临床特点，但确诊依赖于病理检查。

　　组织病理学诊断时需与基底细胞腺瘤，特别是膜性基底细胞腺瘤鉴别，亦需和实性腺样囊性癌鉴别。

（四）治疗

　　基底细胞腺癌的治疗以手术为主，首次手术的彻底性很重要。早期癌将肿瘤连同下颌下腺切除即可。体积较大，特别是侵及周围组织者需做相应的扩大切除。

　　基底细胞腺癌的颈淋巴结转移率在 20% 左右，故对体积较大的肿瘤应考虑选择性颈淋巴清除术。

（五）预后

　　Seifert 等认为，唾液腺基底细胞腺癌属于低度恶性肿瘤。但我们的研究结果显示，基底细胞腺癌的颈淋巴结转移和术后复发率均较高，患者的预后相对较差，应属于中度恶性肿瘤。

十、鳞状细胞癌

鳞状细胞癌(squamous cell carcinoma)是指原发于唾液腺的鳞状细胞癌,不包括皮肤或邻近部位鳞状细胞癌转移至唾液腺者。

在北京大学口腔医院统计的 2 536 例唾液腺恶性肿瘤中,鳞状细胞癌 34 例,占 1.34%,其中 32 例位于腮腺,下颌下腺仅 2 例。在 206 例下颌下腺癌中,鳞状细胞癌仅 2 例,但有 3 例为腺鳞癌,且为腺化的鳞癌,兼有腺癌和鳞癌的特点。

鳞状细胞癌男性患者多于女性,多见于中老年人,50~70 岁为发病高峰。

(一)组织病理学特点

肉眼观肿瘤形态不规则,质地较硬,无包膜,与周围组织无界限。剖面实质性、灰白色,常有中心性坏死。

光镜下肿瘤细胞的形态及结构与其他部位的鳞状细胞癌相同。中、高分化者可见细胞间桥角化珠。低分化者角化不明显,无黏液细胞,亦无腺管样结构。肿瘤侵袭性很强,向周围腺体、肌肉、神经及骨组织广泛浸润(图 12-3-13)。常见颈部淋巴结转移。

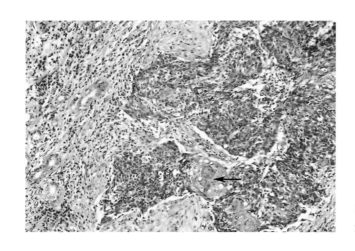

图 12-3-13　鳞状细胞癌,肿瘤细胞团浸润性生长,可见角化珠(箭头示)

(二)临床表现

鳞癌生长迅速,病期短,多在半年以内,常伴疼痛。可出现舌神经及舌下神经受侵症状,如患侧舌麻木及舌肌萎缩或震颤。肿块形态不规则,边界不清,质地硬,常与皮肤粘连呈板状或溃破,或与下颌骨粘连而融为一体。侵及咀嚼肌可致张口受限。早期出现颈部淋巴结肿大,并常波及各组颈深淋巴结。

(三)诊断与鉴别诊断

临床上鳞状细胞癌具有典型的恶性肿瘤表现,诊断为恶性肿瘤尚无困难,明确为鳞状细胞癌需依赖病理检查。

原发下颌下腺鳞状细胞癌需与邻近下颌下腺的口底癌,或有淋巴结包膜外扩散的颈部转移癌直接侵犯下颌下腺相鉴别,主要依据口底是否有原发的鳞状细胞癌病灶,或体积较大且固定的 Ib 区颈部转移灶,以及病变出现的前后。组织病理学也能依据主要病变位于口腔组织、颈部淋巴结抑或下颌下腺组织而帮助鉴别诊断。

（四）治疗

下颌下腺鳞状细胞癌常采取手术加术后放疗的综合治疗。手术应彻底，做局部扩大切除。侵犯舌神经或舌下神经者应牺牲舌神经或舌下神经。颈淋巴结转移率高且转移广泛，一般应行选择性颈淋巴清除术。由于肿瘤生长迅速，范围常较广泛，有时手术不易切除，或者术后易于复发，故一般应做术后放射治疗，以减少复发。

（五）预后

鳞状细胞癌为高度恶性肿瘤，患者预后差。Eneroth 等报告 11 例下颌下腺鳞状细胞癌，虽然均接受了手术加放射的综合治疗，但均在 2 年内死于肿瘤。北京大学口腔医院经随诊的 20 例唾液腺鳞状细胞癌患者，5 年生存率为 40.1%，低于口腔黏膜鳞状细胞癌患者的 5 年生存率。虽然鳞状细胞癌有很高的颈淋巴结转移率，但较少发生远处转移。

（俞光岩　高　岩）

参考文献

1. EL-NAGGAR A K, CHAN J K C, GRANDIS J R, et al. WHO classification of head and neck tumors. Lyon：IARC Press, 2017.

2. HUANG M X, MA D Q, SUN K H, et al. Factors influencing survival rate in adenoid cystic carcinoma of the salivary glands. Int J Oral Maxillofac Surg, 1997, 26(6)：435-439.

3. YU G Y, MA D Q. Carcinoma of the salivary glands：A clinicopathologic study of 405 cases. Semin Surg Oncol, 1987, 3(4)：240-244.

4. GAO M, HAO Y, HUANG M X, et al. Salivary gland tumours in a northern Chinese population：a 50-year retrospective study of 7190 cases. Int J Oral Maxillofac Surg, 2017, 46(3)：343-349.

5. GAO M, HAO Y, HUANG M X, et al. Clinicopathologic Study of Distant Metastases of Salivary Adenoid Cystic Carcinoma. Int J Oral Maxillofac Surg, 2013, 42(8)：923-928.

6. GE N, PENG X, ZHANG L, et al. Partial sialoadenectomy for treatment of benign tumors in the submandibular gland. Int J Oral Maxillofac Surg, 2016, 45(6)：750-755.

7. YE P, GAO Y, MAO C, et al. Carcinoma ex pleomorphic adenoma：is it a high-grade malignancy? J Oral Maxillofac Surg, 2016, 74(10)：2093-2104.

8. YE P, GAO Y, WEI T, et al. Absence of myoepithelial cells correlates with invasion and metastasis of carcinoma ex pleomorphic adenoma. Int J Oral Maxillofac Surg, 2017, 46(8)：958-964.

9. 中华口腔医学会口腔颌面外科专业委员会涎腺疾病学组、中国抗癌协会头颈肿瘤专业委员会涎腺肿瘤协作组. 涎腺肿瘤的诊断和治疗指南. 中华口腔医学杂志, 2010, 45(3)：131-134.

10. 俞光岩. 涎腺疾病. 北京：北京医科大学、中国协和医科大学联合出版社, 1994.

11. 俞光岩, 马大权. 唾液腺病学. 2 版. 北京：人民卫生出版社, 2014.

第十三章

下颌下腺前转位预防放射性口干

放射性口干是头颈部放射治疗最常见的并发症，下颌下腺前转位是可选择的预防放射性口干的方法之一。

第一节　放射性口干

口干可分为原发性口干和继发性口干。放射治疗、唾液腺感染、原发性舍格伦综合征等导致的口干是原发性口干；饥饿、焦虑、脱水，如大出血、多尿、呕吐、腹泻等引起的口干是继发性口干。糖尿病和尿崩症最常见的症状是口干。

唾液腺腺泡对放射线非常敏感，文献报道，当照射剂量达到 10Gy 时，唾液分泌量可减少 50%～60%；照射剂量达到 30Gy 时，基础唾液分泌量降到最低点；当照射剂量达到 42Gy 时，唾液腺分泌功能完全丧失。大唾液腺特别是腮腺和下颌下腺，位于头颈癌放射治疗的放射野内。放射治疗开始后，如果不采取适当的措施减少对腮腺和下颌下腺的放射剂量，唾液腺腺泡会出现不可逆的损伤，导致放射性口干。文献报道，头颈癌患者常规放射治疗后 90% 以上发生口干。口腔黏膜持续干燥可引起一系列并发症，如咀嚼和吞咽障碍、言语障碍、放射性龋、口咽念珠菌感染、口臭、摄取营养减少及体重减轻等，严重影响患者的生活质量。

为减轻患者放射性口干的症状，或者预防放射性口干，可以采取以下措施减少对腮腺和下颌下腺的放射剂量：①放疗前把下颌下腺转移到放射野外；②采用腮腺和 / 或下颌下腺减量调强放疗技术；③放疗期间口服放射保护剂氨磷汀。本章重点讨论下颌下腺向前转移（前转位）预防放射性口干的有效性和安全性。

第二节　下颌下腺前转位的适应证

下颌下腺内是否存在淋巴组织尚有争议，但目前至少没有发现下颌下腺内存在淋巴结的证据。Lanzer 通过吲哚菁绿染色，发现淋巴结构存在于下颌下腺包膜，而下颌下腺内无淋巴结，也不存在淋巴管道系统。Spiegel 认为，头颈癌颈部淋巴结转移不会发生在下颌下腺内。少数出现病变的下颌下腺并非下颌下腺内淋巴结转移所致，而是被转移的下颌下淋巴结或同侧原发肿瘤（口底癌、牙龈癌和舌癌）直接侵犯。研究下颌下腺转位的文献中，也未发现下颌下腺转位侧的下颌下区和颏下区有癌瘤淋巴结转移。

下颌下腺所在下颌下区和转位受区颏下区同属颈部分区之 I 区，处于口腔癌，特别是口腔前部癌的颈淋巴引流区域，显然口腔前部癌患者不宜行下颌下腺转位术。鼻咽癌、口咽癌、下咽癌和喉癌颈淋巴引流不包括颈 I 区，这四类肿瘤患者可以考虑行下颌下腺转位术。但是，如果病理发现转位侧下颌下区、颏下区淋巴结转移，则应放弃转位，改行常规颈淋巴结清扫术。

下颌下腺转位术的适应证：鼻咽癌、口咽癌、下咽癌和喉癌患者；口腔后部癌患者，肿瘤未跨过中线；头颈部皮肤癌和肿瘤原发灶不明的患者。上述患者必须满足转位侧下颌下区、颏下区无淋巴结转移的先决条件。

下颌下腺转位术的禁忌证：口腔前部癌患者；转位侧下颌下区、颏下区有淋巴结转移的患者；舍格伦综合征或拟行转位术的下颌下腺有炎症的患者；有头颈部放疗史的患者。

第三节　下颌下腺前转位术

健康成人每日平均唾液流量 1 000～1 500mL，每侧下颌下腺每日唾液流量 200～300mL。下颌下腺是健康人体静息状态下分泌唾液的主要器官，其静态唾液流量占全部静态唾液流量的 65%。此外，下颌下腺唾液内所含唾液黏蛋白还有助于维持口腔的湿润状态。

下颌下腺位于下颌下腺鞘内，容易剥离。血液供应动脉单纯且明确，静脉回流虽有不确定性，但主要由面静脉完成，所以下颌下腺很适合行游离移植。由于面动脉从起始处到进入下颌下腺前血管的长度较短，如果切断其远心端，下颌下腺不能有效移位于颏下区。而面动脉和面静脉在下颌下腺的远心端血管蒂较长，如果切断其近心端，血管蒂经适当游离后，下颌下腺可以比较容易地转位于颏下区。下颌下腺转位完成后，其血液供应和回流由面动脉和面静脉远心段逆向完成。如果面静脉不是下颌下腺血液回流的主要静脉，转位下颌下腺的静脉回流也是有保障的，因为下颌下腺转位术未破坏下颌下腺另一条静脉回流路径，即腺门静脉。

下颌下腺转位术预防放射性口干的研究始于 2000 年，由 Seikaly 和 Jha 首先报道，所以下颌下腺前转位术又称 Seikaly-Jha procedure（SJP）。本手术采用常规下颌下切口，于二腹肌后腹平面结扎切断面动脉和面静脉之近心端，游离下颌下腺和血管蒂。切断部分下颌舌骨肌，以面动脉和面静脉远心段及下颌下腺导管为蒂,把游离的下颌下腺移位于颏下区二腹肌前腹深方,必要时可切开部分二腹肌前腹以容纳体量较大的下颌下腺。以可吸收线固定下颌下腺,并用小钛钉标记腺体后缘和下缘,便于放疗医师制订放疗计划时确定下颌下腺的位置(图 13-3-1 ~ 图 13-3-3)。

转位的下颌下腺选择对侧或 cN0 侧。切除下颌下区和颏下区所有淋巴结,送病理检查,如果冰冻病理报告淋巴结转移,则放弃下颌下腺转位,并行颈淋巴结清扫术。

下颌下腺转位术中应注意保护舌神经 - 下颌下神经节 - 下颌下腺这一神经通路,不要破坏下颌下腺唾液分泌原有的神经调节机制。其次,注意保护面神经下颌缘支。术后颏下区因下颌下腺的存在外观略显饱满,一般在手术后 1~3 个月减轻。

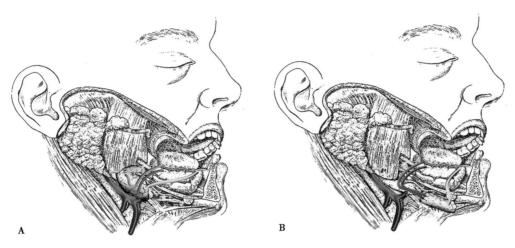

图 13-3-1　下颌下腺前转位模式图
A. 转位前下颌下腺的正常位置　B. 下颌下腺转移到颏下区

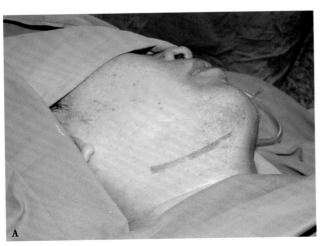
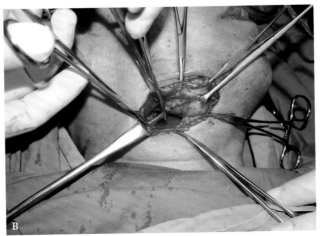

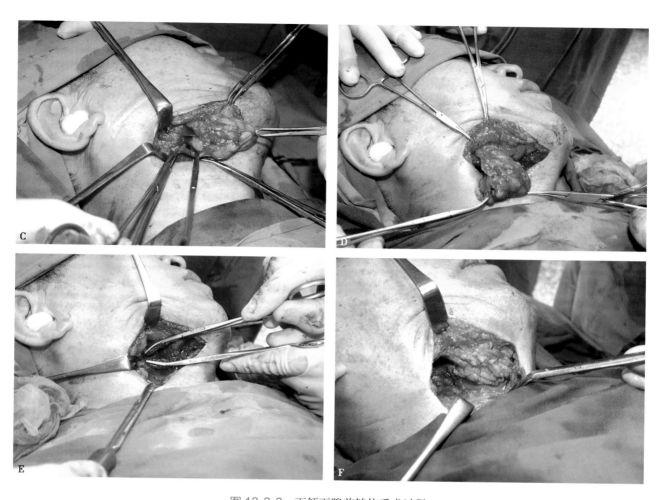

图 13-3-2 下颌下腺前转位手术过程

A. 下颌下切口　B. 结扎面静脉近心端　C. 结扎面动脉近心端　D. 游离下颌下腺　E. 切断部分下颌舌骨肌　F. 下颌下腺转位于颏下区

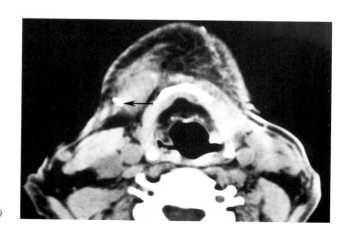

图 13-3-3 下颌下腺转位后的 CT 影像（箭头示）

第四节　下颌下腺前转位预防放射性口干的效果评价

下颌下腺前转位预防放射性口干的效果评价包括主观的口干症状评价和客观的唾液流率检测。常用的口干评分表有 4 种：美国肿瘤放射治疗协作组（radiation therapy oncology group，RTOG）唾液腺急性放射损伤评分表（表 13-4-1）、美国肿瘤放射治疗协作组 - 欧洲癌症治疗研究组（RTOG-European organization for research and treatment of cancer，RTOG-EORTC）唾液腺后期放射损伤评分表（表 13-4-2）、不良事件通用术语标准 v3.0（common terminology criteria for adverse events，CTCAE v3.0）口干评分表（表 13-4-3）和王中和口干评分表（表 13-4-4）。客观指标包括测量非刺激性和刺激性唾液流率，下颌下腺唾液需用专用仪器收集（图 13-4-1），其收集的唾液为混合唾液，内含 2%～5% 舌下腺唾液。目前使用的插管法能收集到更纯的下颌下腺唾液。先收集静息状态下的唾液，再收集 5% 柠檬酸刺激的唾液。

表 13-4-1　RTOG 唾液腺急性放射损伤评分表

级别	标准
0	无口干
1	轻度口干，唾液轻微黏稠，味觉轻度改变
2	中度至完全口干，唾液黏稠，味觉明显改变
3	完全口干，对刺激无反应（重度）
4	急性唾液腺坏死

表 13-4-2　RTOG-EORTC 唾液腺后期放射损伤评分表

级别	标准
0	无口干
1	轻度口干，刺激反应良好
2	中度口干，刺激反应差
3	重度口干，刺激无反应
4	纤维化

表 13-4-3　CTCAE v3.0 口干评分表

级别	标准
0	无口干
1	口干，唾液黏稠，饮食无明显改变，非刺激性唾液流率 > 0.2mL/min
2	口干，唾液黏稠，口腔摄食明显改变，如大量饮水、其他润滑剂，只能进泥状食物和 / 或软食、含水分多的食物，非刺激性唾液流率 0.1～0.2mL/min
3	口干，唾液黏稠，进食困难，静脉补液、鼻饲流食或全胃肠外营养（TPN），非刺激唾液流率 < 0.1mL/min

表 13-4-4　王中和口干评分表

级别	标准
0	无口干症状
1	夜间睡眠或醒来时轻度口干
2	轻度口干,不影响进食和说话
3	经常性口干,进食或说话时需饮水
4	严重口干,口内烧灼感,吞咽咀嚼困难,需随身带水壶

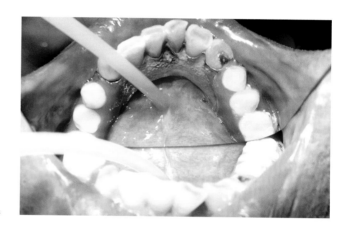

图 13-4-1　下颌下腺唾液收集

在北京大学口腔医院口腔颌面外科的一组病例中,25 例接受下颌下腺前转位的患者,转位下颌下腺唾液分泌量在放疗 6 个月后可恢复到术前水平。放疗后 2 年,90% 的患者口干程度为轻度或无口干,而 100% 的对照组患者放疗后一直是重度口干。

此外,通过分析由患者填写的生活质量量表,可以了解患者术后的生活质量。本组患者中,从放疗后 3 个月开始,下颌下腺转位组患者的生活质量明显优于对照组患者;在放疗结束 6 个月时,下颌下腺转位组患者的生活质量得分可恢复到术前水平,而对照组患者要到放疗后 12 个月,其生活质量才与术前状态相似。这一结果提示,下颌下腺转位对改善头颈部放疗患者的生活质量有重要的作用。但是,头颈癌患者放疗后唾液的保存与否和生活质量的高低并不是简单的因果关系,还有许多因素可影响患者的生活质量,比如疼痛。而且,下颌下腺转位并不能阻止放疗对患者的急性损伤,如口腔黏膜溃疡等。保存唾液的措施是着眼于改善患者远期的生活质量。

（张　晔　俞光岩）

参考文献

1. DAVIES A N, BROADLEY K, BEIGHTON D. Xerostomia in patients with advanced cancer. J Pain Symptom Manage, 2001, 22(4): 820-825.

2. SEIKALY H, JHA N, HARRIS J R, et al. Long-term outcomes of submandibular gland transfer for prevention of postradiation xerostomia. Arch Otolaryngol Head Neck Surg, 2004, 130(8): 956-961.

3. 张晔, 俞光岩, 张雷, 等. 颌下腺转位预防放射性口干的初步研究. 现代口腔医学杂志, 2004, 18(5): 422-423.

4. LIU X K, SU Y, JHA N, et al. Submandibular salivary gland transfer for the prevention of radiation-induced xerostomia in patients with nasopharyngeal carcinoma: 5-year outcomes. Head Neck, 2011, 33(3): 389-395.

5. ZHANG Y, GUO C B, ZHANG L, et al. Prevention of radiation-induced xerostomia by submandibular gland transfer. Head Neck, 2012, 34(7): 937-942.

6. MARZOUKI H Z, ELKHALIDY Y, JHA N, et al. Modification of the submandibular gland transfer procedure. Laryngoscope, 2016, 126(11): 2492-2496.

7. BURGHARTZ M, GINZKEY C, HACKENBERG S, et al. Two-stage autotransplantation of the human submandibular gland: first long-term results. Laryngoscope, 2016, 126(6): 1551-1555.

8. HENSLEY M L, SCHUCHTER L M, LINDLEY C, et al. American Society of Clinical Oncology clinical practice guidelines for the use of chemotherapy and radiotherapy protectants. J Clin Oncol, 1999, 17(10): 3333-3355.

9. SULTANEM K, SHU H K, XIA P, et al. Three-dimensional intensity-modulated radiotherapy in the treatment of nasopharyngeal carcinoma: the University of California-San Francisco experience. Int J Radiat Oncol Biol Phys, 2000, 48(3): 711-722.

10. SAARILAHTI K, KOURI M, COLLAN J, et al. Sparing of the submandibular glands by intensity modulated radiotherapy in the treatment of head and neck cancer. Radiother Oncol, 2006, 78(3): 270-275.

11. LANZER M, GANDER T, LUBBERS H T, et al. Risk of recurrence if submandibular gland is spared. Laryngoscope, 2014, 124(9): 2070-2074.

12. COX J D, STETZ J, PAJAK T F. Toxicity criteria of the Radiation Therapy Oncology Group(RTOG)and the European Organization for Research and Treatment of Cancer(EORTC). Int J Radiat Oncol Biol Phys, 1995, 31(5): 1341-1346.

13. TROTTI A, COLEVAS D, SETSER A, et al. CTCAE v3.0: Development of a comprehensive grading system for the adverse effects of cancer treatment. Semin Radiat Oncol, 2003, 13(3): 176-181.

14. 王中和, 郭高. 三维放疗计划优化技术减少头颈部癌放射性口干. 实用口腔医学杂志, 2002, 18(6): 488-490.

15. FOX P C, VAN DER VEN P F, SONIES B C, et al. Xerostomia: evaluation of a symptom with increasing significance. J Am Dent Assoc, 1985, 110: 519-525.

第十四章

下颌下腺移植治疗重症干眼

　　干眼（dry eye）又称角结膜干燥症（keratoconjunctivitis sicca，KCS），是由于局部或全身多种原因引起的泪液产生减少，黏液分泌异常和睑板腺功能障碍，以泪液液态成分绝对或相对缺乏，泪液分布异常或蒸发增加为共同特征的综合征。患者自觉眼部干涩、有异物感、畏光及视力下降，病变进一步发展可导致严重的角膜病变，包括角膜上皮营养不良、抗感染能力极度降低、角膜溃疡，最终导致角膜混浊，甚至丧失视力，严重影响患者的正常生活和工作。轻度干眼可采用保守治疗，包括局部使用人工泪液、泪点封闭、泪小管栓塞、全身使用免疫制剂、生津止渴的中药制剂来缓解干燥症状。重症干眼的致盲率较高，而且使用保守治疗没有明显的效果。20 世纪 50 年代初，Filatov 和 Chevaljev 首创腮腺导管改道术，将向口内开口的腮腺导管改道植入结膜囊，利用腮腺分泌液治疗重症干眼，首次提出用唾液腺分泌液替代泪液的新方法。但是，由于腮腺分泌量过大，特别是进食等副交感神经受刺激时出现反射性泪溢，频繁擦拭多余泪液和反复瞬目引起创伤性角膜炎，甚至造成角膜溃疡。另外，腮腺唾液与泪液的成分存在明显差异。腮腺分泌物是浆液性，缺乏黏液性成分，但天然泪液是浆液和黏液的混合物，其中黏液成分对维持泪膜稳定性起十分重要的作用，故腮腺导管改道术现已停止使用。

　　1986 年西班牙学者 Murube-Del-Castillo 首先尝试将自体下颌下腺通过显微血管吻合移植到颞部，并将导管植入结膜囊内，以下颌下腺分泌液代替泪液。移植的 3 例下颌下腺中有 2 例腺体成活。此后，相继有德国、澳大利亚和中国学者对该方法进行研究并应用于临床，取得了良好的疗效。与腮腺导管改道术相比，下颌下腺移植术具有如下优点：首先，移植后的下颌下腺不受神经支配，因此无进食时流泪的现象发生；其次，移植后下颌下腺保留了基本的分泌功能，分泌量明显减少，更加接近天然泪液量；再次，下颌下腺是混合性腺体，其分泌物中既有浆液性成分，又有黏液性成分，与正常泪液的成分更加接近。下颌下腺分泌液中所含的黏蛋白有利于建立正常的多肽泪膜结构，维持正常眼表的生理状态。移植成功的病例，眼干症状消失，角膜病变减轻，半数以上患者视力有不同程度的改善。自体血管化下颌下腺移植已经成为一种治疗重症干眼行之有效的新方法。

第一节　干眼的病因

干眼是一种由于全身或局部因素引起的泪液量不足或者质量差导致的以角结膜干燥症状为主的疾病，严重的干眼可以导致角膜上皮损伤、角膜透明度下降、视力减退甚至丧失，称为重症干眼。

我国干眼患病率较高，且呈现明显上升趋势。1991 年申尊茂报道我国干眼的患病率约为 2.7%，2006 年杨华等报告我国 65 岁以上人群干眼的患病率为 23.6%。

正常人单眼分泌泪液的速度为 1μL/min，在角结膜表面形成泪膜。泪膜分为三层：表面脂质层、中间水样层和黏液层。泪膜的主要功能是为眼表提供光滑的折射界面，借助瞬目不断排除眼表各种代谢产物和细小异物（如灰尘、微粒、抗原及滴眼液等），泪液中的免疫物质（如抗体、溶酶体、乳铁蛋白等）可以抵御外界微生物入侵。

分泌不足或者蒸发量过大都会造成泪液量不足。泪液的成分异常也是干眼的成因之一。泪膜任何一层异常都会导致泪液质量降低、泪膜结构不稳定。根据以上特点，干眼的病因大致可以分为以下四类：

1. 水样层泪液分泌不足　是最常见的干眼病因，如先天性无泪腺，自身免疫性疾病造成泪腺炎，外伤感染，自主神经失调或长期服用影响泪腺功能的药物。

2. 脂质层分泌不足　常见于眼睑皮脂腺功能不良。

3. 黏液层分泌不足　常见于缺乏维生素 A_1、慢性结膜炎、类天疱疮、化学性灼伤等。

4. 泪液过度蒸发，泪膜分布不均匀　常见于眼睑疾病造成的眼睑闭合不良，或长期使用电脑，瞬目次数减少。

其中水样层泪液分泌不足是重症干眼的主要病因。根据北京大学口腔医院 1999 年 8 月至 2015 年 1 月期间收治的 185 例患者 200 患眼的统计资料，重症干眼的病因包括 Steven-Johnson 综合征 118 眼（59%）、急性结膜炎 32 眼（16%）、其他 6 眼（3%）、病因不明 44 眼（22%）。

第二节　干眼的临床表现及诊断

根据病变程度和患者的耐受能力，干眼症状的个体差异很大。异物感、痛灼热感、分泌物黏稠、怕风、畏光、结膜充血、视力下降或丧失。

临床检查时，可以发现患者结膜充血，分泌物增多，角膜可见云翳白斑，透明度下降，部分患者角膜透明度完全丧失，角膜缘可见数量不等的新生血管，视力低下甚至失明。

干眼的眼科检查方法包括视力检查、裂隙灯显微镜检查、Schirmer 试验、角膜荧光素染色（corneal fluorescein staining）、泪膜破裂时间（BUT）等。

1. 视力检查　包括一般视力和矫正视力。

2. 裂隙灯显微镜检查　裂隙灯显微镜（简称裂隙灯）又称活体显微镜，它是以集中光源照亮检查部位,便于与黑暗的周围部呈现强烈的对比,再和目镜相互配合,利用裂隙光带,通过眼球各部的透明组织,形成一系列"光学切面",使屈光间质的不同层次,甚至深部组织的微小病变也清楚地显示出来。通过裂隙灯检查可以了解角膜上皮、基质情况,观察泪河高度,评价干眼程度,计算 BUT 等(图 14-2-1)。

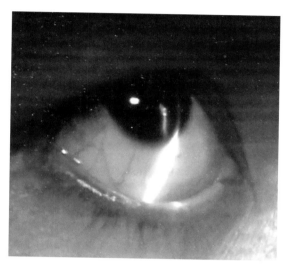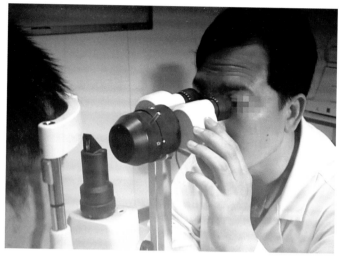

图 14-2-1　裂隙灯检查

3. Schirmer 试验　又可分为刺激性 Schirmer 试验和非刺激性 Schirmer 试验。

刺激性 Schirmer 试验检查方法为:取 5mm×35mm 的滤纸,一端反折 5mm,轻轻置于被检者下睑结膜囊中外 1/3 交界处;另一端自然下垂,嘱患者向下看或轻轻地闭眼,5min 后取下滤纸,测量湿长。正常为 10～15mm,≤10mm 为低分泌,≤5mm 为干眼。静息状态的泪液分泌由副泪腺完成,刺激性泪液分泌来自主泪腺,因此刺激性 Schirmer 试验检测的是主泪腺和副泪腺联合分泌功能。

非刺激性 Schirmer 试验检查方法为:在放入滤纸前,先在结膜囊内点表面麻醉剂,2min 后待麻醉起效,以棉拭子轻轻吸干残留的麻醉剂,以免影响测量结果。之后重复刺激性 Schirmer 试验的操作过程。

表面麻醉后 Schirmer 试验检测的是副泪腺的分泌功能,也称基础分泌。

4. 角膜荧光素染色　角膜染色是最常用的检查角膜损害的方法之一,有助于医生准确判断角膜炎症浸润或角膜损伤程度,以及指导用药和疗效观察等。如角膜上皮完整,与结膜相接触,泪液呈黄绿色,角膜、结膜破损处有嫩绿色着色,上皮完整处不染色。具体操作方法为:滴无菌 1% 荧光素液于结膜囊内,然后用生理盐水冲洗,亦可用玻璃棒蘸少量药液于结膜囊内,在裂隙灯下观察染色情况和泪河高度。角膜、结膜上皮损伤或有溃疡时,可见角膜表面布满黄绿色荧光素。

5. 泪膜破裂时间　是评价泪膜稳定性的客观检查,包括利用泪膜镜测得的非侵袭性泪膜破裂时间及利用荧光素的泪膜破裂时间,一般认为 BUT > 10s 为正常。BUT < 10s,表明泪膜不稳定,泪液中黏蛋白缺乏,提示结膜的杯状细胞严重损害或丧失。具体操作方法为:在被检者结膜囊内滴 1 滴(1～2μL)1% 荧光素钠,嘱患者眨眼,从最后一次瞬目后睁眼至角膜出现第 1 个黑斑的时间为 BUT。

6. 上穹窿结膜囊检查　检查有无睑球粘连等结膜囊病变。

以上 6 项为常见的眼科检查,除此以外,重症干眼的术前检查还包括活检及印迹细胞学、泪液溶菌酶含量、泪液渗透压、乳铁蛋白、泪液清除率、角膜地形图等检查,必要时进行眼部 B 超检查以除外眼后节病变。

第三节　干眼常用的治疗方法

干眼的治疗包括保守治疗和手术治疗两大部分。

一、保守治疗

保守治疗包括使用人工泪液替代和减少泪液挥发两种方法。人工泪液是模仿人体泪液的成分制作的一种替代品,成分多为甲基纤维素、硫酸软骨素和表皮生长因子。

减少泪液挥发的方法包括佩戴具有密闭效果的硅胶眼镜或湿房,症状较重的患者可以接受泪道栓塞手术。该手术可在表面麻醉下实施,将泪道栓子植入泪点,避免泪液从泪点进入鼻泪管,通过增加泪液在结膜囊内的滞留时间,改善眼表湿润度。

上述方法对轻症患者有一定疗效,但对重症患者基本无效。

二、手术治疗

1. 腮腺导管转位手术　1951 年,Filatov 首次提出腮腺导管转位术治疗重症干眼。该术式将腮腺导管连同导管口及周围黏膜经皮下隧道转移至下穹窿结膜处,并将导管口周围黏膜与下睑黏膜进行缝合,术后腮腺分泌的唾液经由导管引流至结膜囊内,成为眼泪的替代物。由于依然保持着副交感神经支配,术后患者进食时,腮腺反射性分泌唾液,造成泪溢,给患者带来不便。目前该手术方法已基本不用。

2. 自体下颌下腺移植手术　1986 年,Murube-Del-Castillo 开创了下颌下腺移植手术。该手术采用显微外科技术,将下颌下腺连同与之相连的动脉、静脉、导管共同转移至颞部,将动、静脉与供区动、静脉进行显微吻合。下颌下腺导管经皮下隧道开口于结膜囊,以下颌下腺分泌液代替泪液。

我们课题组对 193 例重症干眼患者 211 患眼进行手术治疗,是国际上病例数最多的一组临床研究。术后远期,90% 的患者腺体成活且导管保持通畅,患者术后眼干症状消失,眼表结构改善,半数以上患者视力不同程度提高,患者生活质量明显改善,是治疗重症干眼的有效方法。

3. 小唾液腺移植术　1997 年,Murube-Del-Castillo 最先报道了采用口腔黏膜连同与之相连的小唾液腺治疗重症干眼。该手术将下唇黏膜及其深面丰富的小唾液腺一并移植于结膜囊内,小唾液腺分泌的唾液湿润眼表结构,用于治疗重症干眼。此术无需血管吻合,操作相对简单。移植组织可以松解瘢痕组织,故可同时治疗睑球粘连。国外学者 Geerling 等使用该术式治疗重症干眼,获得了一定的治疗效果。我们课题组自 2010 年以来,采用小唾液腺移植治疗重症干眼患者 28 例 32 患眼,供体小唾液腺分别取自下唇(24眼)、上唇(7眼)及颊部(1眼)。术后 Schirmer 试验检测结果 2～15mm,中位检测值为 8mm。多数患者眼干症状得以缓解,畏光减轻,角膜透明度改善,且无泪溢症状,故可以作为不能进行下颌下腺移植时的替代术式(图 14-3-1)。

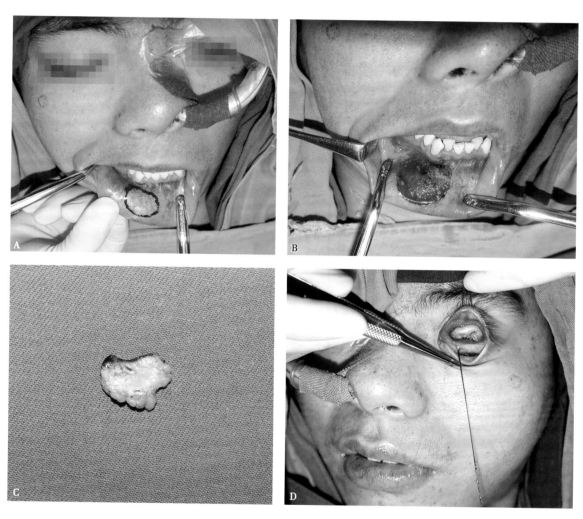

图 14-3-1　自体唇腺移植治疗干眼
A. 下唇切口　B. 切取唇腺　C. 唇腺及黏膜组织　D. 唇腺及黏膜瓣移植于眼穹窿部

第四节　下颌下腺移植术治疗重症干眼的适应证选择

下颌下腺移植术是治疗重症干眼的有效手段,但并不适用于所有干眼患者。为了保证移植后下颌下腺的分泌功能和避免口腔干燥症的发生,术前应对唾液腺功能进行评估,慎重选择手术适应证。

由北京大学口腔医院牵头的"十一五"国家科技支撑计划"血管化自体下颌下腺移植治疗重症角结膜干燥症"项目组,制订了《血管化自体下颌下腺移植治疗重症角结膜干燥症指南》,确定下颌下腺移植治疗重症干眼的适应证如下:

1. 干眼症状严重。

2. 眼科检查

(1)出现因干眼导致的视力下降;

(2)Schirmer 试验≤2mm/5min;

(3)泪膜破裂时间<5s;

(4)角膜荧光素染色呈弥漫性点状或片状阳性,或角膜上皮结膜化。

3. 目前其他干眼治疗方法(药物治疗半年以上)无效。

如有以下情况之一者,不适合手术:

(1)原发或继发性舍格伦综合征;

(2)有明显的口干症状,唾液总流率<0.3g/min;

(3)^{99m}Tc 检查显示多个大唾液腺功能明显降低;

(4)全身情况不适合手术者。

第五节　下颌下腺移植术术前评估

下颌下腺移植术之前,应对患者进行全身及专科情况,特别是下颌下腺功能需进行全面和完善的评估。

(一)病史及体格检查

手术前应详细询问患者病史,进行详尽的包括眼科、口腔的检查以及全身体格检查。

(二)眼科检查

一般包括视力、裂隙灯检查、Schirmer 试验、角膜荧光素染色、泪膜破裂时间等(详见本章第二节)。

(三)口腔检查

1. 口腔黏膜湿润度、下颌下腺及腮腺导管口检查　观察口腔黏膜的湿润度及口底唾液池是否存在,初步评价是否有口干症存在。观察双侧下颌下腺导管开口是否存在,其与舌系带的距离,导管口是否通畅,挤压双侧下颌下腺时,导管口溢出唾液的量及性状。观察双侧腮腺导管口是否通畅,按摩双侧腮腺后腮腺导管口溢出的唾液量以及清亮与否。

2. 大唾液腺功能检查

(1)唾液流率检测:分为静息唾液流率检测和刺激性唾液流率检测。

静息唾液流率:采集时先用清水漱口,静息 5~10min,弃去最初分泌的唾液,将继续分泌的唾液收集于洁净的小杯内。测量 5min 患者的全唾液流量,以 g/5min 计量。正常值为(0.46±0.05)g/min。

酸刺激唾液流率:以 2% 柠檬酸棉球置于患者舌背后,收集 5min 唾液,称重计量。正常值为(2.64±0.22)g/min。

咀嚼刺激唾液流率：温水泡软 5g 医用白蜡，咀嚼 6min，收集 5min 唾液，称重计量。正常值大于 6mL/6min。

（2）单一腺体唾液流率检测：包括分别检测腮腺和下颌下腺的流率。

腮腺唾液流率检测：用 Lashley 杯或改良的 Carson-Critteden 装置收集。Carson-Critteden 装置为一带有内腔和外腔的塑料或金属杯，内腔通过塑料管道输送唾液至收集器，外腔连接负压吸引装置，使用时将杯子放在导管口上收集唾液。腮腺唾液流率的正常值为静息状态 0.01～0.07mL/min，酸刺激状态 0.7～2.3mL/min。

下颌下腺和舌下腺唾液流率检测：下颌下腺和舌下腺通过下颌下腺导管共同开口于口腔，所以通常将其分泌物收集在一起。常用的方法有插管法和隔离法（图 14-5-1）。

插管法：将一端渐细的聚乙烯管插入下颌下腺导管口收集。

隔离法：用棉卷将双侧腮腺导管口挡住，将下颌下腺导管口隔离，使其分泌物集中于口底，用微吸量管以轻吸法收集。

下颌下腺和舌下腺唾液流率的正常值为静息状态 0.02～0.20mL/min，酸刺激状态 0.4～1.3mL/min。

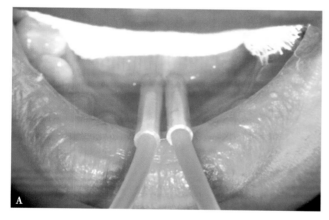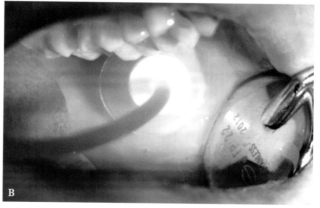

图 14-5-1　吸取下颌下腺和舌下腺唾液的吸取器
A. 插管法　B. 隔离法

（3）核素动态功能显像：^{99m}Tc 放射性核素显像用于评估唾液腺的动态功能。根据动态功能曲线，计算摄取指数及分泌指数，评估大唾液腺的分泌功能。根据北京大学口腔医院的病例资料统计，重症干眼患者有 59% 继发于药物过敏，即 Steven-Johnson 综合征，这些患者的唾液腺功能均不同程度下降，放射性核素显像表现为唾液腺显影差或几乎不显影，唾液腺对 ^{99m}Tc 的摄取率降低，对柠檬酸刺激无明显促分泌反应（图 14-5-2，图 14-5-3）。

3. 下颌下腺 B 超检查　可以显示下颌下腺大小，内部回声是否均匀，排除腺体内占位性病变。

4. 血清学检查　对于可疑免疫系统疾病引起的干眼，在术前还应检测自身抗体。舍格伦综合征常见 ANA 抗体、类风湿因子等阳性，有利于疾病鉴别诊断。所有患者均应完成手术前的常规实验室检查。

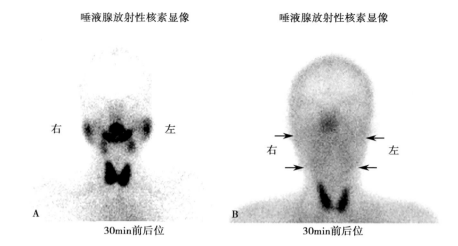

图 14-5-2 重症干眼患者唾液腺功能检测

A. 正常人唾液腺功能,连续摄影时腮腺、下颌下腺、口内放射性物质聚集　B. 唾液腺功能严重受损患者,连续摄像时未见唾液腺及口腔内放射性物质聚集(箭头示)

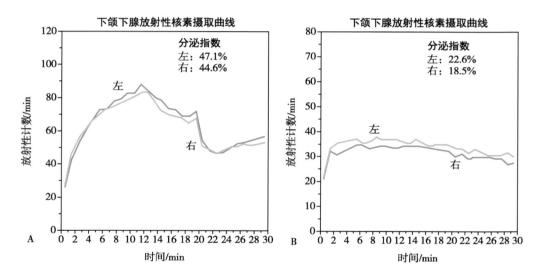

图 14-5-3 重症干眼患者唾液腺动态功能曲线

A. 正常唾液腺动态功能曲线,可见每秒放射性计数基线水平为 50 左右,柠檬酸刺激后有明显的分泌反应　B. 重症干眼患者唾液腺动态功能曲线,可见每秒放射性计数基线水平低于 30,给予柠檬酸后无明显的分泌反应,表现为平直的曲线

(刘筱菁　苏家增)

第六节　下颌下腺移植术

血管化自体下颌下腺移植治疗重症干眼简称下颌下腺移植术,是指采用显微外科技术,将自身下颌下腺完整摘除后,整体或部分移植到颞部,将供应下颌下腺的动、静脉分别与颞浅动、静脉吻合,下颌下

腺导管开口转移至眼穹窿部，将导管口黏膜与上穹窿结膜缝合，使下颌下腺导管开口于眼内，以下颌下腺分泌液代替泪液治疗重症干眼的手术。自体血管化下颌下腺移植成功的病例，眼干症状消失，角膜病变减轻，视力不同程度改善。因移植下颌下腺不受副交感神经支配，无进食时流泪现象发生。经多年的临床观察与研究，目前成为重症干眼行之有效的治疗方法，受到口腔颌面外科和眼科界的密切关注。

血管化自体下颌下腺移植治疗重症干眼于1986年由西班牙学者Murube-Del-Castillo首次报告。随后澳大利亚的MacLeod（1990）和德国的Geerling和Sieg等相继开展这一新技术。1998年中国医科大学贾广学和王玉新教授在国内首先报道采用该技术。北京大学口腔医学院俞光岩教授领导的课题组与首都医科大学附属北京同仁医院合作，在系列动物实验的基础上，自1999年起对这一技术开展了广泛深入的临床和基础研究，建立了血管化下颌下腺移植治疗重症干眼的关键技术体系，累积了不少经验，无论病例数还是成功率均处于国际领先地位。

一、整体下颌下腺移植术

整体下颌下腺移植术是指将下颌下腺完整摘除后，采用显微外科技术将其完整移植到颞部的手术。该手术常规在全麻下进行，整个手术由受区血管制备、下颌下腺切除、血管吻合及导管转移组成。下面逐一介绍：

（一）受区血管的制备

1. 切口及翻瓣　取手术侧颞部做弧形切口（图14-6-1），切开皮肤、皮下，在颞浅筋膜层翻瓣（图14-6-2）。翻瓣时注意不宜过深，应将颞浅动静脉保留在颞肌表面，并注意不宜过浅以免损伤毛囊。

2. 受区血管制备　逆行解剖颞浅动、静脉，游离血管表面的结缔组织，结扎血管细小分支。如遇颞浅静脉管径过细，无法作为吻合血管时应打开颞肌，解剖暴露位于颞肌内的颞深静脉。为获得较大的吻

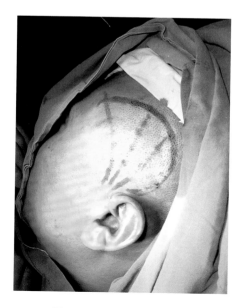

图14-6-1　颞部弧形切口

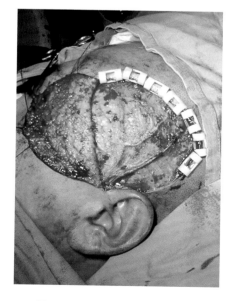

图14-6-2　翻瓣显露颞部血管

合口径,颞浅动静脉可向腮腺上极解剖(图 14-6-3)。

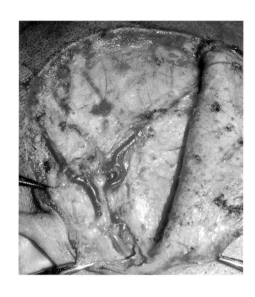

图 14-6-3　颞浅动静脉向腮腺上极解剖

3. 受区血管保护　血管制备完成后观察血管粗细程度,如可作为吻合血管,采用浸有罂粟碱的明胶海绵湿敷备用。

（二）解剖游离下颌下腺

1. 解剖游离下颌下腺体部　于同侧颈部距离下颌骨下缘 1.5cm 处设计横切口,1% 利多卡因局部浸润麻醉后,依次切开皮肤、皮下及颈阔肌层。

游离下颌下腺下缘,分离面静脉,观察静脉的粗细,过于粗大者不适合作为供体静脉。游离后将静脉保留备用。

在下颌下腺上缘分离面动脉远心端及其伴行静脉,注意保护横跨在其表面的面神经下颌缘支,切断结扎面动脉远心端及其伴行静脉。分离下颌下腺上内侧,切断下颌舌骨肌神经。

在下颌下腺的下极进一步分离腺体,并将腺体向上翻起,此时可看到面动脉近心端及其伴行静脉,这两条血管常用作吻合的血管,应小心保护。

分离下颌下腺前缘,分离结扎向颏下区分布的面动脉分支颏下动脉及相应静脉。将下颌舌骨肌向中线方向牵拉,显露腺门部。仔细辨认舌神经、下颌下神经节及下颌下腺导管,结扎切断下颌下神经节分布到下颌下腺的神经纤维。

分离结扎腺门静脉,有时腺门静脉用作吻合的血管,适当向颏下方向分离,以便保留其一定的长度。向口内方向分离下颌下腺导管,有时有静脉伴行,可分离后切断结扎。至此,除面动脉近心端及其伴行静脉、面静脉及下颌下腺导管尚有连接外,下颌下腺已被完全游离。

2. 解剖游离下颌下腺导管　用生理盐水、氯己定冲洗口腔。探针探查下颌下腺导管口并插入导管,在导管口周围做环形切口,保留 3~5mm 黏膜。沿舌下皱襞内侧切开黏膜,解剖下颌下腺导管。如遇到舌下腺大管,在距离下颌下腺导管约 3mm 处钳夹舌下腺大管,切断后结扎下颌下腺导管端。另一端暂时不予结扎,待关闭口底创口时将其改道开口于口底黏膜。

3. 整体游离下颌下腺　从口外牵引下颌下腺导管，使下颌下腺导管除与腺体连接外，其他部分充分游离。进一步解剖游离面静脉，尽量在其远端切断面静脉，并通过静脉回流实验判断其是否为主要回流静脉。向颈外动脉方向进一步分离面动脉近心端及其伴行静脉，切断后双重结扎，腺体断蒂，备用（图 14-6-4）。

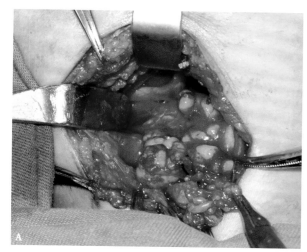
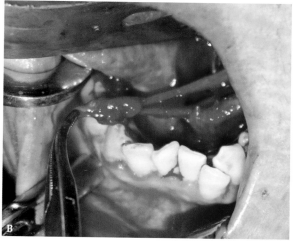
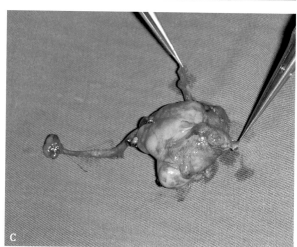

图 14-6-4　解剖游离下颌下腺
A. 从口外充分暴露导管　B. 从口内充分游离导管
C. 全部游离的下颌下腺，包括动静脉及导管

4. 口内外伤口处理　下颌下切口分层缝合，放置橡皮引流条或负压引流。缝合口内切口，如有舌下腺大管，将导管口改道，使其开口于口底黏膜。放置橡皮条引流。

（三）血管吻合

1. 供受区血管的选择　由于颞部静脉和颈部静脉解剖学结构和管径粗细的差异，下颌下腺移植术中供区和受区血管管径不匹配的情况较为常见，常表现为面静脉管壁厚，管径明显粗于颞部静脉。因此供、受区血管的匹配直接影响手术效果。

（1）供、受区血管的选择原则：供、受区血管选择应遵循显微血管吻合手术的基本原则，即首选管径匹配，能直接行端端吻合的血管；用于吻合的静脉应是下颌下腺的主要回流静脉。确定面静脉是否是下颌下腺主要的回流静脉可采用以下 3 个步骤：①用血管夹夹住面静脉下端，观察面静脉是否充盈，如有明显充

盈,则为主要回流静脉;②切断面静脉,观察断端静脉渗血情况,渗血明显者为主要回流静脉(图 14-6-5);
③下颌下腺游离后,用肝素生理盐水灌注面动脉,观察静脉渗出液,渗出量多者为主要回流静脉。

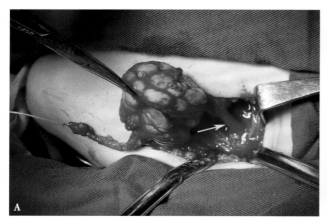
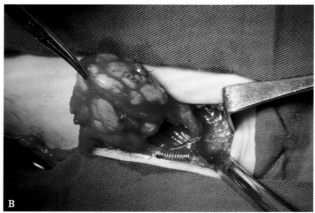
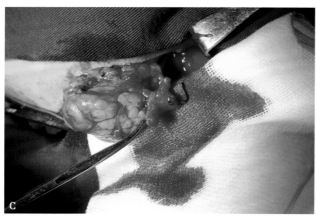

图 14-6-5 确认下颌下腺主要回流静脉
A. 暴露面静脉(黄色箭头示) B. 夹闭面静脉观察静脉充盈情况 C. 保持面动脉供血,剪断面静脉,观察静脉渗血情况

一般而言,动脉解剖变异少见,但是静脉解剖变异颇为常见。除了管径粗细变异较大,另一重要变异是虽然面静脉管径合适,适于吻合,但其未进入下颌下腺,而是浮于腺体表面,不能引流下颌下腺的静脉血,不能作为吻合血管。这种静脉解剖变异和供、受区血管管径的匹配性在移植术前很难预测,以致术中可能因解剖变异而更换另一侧下颌下腺作为供体,甚至因此中止手术。随着数字医学的迅速发展,我们课题组在术前采用 CT 静脉成像技术,可以清楚显示面静脉是否进入下颌下腺,以及颞部静脉与面静脉的管径是否匹配,从而在术前即做出选择。

血管吻合完成后,应注意腺体安放的位置,既不能使血管吻合口受压,还要保证下颌下腺导管能够无张力地转移到上穹窿结膜。根据我们的经验,该手术的动脉选择和匹配相对比较恒定,即供区为面动脉,受区为颞浅动脉。虽然颞浅动脉管径略细于面动脉,但经简单处理后,直接行端端吻合通常没有问题。

然而,静脉系统的匹配相对比较困难。根据解剖学基础和我们的基础研究结果,下颌下腺的静脉回流主要有 3 套系统,即面静脉系统、面动脉伴行静脉系统和导管伴行静脉系统,选择用于吻合的静脉应考虑以下几点:①如果三组静脉均有回流,面静脉为首选供区静脉,因为其管径适于吻合,且吻合后位置移动度比较灵活。缺点是其管径和管壁厚度常常与颞部静脉不匹配,吻合后易造成涡流或静脉血淤滞,从而导致吻合口血栓,因此通常需要进行管径匹配处理后方可吻合。②其次是面动脉伴行静脉,该组静脉通常有2个以上细小分支,通常选择相对较粗的1支进行吻合,其优点是管径及管壁厚度与颞浅静脉匹配性较好,但有时管径细、管壁薄,对于血管吻合技术要求相对较高。由于其与动脉伴行,吻合后的位置移动度会受一定限制。③通常不选用导管伴行静脉作为供体静脉,因其管径很细,管壁很薄,不利于吻合,而且位置偏前,受区静脉需解剖足够长度。因此在三组供体静脉中,该静脉常用作备选。由于三组供体静脉均有可能被选,故在行下颌下腺游离解剖时,三组供体静脉均应予以保护。

（2）供受区血管不匹配的处理:临床实践中,供受区血管不匹配的情况时有所见,静脉不匹配尤为多见,表现为供体静脉过于粗大,无法和颞浅静脉行端端吻合。此时可以采取的措施有:①如管径相差超过1/3,可以采用局部血管处理方法进行吻合,常用方法为将受区血管断端剪成斜形断面以增大吻合口直径,也可以将供体血管移行,缩窄断端直径使之与受区血管匹配后行端端吻合。笔者等不太主张在此处采用端侧吻合技术。②如管径相差超过1/3,或下颌后静脉不是主要回流静脉,不能采取以上措施解决,宜改用面动脉的伴行静脉或导管的伴行静脉作为供体静脉。③如管径相差超过1/3,下颌后静脉为主要回流静脉时,面动脉伴行静脉和导管伴行静脉均过细或位置不佳,不能用于吻合时,可在受区切开颞肌寻找颞深静脉,如能达到吻合要求,则可行端端吻合;如颞深静脉也不能满足吻合要求,则选择静脉搭桥术,将面静脉与颈部管径相匹配的静脉桥接起来,桥接静脉通常选用前臂的头静脉,采取在皮下打隧道的方法将下颌后静脉的血流直接引入颈部的血管。此时静脉有两处吻合口,且移植静脉需通过隧道,出现静脉血淤滞和栓塞的概率增加,故此术仅在必要时才用(图14-6-6)。

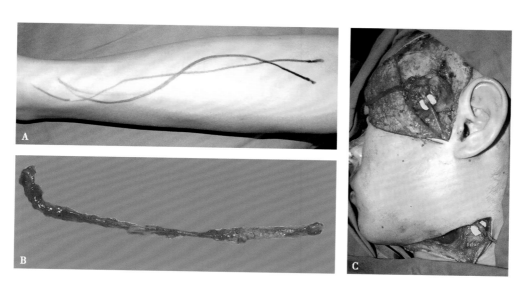

图14-6-6 头静脉搭桥连接面静脉与颈部静脉
A. 前臂切口设计 B. 获取的头静脉 C. 头静脉桥接下颌下腺静脉和颈外静脉

2. 移植下颌下腺血管吻合术术前准备 游离下颌下腺以肝素生理盐水经面动脉灌注,以排出淤积在腺体内的微血栓。同时,观察静脉断端生理盐水渗出情况,如前所述,渗出明显者常为主要回流静脉(图14-6-7)。

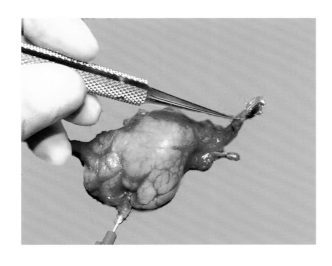

图 14-6-7　肝素生理盐水经面动脉灌注游离下颌下腺

3. 移植下颌下腺血管吻合术　①将游离下颌下腺转移到颞部受区，将腺体缝合固定于颞肌筋膜上，以防术中腺体掉落或牵拉吻合血管。②处理颞部动、静脉使之达到吻合要求后备用，通常该部位使用颞浅动脉和颞浅静脉。③根据血管口径，可选择在显微镜下或手术放大镜下进行操作。选择 8～10 个零尼龙线吻合血管，静脉最常为颞浅静脉和面静脉吻合，通常需吻合 8～10 针。动脉则最常选择颞浅动脉与面动脉吻合。吻合后采用显微血管吻合后常规技术，判断与观察血管是否通畅以及移植腺体的血供情况（图 14-6-8）。

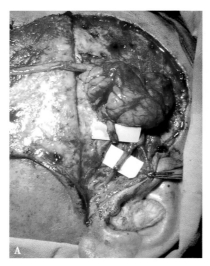 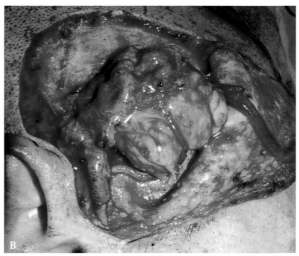

图 14-6-8　血管吻合完成后可见腺体血运丰富呈鲜红色
A. 垫片分别表示动、静脉吻合口　B. 吻合完成后腺体呈鲜红色

（四）导管转移

在移植下颌下腺导管内插入硅胶管，注入生理盐水观察导管全程有无渗漏，如有渗漏则进行缝合修补。于眦外侧缘处用利多卡因局部浸润麻醉，切开皮肤、皮下，自腺体侧以蚊式钳向外眦方向制作皮下隧

道,将导管经皮下隧道引入皮肤切口处。

　　悬吊眼部上直肌并向下牵拉,暴露上穹窿结膜。根据下颌下腺导管长度决定上穹窿结膜囊的开口位置,切开结膜,将导管经上睑皮下隧道穿出结膜切口。将口腔黏膜适当修剪,导管边缘与结膜开口边缘缝合,形成移植下颌下腺导管的开口。插入术后冲洗用的硅胶管,并将其缝合固定于下眼睑(图 14-6-9)。分层缝合颞部切口,头部放置负压引流,血管蒂处放置橡皮条引流。

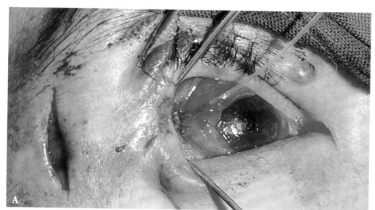
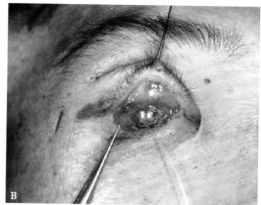
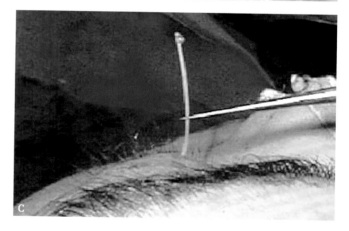

图 14-6-9　导管转移过程及移植成功后腺体分泌情况
A. 眶外侧小切口转移导管至上穹窿结膜　B. 导管口插入尼龙管保持通畅　C. 血管吻合完成 30min 后,可见尼龙管口有唾液分泌

二、部分下颌下腺移植术

　　部分下颌下腺移植术是指下颌下腺完整摘除后,将其整体移植到颞部,相应血管吻合并证实移植腺体血运良好后,根据其解剖结构去除部分腺叶,进行减量下颌下腺移植的手术。手术在全麻下进行。

　　我们的研究结果显示,正常下颌下腺分泌量的 1/3 即可维持眼表湿润,整体下颌下腺移植可因分泌过多而致泪溢,部分患者需在移植术后进行腺体减量切除术。本课题组在人体下颌下腺血管、导管系统显微解剖研究及动物实验的基础上,对 20 例下颌下腺体积大、功能好,预计术后肯定出现严重泪溢的患者进行部分下颌下腺移植术。结果显示,移植下颌下腺全部成活,可明显减轻术后泪溢程度,避免或减少移植下颌下腺减量切除的次数。

（一）适应证

部分下颌下腺移植是建立在成熟的整体下颌下腺移植治疗重症干眼手术的基础上开展的，因此后者的所有适应证均适合部分下颌下腺移植术，同时部分移植术还应注意选择其特殊的适应证。

1. B超显示下颌下腺体积较大，核素唾液腺功能显像显示腮腺和下颌下腺功能良好，唾液流率检测显示唾液腺分泌功能正常，预期行整体下颌下腺移植术后因分泌过多，会发生严重泪溢的患者。

2. 手术中吻合血管完成后，进一步判断显示腺体血运正常，腺体分叶结构清楚的患者。

（二）手术步骤

部分下颌下腺移植是在完成整体腺体移植后再进行的减量移植，因此整体下颌下腺移植的所有手术步骤是必需的，在完成整体移植后判断可行部分腺体移植者，在远离下颌下腺导管和吻合血管的移植腺体外上部，以腺叶为单位，行显微解剖分离，将欲切除部分的腺小叶完整切除，并妥善结扎小叶间的各个分支导管和血管，严密缝合腺体断面和保留的腺体外膜（图14-6-10）。

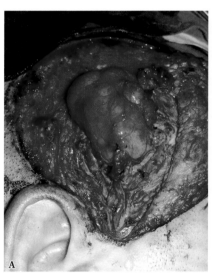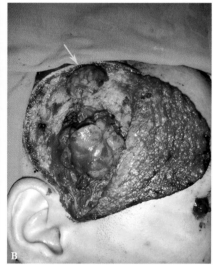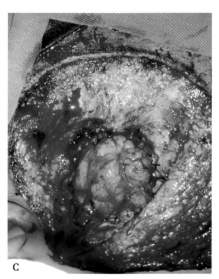

图14-6-10　部分下颌下腺移植手术过程

A. 移植腺体减量切除前，血管吻合完成，血运良好　B. 减量切除部分下颌下腺（箭头示）　C. 减量后的移植下颌下腺，体积明显缩小

（蔡志刚）

第七节　围手术期处理

自体下颌下腺移植术是目前口腔颌面部唯一的自体器官移植手术，手术操作的规范性和手术技巧要求较高，围手术期的相关处理也很重要。比如移植腺体的血液循环观察、围手术期相关药物的使用，以及腺体进入"休眠期"后导管阻塞的预防均为影响手术成败的重要环节。

一、术前准备

1. **心理准备** 外科手术都会引起患者和家属的焦虑、恐惧等心理,自体下颌下腺移植更是一项复杂、有一定风险,且术后需要烦琐的复诊处理的治疗,医护人员应就病情、施行手术的必要性、可能取得的效果、手术风险、可能发生的并发症、术后恢复过程、复诊要求及预后,向患者及家属充分解释,一方面取得他们的理解和信任,以积极的心态接受手术和术后处理;另一方面,对于可能出现的失败和并发症有充分的思想准备。

2. **术前抗生素的使用** 建议术前 3 天患侧使用抗生素滴眼液滴眼,术前 30min 预防性使用抗生素一次(肌注或静脉点滴)。应特别注意患者的过敏史,防止药物过敏反应的发生。

3. **手术区的准备** 手术区需进行常规术前清洁处理及备皮准备,应于术前行口腔洁治,使用氯己定漱口水漱口。术前一晚洗头,手术当天早晨头部备皮,去除所有毛发。

4. **胃肠道准备** 患者术前一晚进流食,术前 12h 禁食,术前 6h 禁水,防止麻醉或手术过程中出现胃内容物反流造成误吸。

二、术中药物使用及常规

手术涉及器官移植(下颌下腺),创伤大、时间长,术中静脉给予一次抗生素。为预防吻合血管血栓形成,提高移植手术成功率,术中可给予低分子右旋糖酐注射液静脉滴注。

三、术后处理

1. **术后用药** 术后应全身使用广谱抗生素 5~7 天,同时配合抗生素滴眼液局部外用滴眼,预防感染发生。术后给予低分子右旋糖酐注射液静脉滴注及阿司匹林鼻饲 7 天左右,可降低吻合血管血栓形成的风险,提高移植手术成功率。患者术后进食差,注意保持水电解质平衡,监测相关指标,必要时补充相应成分。

2. **术后常规处理** 患者术后需保持平卧位,同时头部简单制动 3 天,以避免吻合口血管扭曲导致血栓形成。术后第 1 天采取去枕平卧位,头颈部适当制动。术后第 2 天可垫枕及抬高床头 30° 左右,避免患侧卧位,以免压迫移植的腺体。因血管吻合口在头部,患者术后颈部等其他身体部位可轻微移动,以缓解卧床带来的不适。卧床期间应注意预防褥疮、坠积性肺炎及下肢静脉血栓等的发生。

手术创伤较大,术后应禁食水 1 天,配合胃肠减压及 H_2 受体拮抗药物如雷尼替丁的应用,预防应激性溃疡的发生。1 天后可经胃管进食流食。

尿管保留 3 天,方便患者卧床期间小便。胃管保留 7 天左右,经胃管进食可保持口内卫生,促进伤口正常愈合,且可留作胃肠减压通道。术后可常规给予雾化吸入和口腔冲洗。

放置引流物处的引流液常较多,术后需及时换药,保持局部干燥清洁。视引流液情况,一般术后 3 天可拔除下颌下区引流条,术后 5 天可拔除颞部引流管,颞部引流条可留至术后 7 天左右拔除,以避免血管蒂部位积液,影响移植腺体成活。视伤口愈合情况,一般术后 7 天可拆除下颌下区缝线,术后 10 天可拆除颞部及口内缝线。

3. 术后特殊处理　术后第 1 天开始,应每天行 Schirmer 试验 2 次,监测腺体分泌及导管通畅情况。一般应于术后第 5～7 天,即休眠期开始,给予患者辣椒素、局部按摩、热敷等促分泌治疗。于术后第 7 天行 ^{99m}Tc 核素功能显像,根据颞部有无明显的核素浓聚影像,判断腺体是否成活。于术后第 10 天给予卡巴胆碱腹部皮下注射,行导管"内冲洗",防止导管阻塞。

术后应严密监测移植腺体吻合血管的通畅情况,一旦出现血管危象,力争尽早发现,及时处理。常规应于术后 72h 内每小时触诊移植腺体 1 次。正常情况下腺体质地柔软,导管口无血性渗出。出现静脉栓塞时,腺体表现为程度不同的质地变硬、颞部膨隆、肿胀明显,导管口有血性渗出,部分患者颞部引流处出现血性渗出,引流液呈暗红色。正常情况下移植腺体术后第 3 天开始会有暂时性泪溢,Schirmer 试验常大于 35mm,可作为血管通畅、腺体成活的判断标准之一。另一个可供判断的方法是核素显像,正常成活的移植腺体显示为颞部核素浓聚。否则,颞部未见放射性浓聚者,应高度怀疑移植腺体未成活。

移植腺体导管阻塞是该手术另一个严重的并发症,术后应着重预防。术中于移植下颌下腺导管内放置的尼龙管常规保留至术后 7～10 天。术后每天用生理盐水或庆大霉素盐水行导管冲洗 2 次,保持导管通畅。应注意保持该尼龙管的位置,妥善固定,避免尼龙管部分脱出时刺激角膜,造成角膜溃疡或其他不必要损伤。

四、移植腺体血液循环的观察与处理

1. 移植下颌下腺分泌功能变化的一般规律　移植术后下颌下腺分泌的变化通常经历四个时期:①短暂失功能期,术后 1～2 天移植腺体无明显分泌,部分患者自觉眼内稍有湿润感;②暂时性泪溢期,术后第 3 天开始,持续 2～3 天,移植腺体分泌明显增加,患者出现暂时性泪溢现象;③休眠期,术后第 5～7 天开始,移植腺体分泌明显减少,部分患者几乎完全消失,持续 3 个月左右;④功能恢复稳定期,术后第 4 个月开始,移植腺体功能基本恢复正常,泪液分泌相对稳定。

2. 触诊移植腺体质地　是判断移植腺体血液循环的基本方法。正常移植腺体质地松软,导管口无血性渗出。当出现腺体质地变硬、腺体肿胀、导管口明显血性渗出等情况,应考虑静脉血栓形成,立即行探查术。如证实有血栓形成,应清除血栓,重新进行血管吻合。

3. 进入暂时性泪溢期后,如有大量唾液泪液分泌,提示移植腺体成活。

4. 术后 1 周行 ^{99m}Tc 核素功能显像,如颞部有明显的核素浓聚影像,提示移植腺体成活。

五、休眠期移植腺体的处理

休眠期移植下颌下腺分泌明显减少,易发生导管阻塞,导致手术失败。在此期间,应采取措施促进移植腺体分泌,方法可选用热敷、红外线理疗、0.075% 辣椒素霜剂于移植下颌下腺表面皮肤涂布、口服硝酸毛果芸香碱,并于术后第 10 天腹部皮下注射卡巴胆碱以刺激移植下颌下腺分泌,预防导管阻塞。必要时可隔周重复一次。

六、术后随访

1. 术后 1 个月、2 个月电话随访各一次。

(1)眼科检查:重点检查手术侧眼的视力及眼表结构状态,包括视力、Schirmer 试验、裂隙灯检查、BUT、角膜荧光素染色及角膜印迹细胞学检查。

(2)口腔检查:重点检查有无口干及唾液腺功能,包括口腔黏膜湿润度、口底唾液池、唾液流率。同时注意有无舌下腺囊肿发生。

(3)^{99m}Tc 唾液腺功能显像:除观察移植下颌下腺是否成活外,尚可通过延迟显像观察导管是否通畅。

2. 术后 6 个月复查,根据患者症状决定是否进行下列手术:

(1)移植腺体减量切除术。

(2)眼科手术,包括:①眼睑内外翻矫正术、睑球分离手术、结膜囊成型术;②羊膜移植、自体角膜缘干细胞培养移植术、颊黏膜细胞培养移植术;③重建眼表及恢复角膜缘干细胞功能后,行板层角膜移植手术。

（蔡志刚　苏家增）

第八节　并发症的预防及处理

下颌下腺移植术后常见的并发症有导管阻塞、泪溢、舌下腺囊肿和慢性阻塞性移植下颌下腺炎。

一、导管阻塞

同普通腮腺或下颌下腺相似,移植下颌下腺也可发生主导管阻塞,且发病率较普通下颌下腺导管阻塞高,严重者可导致治疗失败,因此需术中、术后着重预防。

1. 发病原因　导管阻塞多发生在术后休眠期,其发生可能与两方面因素有关。首先,患者可因黏液栓子阻塞导管。移植下颌下腺导管在行经眶外侧壁时形成一个生理性弯曲,并且此处皮下组织层较薄,深方骨性隆起及浅方皮肤易压迫导管。休眠期内腺体分泌功能低下,分泌液流率显著下降且性质黏稠,也容易造成分泌物的淤积滞留,从而导致局部导管炎伴黏液栓子形成,进一步引起导管阻塞。其次,患者可因明确的导管局部狭窄引起阻塞。狭窄部位多位于导管在上穹窿结膜囊的开口处,其发生同相应部位手术后的瘢痕形成有关。个别患者狭窄部位位于导管中后段,其发生可能同前述分泌物淤积、导管局部炎症有关,因炎性增生引起导管狭窄。

2. 临床特点　主要临床表现为分泌量明显减少,伴随分泌物性质浑浊、黏稠等改变,但是休眠期移植下颌下腺本身分泌就少,因而仅从自然状态下的分泌情况常难以判断是否存在导管阻塞。正常的休眠期腺体在给予促分泌治疗(局部热敷、腺体按摩、局部外用辣椒素及皮下注射卡巴胆碱)后,可见分泌量明显增加。存在导管阻塞的腺体,即便在给予最强的促分泌措施如注射卡巴胆碱后,依然没有或仅有少量的分泌物外排,且可伴有移植腺体发胀和导管膨隆。此时给予按摩、挤压腺体及导管,对于黏液栓子阻塞或导管不全狭窄者,挤压后可见导管口有浑浊、黏稠液体排出,有时可见黏液栓子(图 14-8-1)。对于导管严重狭窄乃至完全阻塞者,挤压后导管口亦无明显分泌。因此,对临床促分泌措施的反应可作为导管阻塞的临床判断要点。

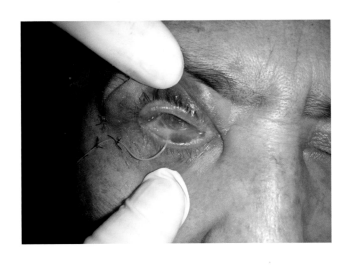

图 14-8-1　导管口可见黏稠、混浊液体

对于怀疑存在导管局部狭窄者,还可使用钝头探针或细尼龙管自导管开口处逆行探查导管,可明确是否存在狭窄及具体的狭窄部位。

3. 预防和治疗　对导管阻塞应强调预防,正确的预防措施可显著降低阻塞的发生率。移植术中,在切取下颌下腺导管时在导管口保留 3mm 宽的口底黏膜,可保证导管口与结膜的良好缝合避免导管口损伤,能够降低术后瘢痕形成所致导管口狭窄发生的概率。

移植术后休眠期的妥当处理是预防导管阻塞的关键所在。在此期间宜采取持续促分泌,间断内冲洗的预防策略,具体方法包括每天行局部热敷、腺体按摩、局部外用辣椒素及休眠期定期皮下注射卡巴胆碱。局部热敷和腺体按摩可通过物理作用增加腺体分泌,可嘱患者在休眠期持续自行应用该方法。辣椒素和卡巴胆碱分别是辣椒素受体和毒蕈碱乙酰胆碱受体激动剂,两种药物均可通过激动相应受体增加腺体分泌。辣椒素制剂为霜剂,使用时涂抹在移植腺体皮肤表面,方法简便安全,药效温和,应嘱患者自行在休眠期持续用药,每天 4~6 次,使腺体保持一定量的持续性分泌,既可降低导管内黏稠分泌物沉积,又可缓解休眠期眼干症状。卡巴胆碱制剂为针剂,其药物作用强,应由医生在休眠期给予患者间断注射,每月 1~2 次,通过卡巴胆碱用药带来的短时间内大量分泌,起到对导管"内冲洗"的作用,定期清除导管内的沉积物。两种药物作用互补,北京大学口腔医院对下颌下腺移植术后 115 例患者的 128 患眼的随访结果显示,辣椒素和卡巴胆碱联合用药方案显著提高了移植腺体的分泌量,术后导管阻塞的发生率由 18.18% 降至 6.25%。

　　导管阻塞一旦发生，应尽早处理以避免腺体功能受损，改善预后。治疗方法应根据患者情况，采取个体化的治疗策略。

　　症状较轻的早期患者多为导管内黏液栓子形成或导管轻度狭窄引起的不全阻塞，保守治疗多有效。可采用导管逆行探查冲洗，配合强化的促分泌措施。以一钝头探针自导管开口逆行探查，必要时扩张（导管轻度狭窄者）主导管，成功后换细尼龙管插入主导管并留置，配合使用稀释的庆大霉素每天进行 1～2 次的逆行冲洗（图 14-8-2）。同时给予患者局部热敷、腺体按摩、局部外用辣椒素、含漱辣椒水及卡巴胆碱注射（每 3 天 1 次）、口服硝酸毛果芸香碱片（每次 4mg，一日 3 次）。多数患者治疗后 5 天左右，可见腺体对促分泌措施反应明显恢复。

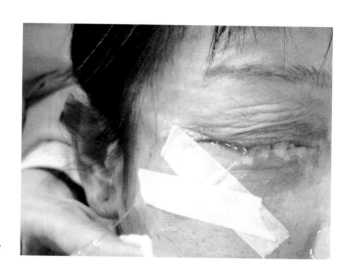

图 14-8-2　经导管口逆行冲洗治疗

　　逆行探查扩张失败、保守治疗无效的患者，多存在导管严重狭窄，需手术治疗，手术过程如下：

　　手术可酌情在局麻或全麻下进行。自患眼外眦外侧约 1cm 处起，沿导管走行设计横切口。阻塞部位位于导管口或前段者，首先切开皮肤、皮下组织约 2cm，仔细钝分离，暴露前段导管。继而沿导管壁潜行向眶内分离，显露导管于结膜囊开口部位，此时可在直视下再次尝试逆行探查导管。若仍旧不通，则将导管口自结膜分离，前段导管自眶外侧切口处游离，去除远端阻塞段导管，其余部分于上穹窿结膜重新开口，即导管口重建术（图 14-8-3）。对于剩余导管长度不足，重新开口张力大者，需延长横切口，向近端充分游离导管获取长度，个别患者尚需附加原头皮弧形切口以整体前移腺体。狭窄部位位于导管中后段者，纵向切口长度需相应延长。阻塞远端导管去除后，即使前移腺体，剩余导管长度往往亦不足，此时需采用头静脉移植导管重建术，切取前臂头静脉，一端吻合于导管远心端，另一端缝合于上穹窿结膜囊，形成重建导管。

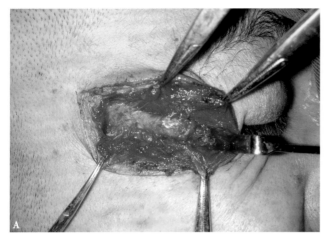
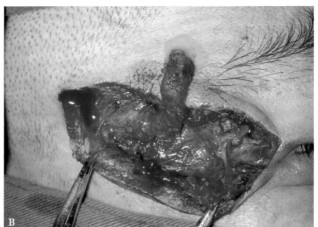
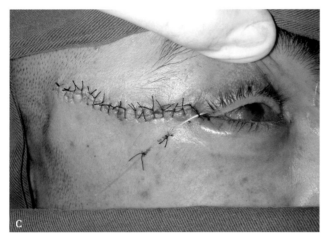

图 14-8-3　导管口重建术手术过程
A. 解剖游离病变主导管　B. 去除狭窄的导管远端
C. 剩余导管重新开口于眼穹窿部

二、泪溢

由于泪液的需要量远少于正常下颌下腺的分泌量，因此在移植术后 3 个月左右，腺体功能恢复稳定后，部分患者"唾液-泪液"的量常显过多，即出现不同程度的泪溢，成为自体下颌下腺移植手术最常见的并发症。根据北京大学口腔医院的统计，其发病率在 50% 以上。

1. 临床特点　泪溢出现在术后 3 个月的功能恢复期，术前下颌下腺功能良好，患者鼻泪管不通及睑球粘连严重者尤易发生。运动、高温环境、情绪紧张及饮热水等因素可诱发或加重泪溢，因此又称机会性泪溢。

临床表现为"唾液-泪液"量过多，眼眶满盈并外溢至面部，患者常随身携带手绢或纸巾不停擦拭，部分患者面部皮肤可有湿疹样皮损表现，严重者可因角膜水肿致视力下降、视物模糊（图 14-8-4）。患者在23℃室温、休息状态下 Schirmer 试验测量值在 35mm/5min 以上，运动或高温环境下可高达 100mm/5min以上。

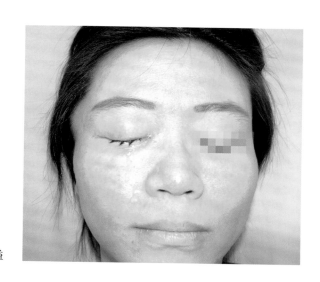

图 14-8-4 右眼术后泪溢

2. 预防和治疗 泪溢出现的根本原因在于泪液的需要量远少于正常下颌下腺的分泌量,因此术前尽量选取功能低下的一侧腺体。对于功能较好的腺体,术中去除部分腺体组织,即采取部分下颌下腺移植手术,可有效避免或减轻术后泪溢。

泪溢的治疗方法包括阿托品凝胶局部涂抹、A 型肉毒毒素局部注射以及移植腺体削减术。阿托品作为乙酰胆碱受体拮抗剂,局部涂抹能够通过抑制乙酰胆碱受体功能,降低移植腺体分泌水平。A 型肉毒毒素是肉毒梭菌在生长繁殖过程中产生的一种细菌外毒素,能够作用于神经突触抑制乙酰胆碱等神经递质的释放,局部注射可以抑制移植腺体分泌。移植腺体削减术则可通过直接去除部分腺体组织,减小移植腺体的体积,从而减少腺体分泌。

对泪溢的预防和治疗,应根据患者具体情况,采取个体化的临床防治策略。

(1)对于术前检查发现腺体体积大、功能好、术前判断可能出现严重泪溢的患者,采用部分下颌下腺移植术。

(2)对于移植术后已经出现的泪溢,若泪溢程度较重,即日常生活中出现泪溢,诱发因素下尤其严重,明显影响正常生活,可采取腺体削减术。手术过程如下:

手术可在局麻下进行。沿原切口切开颞部皮肤,颞浅筋膜浅面翻瓣,显露移植腺体至其前缘约 1.5cm 处。钝性分离腺小叶,在远离下颌下腺导管侧游离部分下颌下腺,以腺叶为单位去除部分腺体(视患者术前泪溢程度,去除比例可在 1/2 左右)(图 14-8-5),遇到分支导管及血管,切断结扎。去除瘢痕,缝合切口,创面内置引流条一根,保留 1 天。创口局部加压包扎 5~7 天。

需要注意的是,在进行移植腺体削减术时应特别注意避免损伤导管。手术应坚持宁少勿多的原则,以免腺体切除过多再次出现眼干症状。必要时手术可重复进行,至分泌量合适。

(3)对于泪溢程度中等,突出表现为夏季气温炎热时症状明显的季节性泪溢者,采用 A 型肉毒毒素(BTXA)局部注射。北京大学口腔医院选用 100U A 型肉毒毒素,使用生理盐水将其稀释为 5U/0.1mL。注射前以手指触诊明确移植腺体的位置及大小,使用 75% 酒精消毒注射区皮肤及头发,待酒精挥发完毕后,自后向前进针避免损伤下颌下腺主导管,分 3 点共注射 25U BTXA,注射后局部轻压迫止住针眼出血,观察 30min，患者无不良反应可离开医院。注射 BTXA 后 1 周，移植腺体分泌量明显减少，Schirmer 试验显示注射后 1 个月腺体分泌量可减少约 80%。主观评价移植腺体分泌量减少持续 4～6 个月。因此适合患者在入夏前使用，避免或减轻因夏季高温引发的泪溢。

（4）对于泪溢程度轻，仅在明显运动刺激才引发机会性泪溢者，单独使用阿托品凝胶。药物最佳作用时间在用药后 30min 到 2h，5h 后药效基本消失。该药物局部涂抹即可，可交由患者自行用药，因此尤其适合患者在夏季外出或身体活动前自行使用，可有效减轻相应因素引发的泪溢。

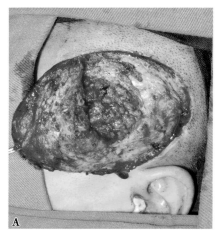 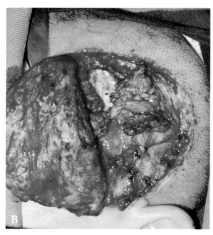 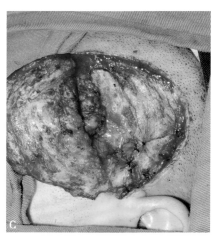

图 14-8-5　移植下颌下腺削减术
A. 翻瓣显露腺体　B. 远离腺门部去除约 1/2 腺体　C. 保留的腺体断面缝合

三、舌下腺囊肿

自体下颌下腺移植术中对舌下腺的损伤及对舌下腺大管的结扎，可造成术后舌下腺分泌液滞留，形成舌下腺囊肿。多数患者发病时间在术后半年内，常因"手术侧口底反复长包"咨询或复诊。

1. 临床特点　临床表现与普通舌下腺囊肿相同。多数患者表现为单纯型，即囊肿位于移植手术侧下颌舌骨肌以上的舌下区，呈外凸的囊性肿物，囊壁菲薄且紧贴口底黏膜，扪之柔软有波动感。囊肿有明显的消长史：囊壁破裂流出蛋清样黏稠液体后暂时消失，数天后创口愈合，囊肿又长大如前（图 14-8-6）。部分患者表现为口外型，囊肿位于移植手术侧的下颌下区，膨隆明显，触诊柔软而不可压缩。尚未见临床表现呈哑铃形的患者。

2. 预防和治疗　术中减少对舌下腺的损伤，将舌下腺大管改道重新开口于口腔内，可有效预防术后舌下腺囊肿的出现。

治疗方法是切除患侧舌下腺。手术可在局麻或全麻下进行，同常规舌下腺切除术不同的是，患者均有移植手术史，术区解剖层次不清，增加了手术难度。有利的一点是患侧下颌下腺导管均缺如，不存在下颌下腺导管损伤及其与舌神经的鉴别问题。

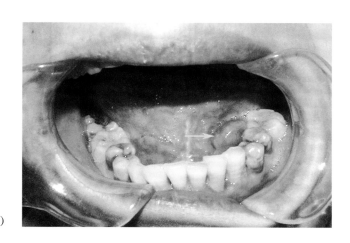

图 14-8-6 舌下腺囊肿（箭头示）

四、慢性阻塞性移植下颌下腺炎

慢性炎症性疾病是常见于大唾液腺的一种疾病，其发病常伴有不同程度的导管阻塞，如慢性阻塞性腮腺炎。类似的现象也可发生于移植后的下颌下腺，临床使用慢性阻塞性移植下颌下腺炎命名发生于移植下颌下腺术后功能恢复期的慢性阻塞性炎症性疾病。

1. 发病原因　发病原因与导管阻塞的原因相同，多数患者可见明确的导管局部狭窄；部分患者导管狭窄不明显，阻塞可能同导管炎伴黏液栓子形成有关。需要指出的是，术后功能恢复期慢性阻塞性炎症的发生，同休眠期是否发生导管阻塞并无明确关系。部分患者即使存在导管局部狭窄，在休眠期积极正确的促分泌措施治疗下，并不表现出临床症状；反而是在术后功能恢复期，因某种原因导致分泌流率持续偏低（如寒冷的季节），继而出现导管阻塞及慢性炎症。

2. 临床特点　发病时间为术后的功能恢复期，多数患者发病时间在术后 3 个月到 1 年之间，个别患者可在术后数年之后发病。典型的临床症状为"唾液 - 泪液"量持续显著减少，性质浑浊而黏稠，可有术眼的刺激不适。常伴有腺体或导管反复肿胀或膨隆，其发作与身体运动、高温环境或饮热水等刺激有关，用力挤压腺体及导管后有黏稠液体流至术眼，随之局部肿胀或膨隆消失。

临床检查可见术眼无明显"唾液 - 泪液"，角结膜干燥，常有结膜炎症充血。对于腺体功能保持较好的患者，嘱其剧烈活动、喝热水或给予卡巴胆碱刺激后，可见导管或腺体肿胀或隆起，挤压腺体及导管，可见"雪花样"或"胶冻样"的黏稠分泌液分泌至术眼结膜囊，有时尚可见黏液栓子。病程较久者，可在眦外侧及颞部皮下扪及粗硬、呈索条状的下颌下腺导管（图 14-8-7）。

移植下颌下腺造影技术能够较好地显示移植腺体及导管结构，可用于慢性阻塞性移植下颌下腺炎的诊断。正常主导管在造影图像上显示管径均匀、管壁光滑。有慢性阻塞性炎症的主导管管腔扩张、粗细不均、管壁毛糙不规整。

^{99m}Tc 放射性核素显像可协助诊断慢性阻塞性移植下颌下腺炎。采用 120min 以上的延迟显像技术，在常规 55min 的动态显像末期或者 55min 后的间断静态显像图像上，导管通畅者核素可由移植腺体分泌，经导管进入眼眶内，导管及手术侧眶内可看到放射性浓聚，个别患者甚至可以看到核素经鼻泪管进入鼻腔；而导管阻塞患者核素检查只有腺体显像，导管及眶内均无显像（图 14-8-8）。

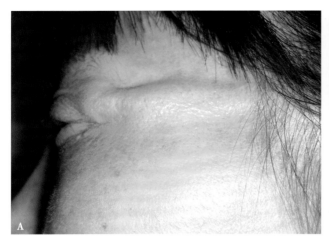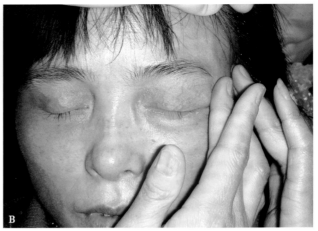

图 14-8-7 阻塞性移植下颌下腺炎
A. 主导管膨隆   B. 挤压腺体可见导管口液体排出

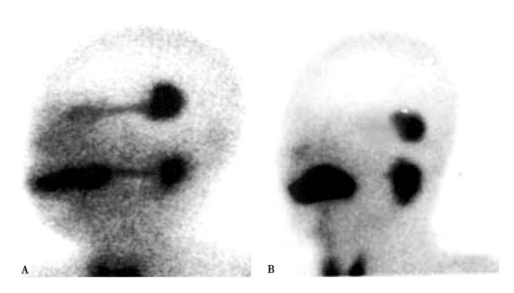

图 14-8-8 正常及导管阻塞腺体核素显像
A. 导管通畅者,移植腺体、导管及眼眶内均可见放射性浓聚   B. 导管阻塞者,仅见腺体显像

3. 预防和治疗   慢性阻塞性移植下颌下腺炎预防的关键在于,避免腺体在功能恢复期出现长时间的分泌流率持续偏低。因此,应嘱患者注意在冬季采取一定程度的促分泌措施,如热敷、按摩或辣椒素外用,这对于移植腺体分泌功能本身低下及存在导管轻度狭窄的患者尤其重要。

慢性阻塞性移植下颌下腺炎在发病早期多为黏液栓子阻塞导管或导管本身程度较轻的狭窄,此阶段保守治疗多有良好效果。而一旦迁延不愈,腺体的分泌功能可出现不可逆性受损,导管狭窄的程度可加重,以及出现导管中后端严重狭窄,此时则多需要手术治疗,且预后较差。因此,对于慢性阻塞性移植下颌下腺炎,应强调早期发现,早期治疗。对于早期黏液栓子阻塞或导管轻度狭窄的患者,应首先尝试保守治疗。保守治疗失败者应给予手术,具体的保守治疗及手术治疗方式同导管阻塞。

（苏家增　蔡志刚　单小峰）

第九节　下颌下腺移植术治疗重症干眼的效果评价

下颌下腺移植术对重症干眼的治疗效果评价宜在功能稳定期(术后 3 个月以上)进行。不同国家多个团队的研究结果均证实了治疗的有效性,可见术后泪液量增加、主观眼干症状缓解或消失、眼表结构改善、部分患者视力不同程度提高、生活质量提高。

1. 泪液量增加　下颌下腺移植术的适应证之一是患眼 Schirmer 试验≤2mm/5min,所有患者术前均存在泪液量绝对缺乏。下颌下腺移植术后,患者泪液量明显增加。北京大学口腔医院对 163 患眼的随访结果显示,术后 3 个月进入功能稳定期,患眼 Schirmer 试验由术前平均 0mm/5min 增加至 18mm/5min,术后 1 年为 19.5mm/5min,术后 5 年为 18.5mm/5min,泪液量显著增加,并在远期保持稳定。

2. 眼干症状缓解或消失　重症干眼患者泪液绝对缺乏,患眼眼表存在非感染性炎症反应,结膜上皮的免疫相关抗原和致炎因子水平增加,造成患眼严重干涩刺激不适、异物感、眼红、怕风、畏光等主观症状。患者往往频繁使用人工泪液,但人工泪液通常无法有效缓解症状,给患者带来很大痛苦。下颌下腺移植术后,泪液量显著增加,眼表结构得到有效润滑,炎症减轻或消退,眼干症状缓解或完全消失,患者可少用或停用人工泪液。

3. 眼表结构改善　下颌下腺为混合性腺体,既有浆液性腺泡,又有黏液性腺泡,因此下颌下腺移植术后,新的"唾液 - 泪液"中不仅有水样液体成分,还有黏液成分。其中的黏蛋白对形成眼表新的泪膜结构十分重要,能够在细胞外表面形成一层多糖被,提供眼表的亲水性,使泪液均匀分布,并且能够防止异物、细胞和致病微生物在眼表黏附。此外,黏蛋白成分为泪膜提供非牛顿力的黏弹性质,使泪膜随瞬目时剪切力的变化而变化,减少瞬目对眼表的损害,并保持瞬目时泪膜屈光性的完整。此外,有研究证实,下颌下腺移植术后患眼结膜杯状细胞密度增加,杯状细胞分泌的黏蛋白进一步恢复了泪膜黏蛋白层。因此,下颌下腺移植术后新的"唾液 - 泪液"泪膜,虽然与天然泪膜存在差异,泪膜薄、分布不均匀、稳定性差,但基本重建了天然泪膜结构,加之眼表炎症减轻或消退,使眼表结构明显改善。临床检查可见术后角膜新生血管明显减少,角膜混浊减轻(图 14-9-1)。北京大学口腔医院 163 患眼的随访结果显示,术后 1 年,角膜荧光素染色评分由术前的 11.25 下降至 7.25,术后 5 年为 5.76,保持稳定效果;泪膜破裂时间由术前的 0s 增加至术后 1 年的 3s,术后 5 年保持为 3s。

4. 视力提高　下颌下腺移植术后,一方面眼表炎症减轻或消退,角膜新生血管减少、透明度增加;另一方面,新形成的泪膜在润滑眼表的同时,能够为角膜表面提供相对光滑的光学界面,因此术后部分患者视力不同程度提高。北京大学口腔医院 163 患眼的随访结果显示,56.3% 的患者视力出现不同程度提高,其中 31 例患者由失明状态脱盲,21 例患者由低视力恢复为正常视力。

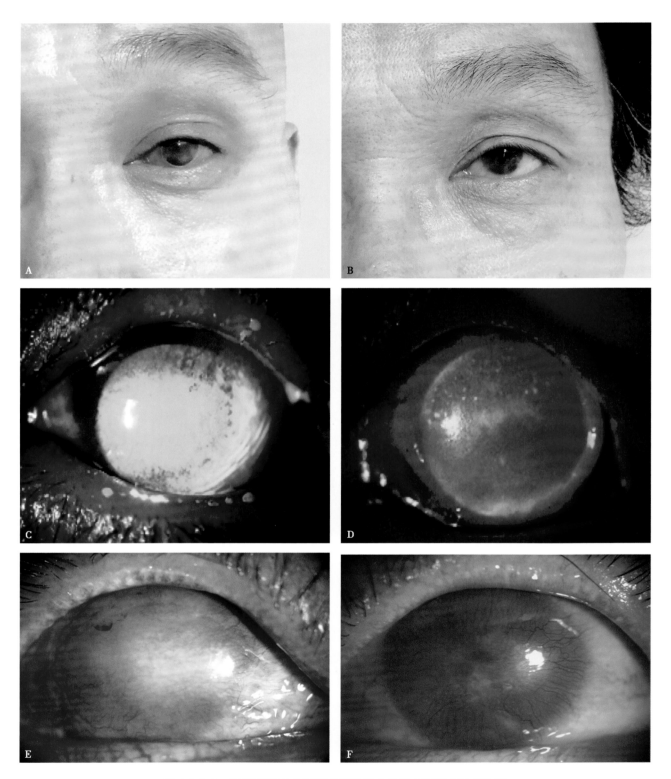

图 14-9-1 重症干眼患者下颌下腺移植术术前术后眼表状态比较

A. 术前左眼角结膜干燥、充血、角膜混浊 B. 左眼术后 3 年，角结膜湿润，充血消退，角膜透明度增加 C. 术前角膜荧光素染色显示弥漫性着色 D. 术后角膜荧光素染色明显减轻 E. 术前角膜混浊 F. 术后角膜透明

为进一步提高患者视力,北京大学口腔医院联合首都医科大学附属北京同仁医院对 15 例角膜发生不可逆改变的术后患者进行板层角膜移植。随访结果显示,其中 5 例角膜植片存活,保持透明,无新生血管长入及排斥反应。10 年后最佳矫正视力 3 例达 0.8,1 例达 0.3,1 例达 0.1。另外,10 例角膜植片水肿、混浊,新生血管长入,出现角膜移植失败。这说明血管化自体下颌下腺移植成功后解除了患者的角结膜干燥状态,为角膜移植提供了可能,并使部分致盲患者重见光明。但是如何进一步提高角膜移植的成功率尚需研究。

5. 生活质量提高　下颌下腺移植术后,一方面长期困扰患者的严重眼干症状缓解或消失;另一方面部分患者视力提高,患者成功复学或复工,或者术前生活不能自理,术后能够自主生活。不但患者本人生活质量明显提高,而且整个家庭的生活也得到改善。

北京大学口腔医院 163 患眼的随访结果显示,87.7% 的患者对总体治疗效果满意。进一步对 51 例患者进行生活质量问卷调查的结果显示,下颌下腺移植术后,患者因干眼带来的躯干不适(干眼引起的主观症状评分,共 13 个条目,包括眼睛有异物感、眼睛有烧灼和刺痛感、感到眼干等)显著缓解,干眼对患者日常生活(干眼对日常生活影响的评分,共 7 个条目,包括影响户外运动、影响生活自理、精细活动有困难等)和工作学习(干眼对工作学习影响的评分,共 5 个条目,包括工作时不能集中注意力、不得不改变工作方式、常因眼干中断工作或学习等)造成的影响显著降低,患者个人情感(干眼对个人情感影响的评分,共12 个条目,包括易激惹恼怒、不愿意参加社会活动、对生活缺乏信心等)状态显著改善,生活质量得分显著提高。

6. 影响治疗效果的因素　术后泪溢和移植腺体导管阻塞是影响手术治疗效果的主要因素。泪溢严重的患者,"唾液 - 泪液" 常外溢至面部,需不停擦拭,部分患者面部皮肤可有湿疹样皮肤损害表现,个别患者可因角膜水肿致视力下降、视物模糊,是影响患者治疗满意度和疗效的最主要因素。术后移植腺体导管阻塞患者,一方面腺体和导管反复肿胀不适;另一方面移植腺体分泌液少而黏稠,无法缓解眼干症状,影响治疗满意度和疗效。

下颌下腺移植术治疗重症干眼是系统的治疗过程,首先是术中和围手术期吻合血管通畅,腺体能够成活,为移植腺体分泌液替代泪液奠定了基础。其次在手术成功后,移植腺体分泌的人工调控同样重要,对于分泌少的患者需促进腺体分泌,以预防和治疗移植腺体导管阻塞及其继发的慢性炎症;对于分泌量过多的患者,则需采取相应措施降低腺体分泌,以防治术后泪溢。

（张　雷　苏家增）

第十节　下颌下腺移植术治疗重症干眼的实验研究

自体血管化下颌下腺移植虽然取得了很好的临床疗效,但是这一治疗方法尚存在一些问题。由于移植腺体失去神经支配,腺体的分泌功能发生改变,几乎所有患者的移植腺体在术后早期,即移植后 5 天至3 个月分泌量明显减少,进入休眠期,容易导致导管阻塞,影响手术成功率。移植 3 个月后下颌下腺的分泌量基本稳定。术后 6 个月,约 40% 以上的患者因移植腺体分泌过多而出现泪溢现象,给患者的生活带来不便,甚至需要通过移植腺体的减量切除手术来矫正。因此,探讨调控移植下颌下腺分泌的机制,寻找合适的药物改变移植腺体的分泌,使其在休眠期分泌增加,在泪溢时分泌减少,不仅对于揭示下颌下腺的分泌机制具有重要的理论意义,而且对提高自体下颌下腺移植治疗重症角结膜干燥症的临床疗效具有重要的应用价值。由于伦理学原因,很多分泌机制和调控的研究需要在动物模型上开展,因此,成功建立血管化自体下颌下腺移植的动物模型是研究的必要条件。

一、移植下颌下腺动物模型的建立

血管化自体下颌下腺移植需要将移植腺体的动静脉与受区血管吻合,下颌下腺导管转移到眼穹窿部,手术精细,操作要求高,在小鼠和大鼠等小动物身上难以完成。1990 年 Kumar 等首次建立家兔自体下颌下腺移植模型,将家兔的泪腺切除,将下颌下腺移植到颞部,导管开口于眼穹窿结膜,用移植下颌下腺分泌液代替泪液,发现泪液缺乏导致的角膜溃疡的发生率明显降低。贾广学等(1994)切除家兔泪腺后,用 20% 三氯乙酸涂抹结膜囊造成角结膜干燥症,自体下颌下腺移植后 1 个月,移植组"唾液 - 泪液"的分泌量明显高于未移植组。朱正宏等(2002)报道了家兔自体下颌下腺移植后 2～12 个月移植腺体的病理变化。这些动物模型的建立较好地模拟了下颌下腺移植的临床过程,便于观察移植腺体的变化及分泌物对干眼的影响。

(一)制备血管化自体下颌下腺移植的短期模型

1. 术前准备　选用健康雄性新西兰家兔,体重 2.0～2.5kg。术前禁食 12h,自由饮水。手术前 30min 给予青霉素肌内注射预防感染。

2. 麻醉　2% 戊巴比妥钠耳缘静脉注射(20mg/kg),静脉留置导管以补充麻醉药。当家兔苏醒时可再次推注首次麻醉剂量的 1/4。

3. 固定脱毛　全麻后家兔取仰卧位,伸展四肢固定于 65cm×30cm 的手术板上。下颌正中以及右侧颌面部备皮(图 14-10-1A、B)。

4. 消毒铺巾　消毒范围略大于脱毛区,用 1% 碘伏消毒 3 遍,身侧及上面常规铺巾。

5. 手术操作　下颌下正中切口,切开皮肤及皮下组织,暴露下颌下腺,游离二腹肌前腹并离断(图 14-10-1C～E)。血管钳夹住二腹肌前腹向头侧牵拉,以更好地暴露下颌下腺导管和动静脉分支。在下颌下腺腺门处可看到导管、动脉供血支和静脉回流支,其中导管位于动静脉的头侧。分离下颌下腺导管,沿导管走向分离至口底后(2～2.5cm)离断导管,在 6 倍显微镜下将聚丙烯管插入导管,插入长度约 1.5cm 左右,用 5-0 缝线在导管断端附近结扎固定聚丙烯管。插管后测腺体单位时间内的分泌量并收集唾液标本。游离面静脉,保护下颌下腺静脉回流支,结扎其他的静脉分支。游离舌动脉,在下颌下腺动静脉分支远心端结扎面静脉和舌动脉,下颌下腺的供血和回流暂不阻断(图 14-10-1F)。下颌下腺表面用浸湿生理盐水的棉球覆盖,防止腺体表面干燥。

动物改为侧卧位,在耳前以弧形切口切开皮肤及皮下组织(图 14-10-1G),游离下颌后静脉约 1cm 左右(图 14-10-1H),结扎远心端,显微血管夹夹闭近心端,离断下颌后静脉。分离腮腺嚼肌筋膜,切开腮腺下缘,腮腺断端结扎以防发生腺瘘。找到面神经主干,于面神经的下方寻找颈外动脉末段,尽量游离动脉以备吻合(图 14-10-1I)。结扎远心端,夹闭近心端后离断受区颈外动脉末段。

动物恢复仰卧位,结扎切断面静脉和舌动脉的近心端,将腺体游离取下(图 14-10-1J),并用肝素生理盐水轻轻冲洗,吻合口外膜稍作修整。在 6 倍显微镜下用 8-0 显微缝合线将下颌下腺回流的面静脉与下颌后静脉端端吻合,用 10-0 显微缝合线将下颌下腺供血的舌动脉与受区的颈外动脉末段端端吻合。一般缝合 8 针,常用两定点间断缝合法。注意内膜外翻。松开血管夹后,检查吻合口通畅情况。一般先通静脉,再通动脉。腺体恢复血供后下颌下腺导管插管口立即有清亮液体流出(图 14-10-1K)。

动静脉通畅后,将腺体摆放在合适的位置,确保动静脉没有扭转,尤其是静脉。使用 5-0 缝合线固定下颌下腺于下方肌层,一般固定 3 针。固定腺体后顺着导管走向经皮下隧道将聚丙烯管从面颊部引出并固定。庆大霉素生理盐水冲洗后腮腺断端缝合,术区切口分层缝合(图 14-10-1L)。

6. 术后护理　术后连续 3 天肌内注射青霉素,每次 80U。眼内创口涂抹金霉素眼膏。

7. 注意事项　如果要研究下颌下腺移植术能否有效缓解眼部的干燥症状,在实验中应将下颌下腺移植到颞部,将导管开口于眼结膜穹窿,这样可最真实模拟临床的手术方法,直接观察移植腺体分泌物对眼部的影响。但是家兔的副泪腺比较发达,分布比较分散,虽然在手术前将主泪腺摘除,副泪腺还可以发挥作用。目前尚没有非常满意的方法能制备完全模拟临床患者干眼的动物模型。移植腺体导管开口于眼内,收集的分泌液不可避免地混杂有泪液,无法确切分析移植腺体分泌液的量和成分的改变及其对眼部结构和功能的影响。另外,术后下颌下腺导管口瘢痕形成或导管口闭锁是导致手术失败的主要原因。为了解决这一问题,临床上采用移植腺体时下颌下腺导管口环切的方法,避免破坏原有导管口从而减少术后瘢痕形成和导管口闭锁。但是,在家兔模型上,由于难以分离全长导管及导管口环切,手术时只能采用分离足够长度的导管后离断,断端经皮下隧道引入到外下穹窿处,并与周围黏膜间断缝合的处理方法。这种方法建立的模型,术后发生导管口闭锁的概率很高,易导致移植手术失败。经改良下颌下腺导管的处理方法,在下颌下腺导管内放置插管,将导管连同固定的聚丙烯管从面颊部皮肤引出,不但简化了手术操作,避免了术后早期导管口瘢痕形成或闭锁,而且便于单独收集移植下颌下腺的分泌物,有助于准确观察术后移植腺体的分泌功能,避免了泪腺分泌液的干扰。

(二)制备血管化自体下颌下腺移植的长期模型

尽管将移植的下颌下腺导管及聚丙烯插管直接引向体外,解决了术后早期导管口闭锁的难题,但是聚丙烯管只能留置 7～10 天,久之导管易脱落或阻塞,故该模型主要用于观察移植 10 天内下颌下腺功能、代谢与形态结构的变化,不适用于术后远期的研究。经过不断的摸索,研究者在该短期模型的基础上进行改进,成功建立了家兔血管化自体下颌下腺移植的长期模型。

1. 手术操作　术前准备、麻醉、切口、分离下颌下腺等同短期模型。在 6 倍显微镜下进行下颌下腺插管,插入长度约 1.5cm 左右,8-0 缝线将导管断端单层缝合结扎,留 2cm 左右缝线用于牵引。游离面静脉,结扎除下颌下腺静脉回流支以外的分支,游离舌动脉,在下颌下腺动静脉分支远心端结扎面静脉和舌动脉,下颌下腺的供血和回流暂不阻断。下颌下腺表面用浸湿生理盐水的棉球覆盖,防止腺体表面干燥。

动物改为侧卧位,在耳前以弧形切口切开皮肤及皮下组织,受区下颌后静脉、腮腺和颈外动脉的处理,以及面静脉与下颌后静脉和舌动脉与颈外动脉的吻合同短期模型。松开血管夹后,检查血管吻合口的通畅情况和下颌下腺导管口液体的分泌。

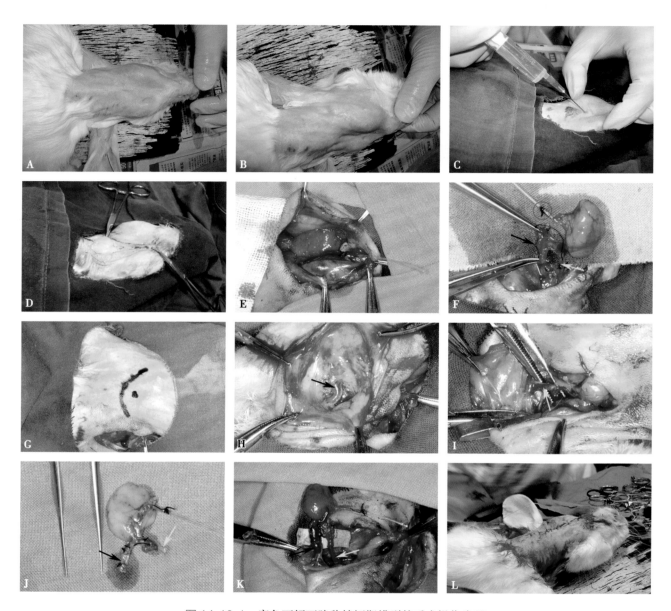

图 14-10-1 家兔下颌下腺移植短期模型的手术操作步骤

A. 下颌正中术区备皮 B. 右侧颌面部术区备皮 C. 下颌正中术区皮下注射局麻药物 D. 切开皮肤 E. 暴露下颌下腺
F. 黄色箭头所指为腺体供血动脉分支，黑色箭头所指为腺体回流静脉分支，红色圆圈所标为插入聚丙烯管的导管 G. 改
为侧卧位，在耳前以弧形切口切开皮肤及皮下组织 H. 游离下颌后静脉约 1cm 左右 I. 黄色箭头所指为受区颈外动脉末
段 J. 黄色箭头所指为游离腺体的供血动脉分支，黑色箭头所指为游离腺体的回流静脉分支 K. 黄色箭头所指为血管吻
合成功后腺体供血动脉，黑色箭头所指是血管吻合成功后腺体的回流静脉 L. 术区分层缝合

右眼下眼睑用丁卡因局部麻醉后，使用 20mL 注射器针头从术区经皮下隧道引下颌下腺导管（连同导管内的聚丙烯管）到下穹窿结膜处，在 6 倍显微镜下使用 8-0 显微缝合线行导管断端和下睑结膜间断缝合。一般缝合 4～6 针。固定导管内聚丙烯管于下穹窿结膜。

腺体摆放于合适的位置，确保动静脉没有扭转，尤其是静脉。使用 5-0 缝合线固定下颌下腺于下方肌层，一般固定 3 针。庆大霉素生理盐水冲洗后缝合腮腺断端，术区切口分层缝合。

2. 术后护理同短期模型的制备。

3. 注意事项　移植术后密切关注下颌下腺的分泌情况以及导管是否通畅。如遇导管内黏性物质阻塞，轻柔按压移植腺体所在区域以促进腺体分泌，排出黏性物质。

保留下颌下腺导管内聚丙烯插管 1 周，其间每天按压腺体促进分泌以确保导管通畅。1 周后撤聚丙烯管并继续观察眼内导管口的愈合情况，2 周后可以改为每周观察 2 次。如遇到导管口粘连闭合，可行导管再通术再次吻合导管口。

二、移植下颌下腺组织结构及功能的改变

正常家兔下颌下腺是以黏液性腺泡为主的混合腺，也有少量浆液性腺泡和混合性腺泡存在。HE 染色浆液性腺泡细胞核呈深蓝色，靠近细胞的基底膜，细胞质色深。黏液性腺泡细胞核多数位于细胞底部，细胞质较透明，呈网状。文献报道单纯失神经支配可引起下颌下腺结构发生改变。Rawlinson 等切断猫舌神经及鼓索神经制备失神经支配下颌下腺的模型。术后 1 周，下颌下腺体积变小，腺体实质发生萎缩，并伴有结缔组织增生。Ekstrom 等切断支配大鼠下颌下腺与腮腺的交感神经，可见腺体萎缩，腺体重量下降 10%。Garrett 等发现失副交感神经支配的猫下颌下腺纹状管进行性萎缩，腺泡细胞发生水肿样退行性变。这些结果表明，神经的营养作用是维持不同种属动物下颌下腺正常结构和功能的重要因素。

（一）移植下颌下腺组织病理学的变化

家兔移植下颌下腺失去交感神经和副交感神经的双重支配，其形态结构也发生了一系列变化。HE 染色结果显示，术后 1 天和 3 天，移植下颌下腺的腺泡结构基本正常，有一定程度的水肿，可见少量中性粒细胞及巨噬细胞浸润。术后 7 天，腺体发生萎缩，淋巴细胞增多，出现导管样成分，间质成分增加。术后 14 天，导管增生，可见大量胶原纤维，视野中仅见少量残存的萎缩腺泡。术后 1 个月，大量导管增生，但视野中可见少量体积与结构较正常的腺泡。术后 2 个月，视野中可见大量腺泡细胞，体积较正常细胞略小，形态结构接近正常。部分腺体间质内脂肪组织增加，导管周围发生纤维化。术后 3~9 个月，腺泡和各级导管结构基本接近正常，浆液性腺泡数量与正常腺体接近（图 14-10-2）。

张雪明等采用舌神经撕脱术的方法建立了小型猪下颌下腺失副交感神经支配的模型。术后 2 个月腺体明显萎缩，腺泡数量减少并以浆液性腺泡为主，部分导管管腔扩张，导管上皮细胞出现空泡样变，间质纤维化明显。电镜下，腺泡细胞体积缩小，分泌颗粒变小且分布不均，导管内出现黏液样变细胞。同时，术后 2 个月可见 Ki67 阳性的细胞数量增多，唾液腺干细胞的标志物 SOX2（SRY-related HMG-box 2）表达增加，且多位于腺泡内，提示失副交感神经支配的下颌下腺具有自发修复的能力，但腺体自发修复的机制尚不明确。术后 6 个月腺体大体形态接近正常，腺泡及导管组织学结构恢复，间质纤维化缓解。电镜下，腺泡细胞分泌颗粒饱满，充满细胞。Ki67 阳性细胞数与 SOX2 表达恢复到对照组水平。

Geerling 及张雷等对因泪溢而行减量手术的人移植下颌下腺标本进行研究。HE 染色显示，移植术后 6~12 个月移植下颌下腺的形态结构基本正常，可见浆液性腺泡、黏液性腺泡及混合性腺泡，各级导管结构均可找到。但与移植前相比，移植腺体中腺泡体积变小，细胞核浓染，细胞质内分泌颗粒减少，部分细

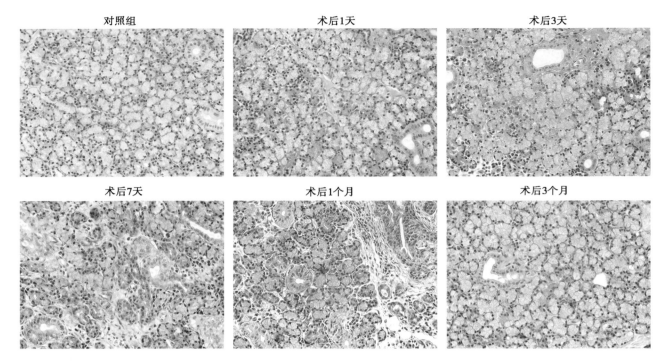

图 14-10-2 家兔移植下颌下腺组织病理学变化

胞内可见空泡变性。部分腺体间质和脂肪组织增加,导管周围发生纤维化。这种改变在术后 6 个月表现最明显,术后 12 个月发生变性的浆液性腺泡减少或消失,黏液性腺泡体积基本恢复正常,间质增加。

正常下颌下腺的分泌受交感神经和副交感神经的共同调控,副交感神经的支配来自鼓索神经,在下颌下神经节换元成节后神经纤维进入腺体;交感神经的支配来自舌咽神经,在颈上神经节换元成节后神经纤维伴随颈外动脉进入腺体。两种神经纤维相互融合在一起并被施万细胞包绕形成血管束。下颌下腺移植时只将腺体的动静脉与受区血管吻合,不吻合神经,因此移植术后腺体失去神经支配,其分泌调控发生了改变。术后一段时间患者移植的下颌下腺对酸和进食等刺激引起的分泌反应消失,也反映了腺体失去副交感神经介导的分泌调控,但是对于移植远期下颌下腺的神经再支配尚需进一步观察。Kumar 等发现,家兔自体下颌下腺移植后 6 个月,腺体组织内有神经纤维存在。朱正宏等发现,家兔移植下颌下腺在术后 2 个月部分腺泡发生变性和萎缩,神经纤维有不同程度的变性。但在术后 6 个月,腺体的结构逐渐恢复正常,腺体内有神经节和神经纤维出现,提示失神经支配的下颌下腺存在神经再支配的可能性。

刘筱菁、张雪明等收集自体下颌下腺移植术后因泪溢而进行减量手术的患者标本,对自主神经再支配的变化进行研究。研究发现在移植后 4 个月至 14 年期间,所有样本的胆碱酯酶染色均显示存在胆碱能神经的再分布。在移植后 4~6 个月的腺体中,胆碱能神经纤维分布不均,局限在某一些腺叶内。而在远期的病例中,胆碱能神经分布广泛,提示在移植下颌下腺中具有胆碱能神经密度和腺泡面积随移植时间增大的倾向。免疫荧光图像显示,胆碱能神经和肾上腺素能神经在 6 个月以内的病例中分布密度较低,而在远期病例密度较高。在家兔移植下颌下腺中的胆碱能神经密度和腺泡面积的变化也具有时间依赖性。关于再支配的神经来源有两种可能,耳颞神经中的副交感神经纤维也可能是来源之一,另外,供应移植腺体的动脉周围交感神经丛含有肾上腺素能神经纤维和支配汗腺的胆碱能神经纤维,从筋膜内一直延伸入移植腺体的间质内。但是,移植腺体的神经再支配是否参与了腺体分泌的调控以及与患者泪溢的关系,都需要进一步深入探讨。

(二)移植下颌下腺超微结构的变化

在透射电子显微镜下,正常家兔下颌下腺可见浆液性腺泡和黏液性腺泡,以黏液性腺泡多见。其中浆液性腺泡呈锥形,细胞核呈圆形或椭圆形,位于细胞的基底部,在细胞核周围有大量的内质网,细胞质内有散在的线粒体。此外,细胞内有大量高密度的分泌颗粒,颗粒为圆形,有完整的单位膜包绕,细胞间可见连接复合体和细胞间小管,顶膜上腔面有微绒毛。黏液性腺泡细胞内含较多高尔基复合体,有体积稍大的低密度分泌颗粒。移植术后 1～3 天,下颌下腺黏液性腺泡的变化不明显。术后第 7 天,腺泡细胞内分泌颗粒明显减少且体积变小;细胞核变形,细胞核内染色质密度增高,形成团块、边聚;细胞间连接减少。术后 1 个月,细胞间连接消失,细胞边界不明显,细胞内可见少量分泌颗粒。术后 3～9 个月,细胞间连接恢复,细胞内可见较多的分泌颗粒,在细胞核周围可见内质网及线粒体,腺泡细胞的超微结构基本恢复正常。这些结果表明,移植下颌下腺在术后经历了由萎缩到恢复的过程。

在透射电子显微镜下,正常人下颌下腺以浆液性腺泡为主,并有少数黏液性腺泡和混合性腺泡。对移植后因泪溢行减量手术获得的人移植下颌下腺标本在电镜下观察,术后 3～6 个月浆液性腺泡细胞体积较术前明显缩小,细胞质内有明显空泡形成。细胞内可见线粒体、粗面内质网、高尔基复合体等细胞器,不同电子密度的分泌颗粒数目明显减少。黏液性腺泡细胞体积也缩小,但所含糖原颗粒变化不大。各级导管结构正常,纹管上皮可见近腺管腔侧一些浆液性高电子密度的分泌颗粒。移植术后 6～12 个月,浆液性腺泡体积和分泌颗粒逐渐增大和增多,在细胞质基底可见少量粗面内质网及线粒体等细胞器。偶尔可见混合腺泡,同时可见浆液性及黏液性分泌颗粒。肌上皮细胞位于腺泡细胞与基板之间,细胞质内可见线粒体。细胞间可见桥粒连接,腺泡腔内可见微绒毛(图 14-10-3)。定量分析表明,移植术后 3～6 个月,失神经支配的下颌下腺腺泡细胞间分泌管腔膜上微绒毛明显减少、变短。6～12 个月后腺泡细胞微绒毛的数量和面积有所恢复。与对照腺体相比,移植腺体中微绒毛的数密度和面积密度无明显差异。

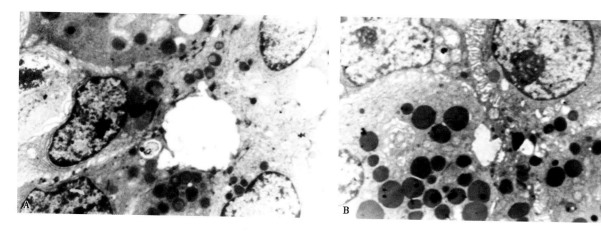

图 14-10-3　人移植下颌下腺超微结构观察
A. 对照组下颌下腺(5 000×)　B. 移植组下颌下腺(5 000×)

三、移植下颌下腺分泌功能的改变

（一）分泌量的变化

血管吻合成功后就有清亮的液体从家兔移植的下颌下腺导管口流出。以自体下颌下腺移植前的分泌量作为对照（0h），术后 2h 分泌量为术前的 54.2%，术后 24h 分泌增多，为术前的 216.8%。移植术后 48～72h 腺体分泌明显减少，第 4 天基本检测不到唾液分泌（图 14-10-4）。文献报告，下颌下腺失去神经支配后 8～12h，腺体上分布的神经递质受体会出现增敏的现象，从而导致失神经的腺体暂时性分泌增加。Geerling 等认为，腺体失去神经支配后对乙酰胆碱过度敏感是腺体暂时性分泌增加的原因。Emmelin 等认为，腺体在失去神经支配后对肾上腺素的敏感性增加，此时体内正常水平的肾上腺素就能使其分泌一过性增加。Ekström 认为切断支配下颌下腺的神经会使神经末梢释放的神经介质一过性增多。因此，移植术后一过性分泌增多可能是失神经支配后，受体短暂增敏或局部神经介质释放增加引起的。随着移植腺体局部促分泌的神经介质分泌减少，腺泡细胞正常的分泌活动和形态结构难以维持，发生腺泡萎缩和间质增生，分泌量明显减少。家兔下颌下腺移植后分泌量的变化趋势与临床患者的变化极为相似，但是各期持续的时间较短。

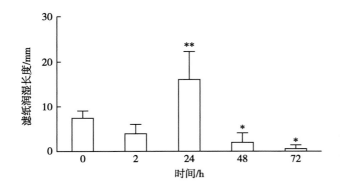

图 14-10-4　家兔移植早期下颌下腺分泌的时间曲线　测量 5min 滤纸条湿润的长度（mm）计算下颌下腺分泌量，以移植前分泌量为对照（0h），均数 ± 标准差，n=6，*P<0.05，**P<0.01。

随着移植术后时间的推移，腺泡细胞的结构逐渐恢复，分泌量也不断增加，在家兔自体下颌下腺移植的模型，腺体的分泌量约在 30 天后接近移植前的分泌量。但在移植后 90 天，腺体的分泌量会超过移植前，与临床患者出现泪溢的情况相似（表 14-10-1）。

表 14-10-1　家兔下颌下腺移植后分泌量的变化　　　　　　　　　　单位：mm/5min

移植前	移植后 7 天	移植后 30 天	移植后 90 天	移植后 180 天
6.25±1.44	0.70±0.25**	7.50±3.78	38.33±7.68**	39.71±10.18**

注：均数 ± 标准差，n=6，**P<0.01。

（二）分泌成分的变化

在正常情况下，泪液在眼睛表面形成泪膜，对眼睛起到冲洗、清洁、湿润眼表、维持角膜的透明性、营养角膜和结膜上皮细胞、提供角膜氧和葡萄糖的供给，以及杀菌和免疫等作用，维持相对稳定的眼部微环境。下颌下腺和泪腺都是由浆液性腺泡和黏液性腺泡组成的混合性腺体，分泌液均含有 Na^+、K^+ 等电解质和多种蛋白质,二者相近的成分为唾液替代泪液的可行性提供了依据。但是,正常泪液和下颌下腺分泌液也有一定差异。例如,泪液为等渗液;而正常下颌下腺分泌液的 Na^+ 含量较低,为低渗液。失神经支配的移植下颌下腺分泌液成分的变化,特别是其对角结膜表面结构的影响,一直是眼科及口腔颌面外科医师所关心的问题,也是能否用下颌下腺分泌液取代泪液治疗重症干眼的重要问题。

移植后 3 天对家兔移植腺体的分泌液成分进行检测,与正常下颌下腺的分泌液相比,移植腺体分泌液中 K^+、Na^+、渗透压、总蛋白和唾液淀粉酶都有所增加。其中,唾液淀粉酶活性在个体间变异较大,增加最为显著,约为原活性的 12.61 倍;Na^+ 浓度升高了 2.15 倍,渗透压由低渗变为接近等渗(表 14-10-2),提示由于移植早期分泌量明显减少,分泌液的成分以浓缩样改变为主。此外,移植腺体分泌液的 pH 与正常分泌液相比无明显变化,为 8.0。

表 14-10-2　术后 1 周家兔正常和移植下颌下腺分泌液的比较

成分	正常	移植
$K^+/mmol \cdot L^{-1}$	4.30 ± 0.85	6.71 ± 0.83 [**]
$Na^+/mmol \cdot L^{-1}$	43.92 ± 2.06	138.18 ± 31.24 [**]
渗透压 $/mmol \cdot L^{-1}$	91.61 ± 4.68	275.29 ± 59.28 [**]
唾液淀粉酶 $/U \cdot L^{-1}$	24.14 ± 23.76	304.29 ± 297.0 [*]
总蛋白 $/mg \cdot dL^{-1}$	357.14 ± 66.4	401.29 ± 34.06 [*]

注:均数 ± 标准差,$n = 6$,[*]$P < 0.05$,[**]$P < 0.01$。

Geerling 等对人下颌下腺唾液、移植后"唾液 - 泪液"和天然泪液的成分进行分析发现,移植下颌下腺分泌液中 Na^+ 含量约增加 6 倍,总蛋白和 sIgA 约增加 5 倍,溶菌酶约增加 12 倍,而 K^+ 含量和 α- 淀粉酶未发生明显变化。李晓新等报道,人移植下颌下腺分泌液中 K^+、Na^+、总蛋白、渗透压和淀粉酶均有不同程度的增加。"唾液 - 泪液"成分的改变使其与天然泪液的成分更相近,从而有利于对眼表结构的保护。尽管如此,移植下颌下腺的分泌液成分与天然泪液仍有一定差异,如 Na^+、总蛋白和 sIgA 约为正常泪液的 $1/2 \sim 1/3$,溶菌酶、K^+ 和 α- 淀粉酶高于泪液中的含量。下颌下腺移植术后,患者泪液量明显增加。北京大学口腔医院对 163 患眼的随访结果显示,术后 3 个月进入功能稳定期后,患眼 Schirmer 试验由术前平均 0mm/5min 增加至 18mm/5min,术后 1 年为 19.5mm/5min,术后 5 年为 18.5mm/5min,泪液量显著增加,并在远期保持稳定。

四、移植下颌下腺分泌功能的调控

正常下颌下腺的分泌主要由交感神经和副交感神经调控。副交感神经末梢释放的乙酰胆碱与细胞膜毒蕈碱乙酰胆碱受体结合,经刺激 Gq/G11 蛋白激活磷脂肪酶 C,进而促进三磷酸肌醇(inositol 1,4,5-triphosphate,IP_3)生成。IP_3 与内质网上的 IP_3 受体结合,促进储存的 Ca^{2+} 释放。细胞内 Ca^{2+} 升高可激活腺泡细胞膜 Ca^{2+} 敏感氯通道和钾通道开放,从而促进水和电解质分泌。此外,细胞内 Ca^{2+} 升高还可使水通道蛋白(aquaporin,AQP)从细胞质转位到细胞顶膜,从而介导水分子的快速转运。交感神经末梢释放去甲肾上腺素，可与 α- 肾上腺素受体（adrenoceptor）和 β- 肾上腺素受体结合。$α_1$- 肾上腺素受体激活后经 Gq 蛋白 - 磷脂肪酶 C-IP_3 通路引起细胞内 Ca^{2+} 升高，调控钾通道、氯通道和 AQP5，促进水和电解质分泌。β- 肾上腺素受体激活后可活化 Gs 蛋白，继而提高腺苷酸环化酶活性并使 cAMP 升高，主要调节腺泡细胞内蛋白质的合成与分泌。移植下颌下腺失去交感神经和副交感神经的支配，移植腺体上多种调控分泌的受体及受体后信号转导通路的变化是揭示移植下颌下腺分泌机制的关键环节，也是探讨人工干预移植腺体分泌的重要靶点。

（一）移植下颌下腺 M 受体的变化及其对分泌的影响

M 受体是 G 蛋白耦联受体超家族的成员，由 M_1、M_2、M_3、M_4 及 M_5 共 5 个亚型构成。文献报道，家兔下颌下腺中存在 M_1、M_2、M_3 和 M_4 受体亚型，而大鼠下颌下腺腺泡细胞中 5 种 M 受体亚型均有表达。在正常唾液腺中，M_3 受体是调控唾液分泌的主要 M 受体亚型。但近年来功能学研究也显示，在大鼠与家兔下颌下腺组织中，M_1 受体对正常唾液分泌的调控也起重要作用。在家兔下颌下腺移植后 7 天，腺泡细胞中 M_1 和 M_3 受体 mRNA 和蛋白的表达量明显降低。免疫荧光染色显示，M_1 和 M_3 受体蛋白分布在腺泡细胞细胞膜和细胞质，移植后 7 天，M_1 和 M_3 受体蛋白的荧光染色强度明显降低，进一步说明 M_1 和 M_3 受体的含量降低。

M 受体活化后激活磷脂肪酶 C 生成 IP_3，这是引起细胞内 Ca^{2+} 增加并触发水和电解质分泌的重要环节。在家兔下颌下腺移植早期，腺体内 IP_3 含量降低，这提示移植早期下颌下腺中不仅 M 受体的含量减少，其功能也降低。AQP5 是介导唾液腺细胞水跨细胞转运的主要蛋白质。在正常下颌下腺，AQP5 主要分布在腺泡细胞的顶膜与侧膜，而 AQP1 则主要在唾液腺血管内皮细胞中表达。家兔下颌下腺移植后 7 天，腺体中 AQP5 mRNA 表达减少，在腺泡细胞顶膜分布减少（图 14-10-5），而 AQP1 mRNA 表达没有明显变化，证实移植下颌下腺中 AQP5 的含量和功能特异性下调。在小型猪下颌下腺失副交感神经支配后 2 个月，M1 受体蛋白表达增加，M3 受体蛋白表达减少，AQP5 蛋白表达减少，且在顶侧膜的分布减少。术后 6 个月，M1 受体蛋白表达与对照无差异，而 M3 受体蛋白表达水平显著上升，AQP5 蛋白表达增加，分布在顶侧膜与底侧膜。

家兔下颌下腺移植后，经下颌下腺导管插管逆行给予 M 受体激动剂卡巴胆碱（10^{-6}mol/L）7 天，可明显增加移植下颌下腺的分泌量，M_1 和 M_3 受体的表达恢复到对照组水平，受体后信号分子 IP_3 和效应分子 AQP5 的表达增加。这些结果说明，在下颌下腺移植早期的低分泌阶段，除移植下颌下腺局部释放的乙酰胆碱减少外，M 受体的含量和功能降低也是导致移植腺体低分泌的重要机制。

对因泪溢进行减量手术的人移植下颌下腺标本进行检测，可见 M_1 和 M_3 受体 mRNA 和蛋白的表达水平较正常下颌下腺升高，腺体中 IP_3 的含量也较正常下颌下腺增加，提示移植远期发生泪溢的下颌下腺中不但 M_1 和 M_3 受体的含量增加，其功能也是增强的，提示 M 受体可能成为治疗移植后泪溢的药物靶点。

（二）移植下颌下腺 α1 肾上腺素受体的变化及其对分泌的影响

文献报道大鼠和家兔下颌下腺存在 α1A、α1B 和 α1D 肾上腺素受体 mRNA 的表达，激活 α1 肾上腺素受体可促进失神经大鼠下颌下腺分泌水和电解质。在失神经支配的家兔移植下颌下腺，与正常家兔下颌下腺相比，移植后 7 天 α1A、α1B 和 α1D 肾上腺素受体 mRNA 表达增加，腺泡萎缩，AQP5 表达减少。同时可见凋亡的执行分子 caspase-3 的活性增强，抗凋亡蛋白 Bcl-2 表达减少，促凋亡蛋白 Bax 表达增加，表明移

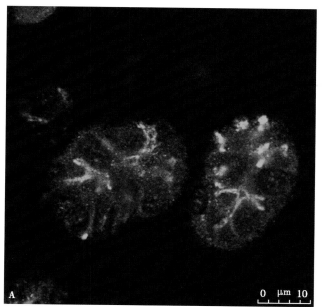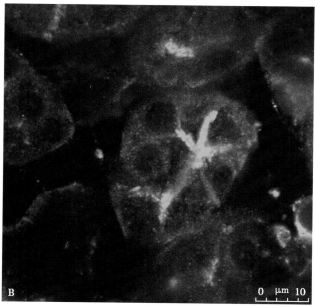

图 14-10-5　家兔下颌下腺移植术后 AQP5 表达减少

A. 对照组　B. 下颌下腺移植后 7 天

植下颌下腺细胞凋亡增加。经移植腺体插管逆行给予 α1 肾上腺素受体激动剂去氧肾上腺素（10^{-7}mol/L）7 天，进一步增加 α1A、α1B 和 α1D 肾上腺素受体 mRNA 的表达，抑制移植下颌下腺腺泡细胞凋亡，增加 AQP5 的表达和在腺泡细胞顶膜的分布，增加移植腺体的分泌量。

（三）移植下颌下腺 β 肾上腺素受体的变化及其对分泌的影响

β 肾上腺素受体在维持下颌下腺的正常结构、唾液的分泌，特别是蛋白质的合成与分泌方面起着重要的作用，是调控下颌下腺分泌的重要环节之一。目前已鉴定出 3 种 β 受体的亚型（β1、β2 和 β3）。正常家兔下颌下腺中存在 $β_1$、$β_2$ 肾上腺素受体 mRNA 与蛋白水平的表达，未见 $β_3$ 肾上腺素受体表达。放射配体竞争结合实验显示，正常家兔下颌下腺 β 肾上腺素受体表达以 $β_1$ 肾上腺素受体亚型为主，占 β 肾上腺素受体总量的 71.9%。家兔下颌下腺移植后 7 天，在低分泌的移植腺体中 β1 和 β2 肾上腺素受体 mRNA 与蛋白的表达量均明显减少，分析受体的最大结合容量及亲和力，β 肾上腺素受体的最大结合容量降低，但受体的亲和力无明显改变。放射配体竞争结合实验显示，β1 肾上腺素受体占总 β 肾上腺素受体的 65.0%，受体后信号分子 cAMP 的含量降低。这说明移植腺体中 β 肾上腺素受体发生的主要变化是含量减少和功能降低，而不是受体的亲和力和亚型的比例发生改变。

异丙肾上腺素属于非选择性肾上腺素受体激动剂，具有扩张血管、增强心肌收缩力、扩张支气管平滑肌等作用，临床上广泛应用于心血管和呼吸系统疾病的治疗。文献报道，异丙肾上腺素可以促进正常和幼年下颌下腺细胞的分裂增殖，促进下颌下腺分泌，特别是分泌性蛋白和 α- 淀粉酶的分泌。经移植腺体插管逆行给予异丙肾上腺素（10^{-7}mol/L），可以避免全身给药对心血管系统产生的副作用。异丙肾上腺素明显增加移植腺体的分泌量，且分泌液中总蛋白浓度和 α- 淀粉酶活性较使用卡巴胆碱或去氧肾上腺素治疗的家兔升高，证实异丙肾上腺素除促进水分泌外，更明显增加了蛋白质的分泌。异丙肾上腺素治疗还可明显减轻移植腺体萎缩,使其形态结构趋于正常。β1 和 β2 肾上腺素受体的表达及最大结合容量比未治疗组明显增加,但受体亲和力和受体亚型所占比例无明显变化。免疫荧光染色证实了下颌下腺移植早期 β 肾上腺素受体的变化。

（四）移植下颌下腺辣椒素受体的变化及对分泌的影响

辣椒素受体是一类配体门控的非选择性阳离子通道,分布在神经系统和上皮细胞,介导痛觉,调节炎症及心血管系统的功能。近年来发现,激活下颌下腺中的辣椒素受体是促进唾液分泌的新途径,这也为人工调控下颌下腺的分泌提供了新靶点。在家兔血管化自体下颌下腺移植的模型上,辣椒素受体 mRNA 和蛋白质在移植术后 1 天就明显减少,约持续 1 周的时间,然后缓慢回升,约在术后 1 个月恢复到正常下颌下腺的 80%,2 个月后与正常下颌下腺已无明显差异。

辣椒素是脂溶性化合物,能够透皮吸收发挥作用。辣椒素具有多种药理作用,包括消炎、止痒和镇痛等,对心血管系统和胃肠功能都有明显的影响,其中较为突出的是镇痛作用。目前已有商品化的辣椒素凝胶,局部涂抹用于治疗骨性关节炎。皮肤给药的方式简单,对患处伤害较小,初次使用会引起局部皮肤的刺痛感及潮红,但对全身其他器官和组织没有明显的影响。在人和家兔移植的下颌下腺皮肤表面涂抹 0.075% 辣椒素霜剂,5min 后移植腺体的分泌明显增加,在一段时间内连续给药可延长腺体的分泌时间。7 天后摘取家兔移植的下颌下腺,在显微镜下可见腺泡细胞萎缩程度明显减轻,含有大量分泌颗粒,导管结构基本正常。使用辣椒素的家兔移植下颌下腺中辣椒素受体 mRNA 和蛋白的表达均明显高于单纯移植组,接近对照组的水平,这说明辣椒素治疗可明显减轻移植腺体的损伤和改善其分泌功能,这为临床缩短移植下颌下腺的休眠期提供了新的治疗方法。

下颌下腺移植的实验研究为揭示失神经移植下颌下腺的分泌机制奠定了基础,并为探讨调控移植下颌下腺的分泌提供了依据。移植下颌下腺由于失去交感神经和副交感神经的支配,促分泌的神经介质不足,介导下颌下腺细胞分泌的主要受体发生改变,这可能是导致休眠期下颌下腺分泌减少的重要原因。下颌下腺中调控分泌的各种受体及其信号转导途径可能是人工调控正常及移植下颌下腺分泌的靶点。

（吴立玲　杨宁燕　丁　冲）

第十一节　异体下颌下腺移植的实验研究

现有的临床研究结果表明,血管化自体下颌下腺移植是治疗重症干眼的一种有效方法,但临床上可见一些患者由于各种原因自体下颌下腺无功能或缺失,如因药物过敏导致的干眼,可伴有明显的唾液腺分泌功能障碍;自体下颌下腺移植手术失败,也可导致自体下颌下腺缺失。这些患者不能进行自体下颌下腺移植,异体下颌下腺移植则可能解决这些问题。

小型猪的解剖和免疫系统与人类近似,是理想的同种异体下颌下腺移植实验动物。我们进行了小型猪下颌下腺移植相关的显微解剖研究,在建立小型猪自体下颌下腺移植模型的基础上,建立小型猪同种异体下颌下腺移植模型,并给予免疫抑制剂,探索下颌下腺同种异体移植的可行性,以及移植术中、术后可能发生的问题及其处理对策,为临床可能开展的同种异体下颌下腺移植奠定了基础。

研究内容及结果如下:

1. 小型猪同种异体下颌下腺移植 相关的显微解剖学基础研究显示小型猪下颌下腺由面动脉供血,静脉血经面静脉回流。小型猪颞浅动静脉管径较细,与下颌下腺动静脉口径相差较大,故不适合移植到颞部。由于面动脉走行距离短,位置深,血管吻合操作困难,也不适于作为供血动脉。在下颌下区,颈外动脉分出的舌动脉走行一段距离后,其口径与下颌下腺的面动脉近心端相近,位置相对较浅,适合作为供血动脉。在舌动脉附近,面静脉与上颌静脉汇成颈外静脉。腹股沟区股动脉、股静脉口径过粗,不适合作为下颌下腺移植的供血血管。股动脉、股静脉的分支隐动脉、隐静脉走行相对较表浅,口径也与下颌下腺动脉、下颌下腺静脉相近,可考虑应用。

2. 小型猪自体下颌下腺移植模型的制作 8只小型猪(16个腺体)分为三组:第一组,4个腺体移植到自体腹股沟处;第二组,6个腺体原位移植到下颌下区,导管外置于皮肤;第三组,6个腺体原位移植到下颌下区,导管开口于口腔前庭。术后以导管口分泌情况及病理检查确定手术效果。第一组手术后全部发生血栓,腺体未能成活。第二组术后腺体成活3例,导管阻塞3例。第三组术后腺体成活5例,导管阻塞1例,并发舌下腺囊肿1例。结果提示,小型猪自体下颌下腺不适合移植到腹股沟区,下颌下腺移植到下颌下区且导管开口于口腔前庭成功率较高,导管口外置于皮肤易发生导管阻塞。

3. 小型猪同种异体下颌下腺移植模型的制作 将供体小型猪下颌下腺面动脉与受体小型猪舌动脉吻合,下颌下腺回流静脉与受体面静脉或颈外静脉吻合,下颌下腺导管口缝合固定于受体猪口腔前庭,以下颌下腺分泌情况及病理结果确定移植腺体是否成活。小型猪6对,每对移植1个腺体,手术全部成功,术后3~5天发生急性排斥反应。结果表明,采用此种方法可以建立较稳定的小型猪同种异体下颌下腺移植模型,在未应用免疫抑制剂条件下,同种异体下颌下腺移植术后将发生急性排斥反应。

4. 免疫抑制剂对小型猪同种异体下颌下腺移植后排斥反应的抑制作用 10对小型猪按照已建立的同种异体下颌下腺移植模型的制作方法,每对之间移植一个腺体,术后分两组给药。第一组,4例受体小型猪术后给予较低剂量免疫抑制剂,皆在术后15~20天发生排斥反应。第二组,6例受体小型猪术后给予较高剂量免疫抑制剂,下颌下腺具有分泌功能的存活时间明显延长,其中2例腺体存活100天仍有功能。结果提示,免疫抑制剂可以延长小型猪异体下颌下腺移植存活时间,在合适剂量条件下,部分下颌下腺可以长期存活,并具有分泌功能。

本项研究表明,下颌下腺可作为一种新的同种异体移植器官在受体体内长期存活,且有分泌功能,其不利因素是在移植后受体需要应用免疫抑制药物来避免排斥反应。目前,科研人员正在尝试异种移植,转基因猪的器官一直是异种移植研究的重点,已经有基因编辑后的猪器官移植到人体的尝试。相信随着科学技术的发展,异种移植的风险会逐步降低,异种下颌下腺移植也有可能造福有需要的患者。

(葛分源)

参考文献

1. 血管化自体颌下腺移植治疗重症角结膜干燥症研究项目组. 血管化自体颌下腺移植治疗重症角结膜干燥症指南. 中华口腔医学杂志,2010,45(7):391-393.

2. 俞光岩, 吴立玲, 蔡志刚, 等. 血管化自体下颌下腺移植治疗重症干眼 20 年研究. 北京大学学报（医学版）, 2018, 50（1）: 1-4.

3. 贾光学, 王玉新, 卢利, 等. 自体颌下腺移植再造泪腺治疗重症眼干症. 中华眼科杂志, 1998, 34（5）: 388-390.

4. MURUBE-DEL-CASTILLO J. Transplantation of salivary gland to the lacrimal basin. Scand J Rheumatol Suppl, 1986, 61: 264-267.

5. YU G Y, ZHU Z H, MAO C, et al. Microvascular autologous submandibular gland transferin severe cases of keratoconjunctivitis sicca. Int J Oral Maxillofac Surg, 2004, 33（3）: 235-239.

6. GEERLING G, HONNICKE K, SCHRODER C, et al. Quality of salivary tears following autologous submandibular gland transplantation for severe dry eye. Gaefes Arch Clin Exp Ophthalmol, 1999, 237（7）: 546-553.

7. SIEG P, GEERLING C, KASMEBL H, et al. Microvascular submandibular gland transfer for severe cases of keratoconjunctivitis sicca. J Plast Recons Surg, 2000, 106（3）: 554-560.

8. QIN J, ZHANG L, CAI Z G, et al. Microvascular autologous transplantation of partial submandibular gland for severe keratoconjunctivitis sicca. Br J Ophthalmol, 2013, 97（9）: 1123-1128.

9. SU J Z, LIU X J, YANG N Y, et al. Obstructive sialadenitis of a transplanted submandibular gland: chronic inflammation secondary to ductal obstruction. Br J Ophthalmol, 2014, 98（12）: 1672-1677.

10. SU J Z, LIU X J, WANG Y, et al. Effects of capsaicin and carbachol on secretion from transplanted submandibular glands and prevention of duct obstruction. Cornea, 2016, 35（4）: 494-500.

11. SU J Z, CAI Z G, LIU X J, et al. Management of duct obstruction in transplanted submandibular glands. J Craniomaxillofac Surg, 2018, 46（5）: 825-830.

12. ZHANG L, SU J Z, CAI Z G, et al. Factors influencing the long-term results of autologous microvascular submandibular glandtransplantation for severe dry eye disease. Int J Oral Maxillofac Surg, 2019, 48（1）: 40-47.

13. ZHANG Y, CONG X, SHI L, et al. Activation of transient receptor potential vanilloid subtype 1 increases secretion of the hypofunctional, transplanted submandibular gland. Am J Physiol Gastrointest Liver Physiol, 2010, 299（1）: G54-62.

14. GE X Y, YU G Y, CAI Z G, et al. Long-term survival of an allografted submandibular gland in a miniature swine model given immunosuppressant drugs. Br J Oral Maxillofac Surg, 2006, 44（2）: 146-151.

15. ZHANG X M, YANG N Y, LIU X J, et al. Autonomic reinnervation and functional regeneration in autologous transplanted submandibular glands in patients with severe keratoconjunctivitis sicca. Int J Oral Sci, 2018, 10（2）: 14.

第十五章

下颌下腺神经节切断治疗口干症的实验研究

　　唾液腺是人体重要的外分泌腺,对维持人体的正常生理功能有着十分重要的作用。在三大唾液腺(腮腺、下颌下腺及舌下腺)中,下颌下腺是人体静息状态下分泌唾液的主要器官。唾液分泌障碍容易导致口干症,引发一系列如口腔黏膜干燥、念珠菌感染、猖獗龋、言语及吞咽功能障碍等并发症,严重影响患者的生活质量。人群中口干症的发病率可高达22%~26%。目前,临床上针对口干症主要采取口服药物(如胆碱能受体激动剂毛果芸香碱、西维美林等)、人工唾液及中医治疗等。胆碱能受体激动剂虽然能够改善腺体的分泌,但会因作用于腺体外的胆碱能受体而引起患者一系列的不良反应。人工唾液并不能改善腺体的分泌功能,而且持续时间并不理想。中医治疗在改善口干症患者唾液分泌中的作用尚不确切。因此,口干症仍缺少疗效确切、副作用小的治疗方法。

　　正常人90%的唾液分泌来自大唾液腺,其中静息状态下唾液分泌量最大的是下颌下腺,占总唾液分泌量的60%~65%。齐伟等的研究结果显示,大鼠下颌下腺失副交感神经支配后,进食刺激分泌量较正常腺体明显降低,但在失神经支配6个月后,静息状态下的唾液分泌量较正常腺体显著增加。张雪明等在失副交感神经支配的小型猪下颌下腺模型上也观察到了同样的情况。这提示失副交感神经支配的下颌下腺自发性分泌发生了改变,利用失副交感神经支配下颌下腺静息唾液流率增加的特点,有可能为口干症的治疗提供新的思路。本章主要介绍不同种属下颌下腺失副交感神经支配后的形态、功能和相关细胞因子的变化,以及失副交感神经支配对放疗后大鼠下颌下腺的影响,为采用下颌下神经节切断术治疗放射性口干奠定实验基础。

第一节　失副交感神经支配对下颌下腺的影响

　　下颌下腺水和电解质分泌主要由跨细胞和旁细胞通路完成。其中,跨细胞通路由副交感神经末梢释放乙酰胆碱,并激活毒蕈碱乙酰胆碱受体发挥作用;旁细胞通路主要通过细胞表面的紧密连接蛋白来实现。下颌下腺失副交感神经支配后,不仅腺体的组织形态有所改变,相关通路细胞因子的表达及其所调节的腺体分泌功能均发生了显著变化。

（一）失副交感神经支配后下颌下腺分泌功能的变化

Bernard 发现，在切断支配狗下颌下腺分泌的神经数天或数周后，腺体进入了一种持续而稳定的分泌状态。同时，Bernard 认为正常的神经支配对下颌下腺的分泌功能有一定的抑制作用。此后，Emmelin 等的研究结果显示，早期失神经模型所选择的麻醉药物属吗啡类，该药物容易导致体内儿茶酚胺类物质释放。而失神经支配的下颌下腺对肾上腺素、乙酰胆碱及毛果芸香碱等较正常腺体更为敏感，体循环中的儿茶酚胺即可引起下颌下腺分泌，并将此现象称为超敏反应。此后，Garret 等发现，家兔下颌下腺失副交感神经支配后 3 周，麻醉状态下（非阿片类麻醉剂），失神经支配下颌下腺唾液分泌量是正常腺体的 3～5 倍。注射 α 肾上腺素受体拮抗剂双氢麦角碱后，分泌量减少 50%～75%。在此基础上继续注射阿托品，分泌则被完全抑制。因此，Garret 认为，节后神经纤维末梢释放的乙酰胆碱是出现麻痹性分泌的原因，体循环中的儿茶酚胺也起一定的作用。Carpenter 等在失副交感神经支配的大鼠下颌下腺模型中发现，电刺激大鼠颈部的交感神经，失副交感神经支配腺体的唾液流量显著高于正常对照侧，且分泌量可达对侧下颌下腺的 2.5 倍，说明在失副交感神经支配后，交感神经发挥了代偿作用。北京大学口腔医学院唾液腺疾病中心的研究结果显示，失副交感神经支配后，家兔下颌下腺的刺激性唾液分泌量较正常家兔明显减少，但在静息状态下的唾液分泌量比正常下颌下腺增加 139%，并且可持续到失神经支配后 3 个月。齐伟等对失副交感神经支配后大鼠下颌下腺的分泌功能进行了半年的观察，在静息状态下，失神经支配 1 周的腺体唾液流率较对侧及正常腺体显著增加，4 周时逐渐减少，3 个月时逐渐恢复至正常腺体水平，6 个月时腺体静息状态下的分泌较正常下颌下腺显著增加。但是，在进食刺激状态下，下颌下腺唾液流率在失副交感神经支配后明显降低，且在失神经支配后 6 个月仍未完全恢复。

由于啮齿类动物和人下颌下腺在分泌机制上有较大差异，张雪明等建立了失副交感神经支配的小型猪下颌下腺模型。结果显示，该模型在失神经支配后 2 个月，静息及进食刺激状态下的唾液流率较正常腺体下降 80%～90%；失神经支配后 6 个月，进食刺激状态下的唾液流率恢复至正常腺体水平，而静息状态下的唾液流率显著增加，可达正常腺体的 2.5 倍。

（二）失副交感神经支配后下颌下腺组织形态学变化

大量动物模型研究结果显示，失副交感神经支配后腺体萎缩、重量减轻，组织学检查可见腺泡细胞萎缩、纤维结缔组织增生等。Kim 和 Kang 等发现，大鼠下颌下腺失副交感神经支配后 3 天，腺体明显萎缩，重量减轻。组织学检查可见腺泡细胞和导管细胞萎缩，细胞间隙增宽。Carpenter 发现大鼠下颌下腺失副交感神经支配后，腺体萎缩主要集中于浆液性腺泡，导管细胞则无明显变化。齐伟等的研究结果显示，大鼠下颌下腺在失神经支配后腺体重量明显减轻，同时在失神经支配后 4 周，HE 染色可见腺泡细胞萎缩、导管组织增生、纤维组织增生较明显。张雪明等进一步研究显示，小型猪下颌下腺失副交感神经支配后 2 个月，腺体重量减轻，大量腺泡细胞萎缩，尤以浆液细胞为著，导管比例增加，导管细胞排列紊乱。然而失副交感神经支配 6 个月时，腺体的重量及组织萎缩情况自发得到改善，组织学检查与正常腺体无显著差别（图 15-1-1）。

对照侧　　　　　　　　　　　　　　　失神经支配侧

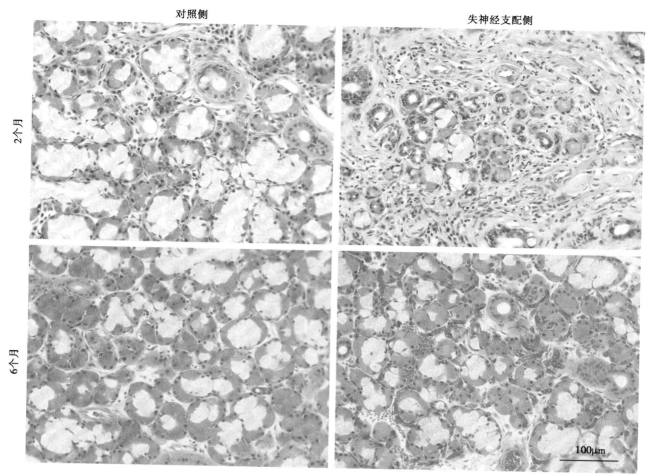

图 15-1-1　小型猪下颌下腺失副交感神经支配后组织形态学变化（HE 染色），失神经支配 2 个月时腺泡萎缩，纤维化显著；6 个月时，腺体组织学结构基本恢复正常

（三）失副交感神经支配后跨细胞通路相关信号分子的变化

在跨细胞通路中，毒蕈碱乙酰胆碱受体（M 受体）主要通过水通道蛋白 5（AQP5）调节腺体水和电解质的分泌。其中，在唾液腺中主要以 M1 和 M3 受体的作用为主。齐伟等的研究结果显示，在失副交感神经支配后的 1 周、4 周和 12 周，大鼠下颌下腺 M1、M3 受体和 AQP5 mRNA 表达与正常腺体无显著差异，24 周时表达量显著增加。失副交感神经支配后的 1 周、12 周和 24 周，M1 和 M3 受体蛋白表达显著增加，4 周时明显降低。与 M 受体蛋白表达相近，大鼠下颌下腺失副交感神经支配 1 周和 4 周，AQP5 蛋白表达显著降低，12 周时逐渐恢复至正常腺体水平，24 周时显著高于正常对照腺体（图 15-1-3）。Li 等也观察到类似的现象，即在大鼠下颌下腺失副交感神经支配后第 2、3、4 周时，腺体 AQP5 mRNA 并无显著变化，而 AQP5 蛋白表达量较正常腺体显著降低，第 4 周可降至正常腺体表达量的 37%。但在给予 M 受体激动剂西维美林后，AQP5 的表达在失神经支配下颌下腺明显增加，正常腺体却未见明显变化。进一步的研究显示，在给予溶酶体酶抑制剂氯喹后，失神经支配下颌下腺 AQP5 表达也恢复正常腺体水平。因此，Li 等认为 AQP5 表达与副交感神经支配和溶酶体酶密切相关，而与蛋白质翻译的关系不大。Azlina 等的研究结

果表明,大鼠下颌下腺在失副交感神经支配后,腺体的溶酶体样结构显著增加,同时溶酶体标记物 Lamp2 表达增加,同样支持上述的假设。

除了啮齿类动物,张雪明等在小型猪模型上也发现了类似现象,即在失副交感神经支配后 2 个月,下颌下腺 M3 受体和 AQP5 表达显著减少。6 个月时,M3 受体和 AQP5 蛋白表达量增加。免疫荧光染色可见失神经支配 2 个月时 AQP5 在腺泡细胞顶侧膜的分布减少或消失,但 6 个月时 AQP5 在细胞顶侧膜的分布较对照腺体更为广泛(图 15-1-2)。

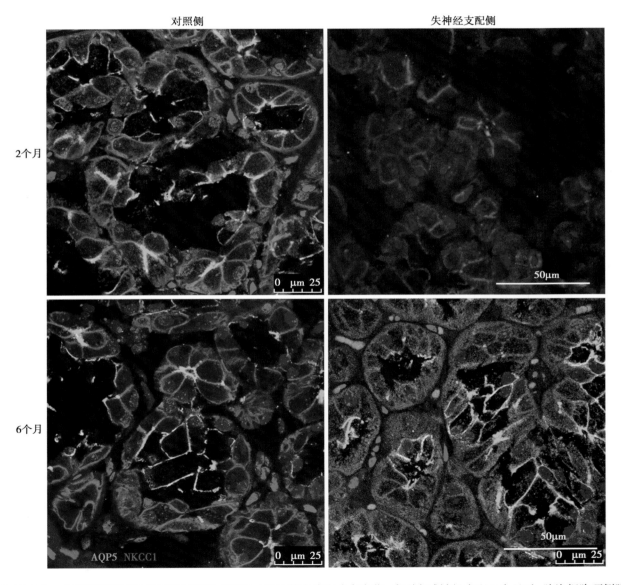

图 15-1-2 小型猪下颌下腺失副交感神经支配后 AQP5 的表达和分布变化,失副交感神经支配 2 个月时,腺泡细胞顶侧膜上 AQP5 表达减少或消失;6 个月时 AQP5 表达增加,且在顶侧膜的分布较对照腺体更为广泛

（四）失副交感神经支配后下颌下腺旁细胞通路信号分子的改变

紧密连接（tight junction）是物质经旁细胞途径转运的结构和功能基础，广泛存在于所有上皮细胞间连接的最顶端。紧密连接是由多种跨膜蛋白和细胞质蛋白构成的复合物，其中跨膜蛋白主要包括闭合蛋白（occludin）、闭合素家族分子（claudin1～claudin 26）及黏附连接分子（junctional adhesion molecule，JAM），细胞质蛋白主要由闭锁小带蛋白（zonula occludens，ZO）（ZO-1～ZO-3）组成。张雪明等的研究显示，正常小型猪的下颌下腺中，ZO-1、ZO-3 和 ZO-4 分布于腺泡细胞的细胞膜，失副交感神经支配后 2 个月，ZO-3 和 ZO-4 的表达显著减少，并且在细胞膜的分布减少，而 ZO-1 虽然表达较正常腺体有所增加，但其主要弥散分布于细胞质，细胞膜的分布同样降低。失副交感神经支配后 6 个月，ZO-1、ZO-3 和 ZO-4 的表达较正常腺体显著增加，并且主要分布在细胞膜。相反，失副交感神经支配对闭合素的表达及分布并无显著影响。

（五）失副交感神经支配后下颌下腺其他因子的变化

Ki67 是常用的细胞增殖标记物。张雪明等研究发现，小型猪下颌下腺在失副交感神经支配后 2 个月，Ki67＋细胞比例较正常腺体显著增加。同时，干细胞转录相关因子 SOX2 和 OCT4 的表达也显著增加，并且主要分布于导管细胞。6 个月时，Ki67＋细胞比例、SOX2 和 OCT4 表达逐渐恢复至正常水平。由于下颌下腺的干细胞主要分布于导管，上述结果提示，在下颌下腺失副交感神经支配远期的修复过程中有干细胞参与。

Kang 等对失副交感神经支配的大鼠下颌下腺进行基因检测，结果显示，在失副交感神经支配后 3 天，*Cxcl10* 和 *Ccl2* 的 mRNA 及蛋白的表达均明显增加。由于上述两种基因与舍格伦综合征密切相关，因此 Kang 等认为，失副交感神经支配后腺体的损伤类似于舍格伦综合征的表现。由于该研究仅观察了下颌下腺失神经支配后的短期改变，远期变化并不清楚。

（六）人下颌下腺失神经支配的研究

支配人下颌下腺的副交感神经纤维来自面神经的鼓索支。Chilla 等的研究结果显示，中耳手术损伤鼓索神经后，患侧下颌下腺在进食刺激状态下的唾液流率持续下降，甚至在手术后 4.5 年唾液分泌量仍低于正常人群。Miman 等对鼓索神经损伤患者的下颌下腺进行了平均 34 个月的随访，其间所有患者并未出现口干等症状。但是 B 超检查发现，神经损伤侧腺体的体积同正常下颌下腺无显著差异，而对侧腺体的体积明显增大。Miman 等认为这是对侧腺体的代偿性改变，从而使两侧下颌下腺的分泌总量没有发生明显变化。Yagmur 通过核素检查发现，鼓索神经损伤患者患侧下颌下腺在进食刺激状态下的分泌功能较对侧明显下降。上述研究结果提示，人下颌下腺失副交感神经支配后，进食状态下的唾液流率有所下降，静息状态下唾液流率的变化尚不清楚。

自体下颌下腺移植是目前治疗重症干眼的有效方法，同时也为研究人下颌下腺失神经支配后的一系列变化提供了良好的模型。北京大学口腔医学院唾液腺疾病中心通过对 40 例血管化自体下颌下腺移植手术成功患者的临床观察发现，术后下颌下腺功能的变化大致可分为 4 个阶段：①短暂失功能期，为术后 1～2 天，移植下颌下腺无明显分泌，部分患者自觉眼内稍有湿润感，但 Schirmer 试验检测较术前无明显改变；②暂时性泪溢期，从术后第 3 天开始，持续 2～3 天，在此阶段移植下颌下腺的分泌明显增加，患者出现暂时性泪溢现象；③休眠期，在术后第 5～7 天，移植下颌下腺由泪溢期转入休眠期，下颌下腺分泌功能逐渐下降,部分患者几乎完全消失,持续时间一般为3个月左右;④功能恢复稳定期,在术后3个月左右下颌下腺功能基本恢复正常。理论上讲,移植后的下颌下腺处在一种既没有交感神经,也没有副交感神经支配的状态。Geerling等认为,下颌下腺移植术后分泌功能暂时性增强与下颌下腺失神经支配后,副交感神经突触对乙酰胆碱过度敏感有关,而Emmelin认为这一现象是由于位于效应器的神经轴突大量释放神经递质所致,此后由于局部乙酰胆碱耗竭,下颌下腺进入休眠期。对于下颌下腺远期功能的解释,Geerling等和Garrett的观点相同,认为是由于血管蒂周围的交感神经断端长入下颌下腺后,直接同腺泡细胞或者残留的副交感神经节细胞连接所致。在移植术后1年的下颌下腺中,乙酰胆碱酯酶染色可见类似于正常下颌下腺的神经分布,组织学检查可见不同程度的腺泡细胞萎缩。

(七)失神经支配下颌下腺的神经再生

虽然通过手术能够在一定时间内使唾液腺处于失神经支配的状态,但是即便是切断了主要的神经干,唾液腺周围的末梢神经仍然有可能向腺体内生长,和残留的神经断端发生错位愈合,从而实现对唾液腺的神经再支配。张雪明等对失副交感神经支配的小型猪下颌下腺进行组织染色,结果表明,在失神经支配2个月时,腺体内神经轴突的分布显著降低,但间质中神经节细胞仍然存活;6个月时神经轴突密度恢复至正常腺体水平,提示腺体组织可能发生了神经再支配(图15-1-3)。此外,张雪明等在下颌下腺自体移植的家兔模型中也观察到了类似的神经再支配现象。在移植后的不同时间点,腺体组织内副交感神经纤维密度存在早期显著减低、后期逐步恢复的趋势,腺泡细胞面积也相应存在早期减小远期恢复的现象。在失神经支配9个月时,尽管神经纤维密度仍低于正常腺体,但其组织学结构已基本恢复至正常水平

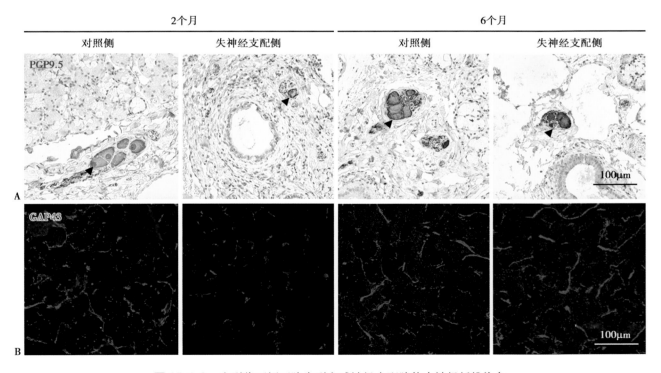

图15-1-3 小型猪下颌下腺失副交感神经支配腺体内神经纤维染色
A. 失神经支配后腺体间质内神经节细胞(箭头示)始终存在,失神经支配2个月时神经节细胞胞体皱缩,6个月时恢复饱满
B. 失神经支配2个月时腺实质内神经密度减低,6个月时基本恢复至正常水平

（图 15-1-4）。Kemplay 等将支配猫下颌下腺交感神经的节后纤维和副交感神经的节前纤维进行吻合，肾上腺素能神经轴突能够沿着副交感神经干继续生长，并且能够与神经节细胞建立功能连接。Garrett 等发现，下颌下腺在失副交感神经支配后，残留的完整的神经纤维仍然可以重新长入腺体内，实现对腺体的再支配。

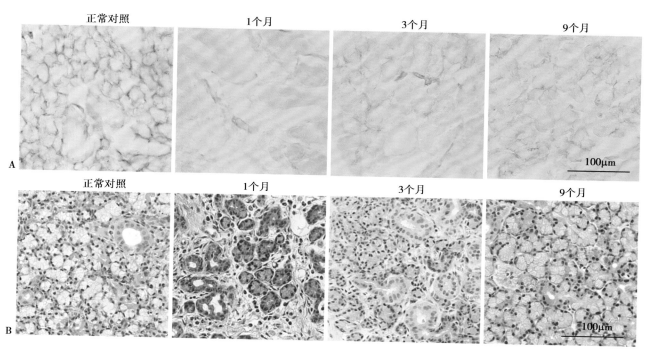

图 15-1-4　家兔下颌下腺自体移植后不同时间点副交感神经纤维分布情况及腺体组织形态变化
A. 乙酰胆碱酯酶染色显示腺体移植后 1 个月副交感神经纤维密度显著减低，随时间推移，神经纤维密度逐渐恢复　B. HE 染色显示腺体移植后 1 个月腺泡萎缩、间质纤维化，随时间推移，腺体的组织形态逐渐恢复正常

北京大学口腔医学院唾液腺疾病中心俞光岩教授团队对自体下颌下腺移植术治疗重症干眼进行了深入的研究，结果表明，移植后下颌下腺也可发生神经再支配。张雪明等的研究显示，在腺体移植术后的前半年内，移植下颌下腺副交感神经纤维数量显著减少，同时可见腺体明显萎缩。而在移植术后远期（6 年和 14 年），副交感神经纤维分布以及腺体组织形态均基本恢复至正常下颌下腺水平，提示腺体组织发生了神经再支配现象（图 15-1-5）。而且，除了副交感神经纤维，交感神经纤维的数量与分布也逐渐恢复到正常下颌下腺水平（图 15-1-6）。进一步的组织染色显示，在移植腺体表面的颞肌筋膜内，可见粗大的交感神经及副交感神经干分布（图 15-1-7）。其中，副交感神经干主要位于腺体下方，而交感神经干主要分布于血管周围，提示副交感神经再生可能来自腺体附近的耳颞神经，而交感神经主要来自血管周围伴行的神经组织。

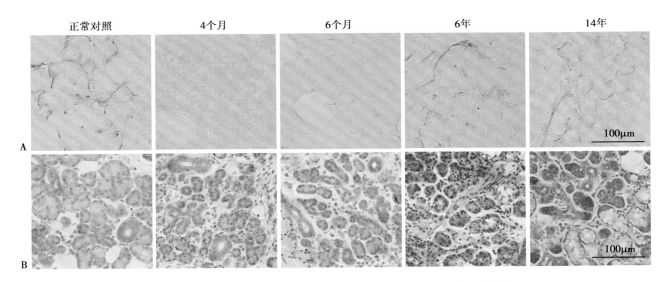

图 15-1-5　人自体下颌下腺移植术后不同时间点副交感神经纤维分布情况及腺体组织形态变化

A. 乙酰胆碱酯酶染色显示,移植术后 4~6 个月,移植下颌下腺副交感神经纤维数量显著降低,而在移植术后远期(6 年和 14 年),副交感神经纤维分布基本恢复至正常下颌下腺水平　B. HE 染色显示,腺体移植术后 4~6 个月,腺泡明显萎缩,腺泡间隙增宽,而在移植术后远期(6 年和 14 年),腺体组织形态恢复正常

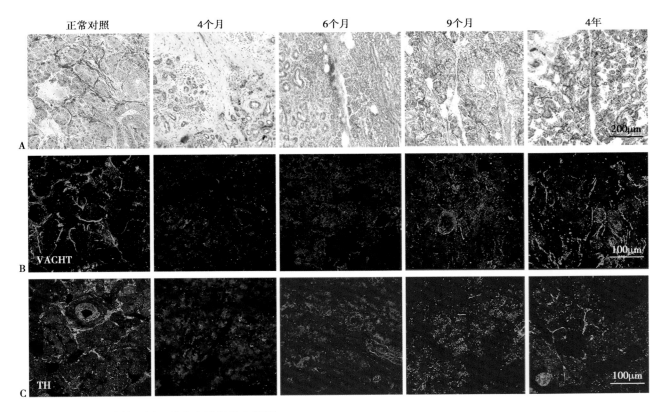

图 15-1-6　自体移植下颌下腺自主神经分布情况

A. 乙酰胆碱酯酶染色显示,移植术后 4~6 个月,腺体内神经纤维在不同腺叶中分布不均,部分腺体组织内未见副交感神经纤维,而在移植术后远期,副交感神经纤维均匀分布于腺体组织内　B. 免疫荧光结果显示,移植术后 4~6 个月,腺体内罕见副交感神经纤维,移植术后远期逐渐恢复　C. 免疫荧光结果显示,在移植术后 4~6 个月腺体内罕见交感神经纤维分布,移植术后远期逐渐恢复

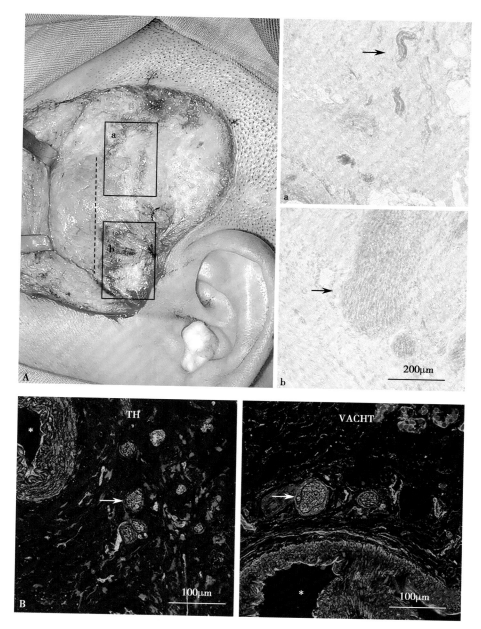

图 15-1-7　人自体下颌下腺移植远期，颞浅筋膜及腺体间质内自主神经分布情况

A. 人自体下颌下腺移植远期因泪溢进行腺体减量手术，切取部分腺体（虚线右侧为拟切除部分）并包括被覆于其上下方的颞浅筋膜，可见上方筋膜内含有细小副交感神经束，而下方筋膜内含粗大副交感神经干（箭头示，乙酰胆碱酯酶染色），其分布与耳颞神经在颞区的走行方向吻合　B. 移植腺体间质内可见肾上腺素能神经束（箭头示，TH 标记）及胆碱能神经束（箭头示，VAChT 标记）与腺体的供血血管（＊示）伴行

　　综上所述，虽然失副交感神经支配可能导致腺体重量减轻、腺泡细胞萎缩以及进食刺激状态下唾液流率降低等改变，但是长期观察结果显示，失副交感神经支配后 6 个月，静息状态下大鼠和小型猪下颌下腺的唾液流率显著高于正常腺体。由于人在一天的生活中多处于静息状态，因此，上述结果提示下颌下腺失副交感神经支配有可能为口干症的治疗提供新的思路。

第二节 下颌下腺失副交感神经支配治疗放射性口干的实验研究

失副交感神经支配对下颌下腺结构与功能影响的研究结果表明,虽然下颌下腺在失副交感神经支配后的早期,腺泡细胞萎缩,唾液流率降低。然而在 24 周后,静息状态下唾液流率显著增加,而且唾液分泌相关蛋白如 AQP5、M1 受体和 M3 受体的表达均高于正常腺体。这些结果提示,失副交感神经支配有可能作为治疗口干症的手段之一。本节通过介绍下颌下腺失副交感神经支配治疗放射性口干动物模型的建立和实验结果,探讨该技术用于临床治疗的可行性。

（一）大鼠下颌下腺放射性损伤模型的建立

对大鼠下颌下区一次性给予 10Gy 的放射线照射后 1 个月,行下颌下腺导管口内插管,可以检测到静息及进食状态下腺体流率较正常腺体明显下降。组织学检查可见腺泡细胞萎缩、细胞间隙增宽等表现,表明腺体放疗损伤的模型已建立,此时切断支配下颌下腺的副交感神经纤维,以观察该方法对腺体分泌功能的影响。

（二）大鼠下颌下腺失副交感神经支配的手术方法

支配大鼠下颌下腺分泌的副交感神经节前纤维在颅底进入舌神经后,沿舌神经走行至下颌舌骨肌深面,发出分支,再与下颌下腺导管并行至腺门部进入下颌下神经节交换神经元,最后进入腺体。与人类略有不同的是,大鼠的下颌下神经节位于腺门部的腺体结构内,节后神经纤维非常短,难以通过一般的手术方法进行解剖。因此大鼠下颌下腺失副交感神经支配主要是通过手术切断鼓索神经走行至下颌下神经节这一段来实现的。如图 15-2-1,下颌下腺导管从二腹肌中间腱处进入口底肌群深面,沿导管继续分离可见到舌神经支从后外向前内走行,与导管并行后向腺体发出鼓舌神经支,并在腺门处的神经节交换神经元。手术撕脱舌神经时可清晰地见到鼓舌神经支从包绕导管的纤维组织中分离。此时便成功制备了失副交感神经支配的大鼠下颌下腺模型。

（三）放疗后大鼠下颌下腺失副交感神经支配后组织形态学的变化

放疗后大鼠下颌下腺的腺泡细胞萎缩,细胞间隙增宽,失副交感神经支配会加重这一变化。在第 12 周及 24 周时,尽管单纯接受放疗的腺体萎缩较之前有所改善,但放疗后失副交感神经支配腺体的萎缩仍无明显改善,并且可见导管结构增生明显(图 15-2-2)。

（四）放疗后大鼠下颌下腺失副交感神经支配后唾液流率的变化

放疗后,在进食刺激状态下,大鼠下颌下腺唾液流率较正常腺体显著降低,放疗后半年仍不能恢复,而失副交感神经支配会加重这一变化。静息状态下,放疗后腺体在失副交感神经支配后 1 周,唾液流率显著增加,不仅高于同剂量放疗的下颌下腺,甚至略高于正常腺体。这可能与神经节处残留的神经递质过量释放有一定关系。在失副交感神经支配后 4 周,静息状态下唾液流率显著下降,显著低于放疗后以及正常腺体。有趣的是,在失副交感神经支配后的 12 周及 24 周,静息状态下的唾液流率恢复至 1 周时的水平,且高于正常腺体。上述结果提示,失副交感神经支配有可能增加放疗后腺体远期的静息唾液分泌量。

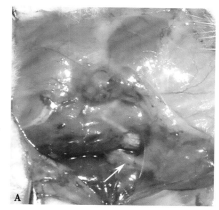
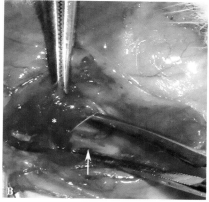
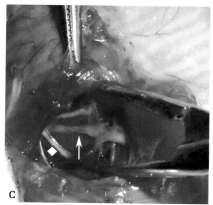
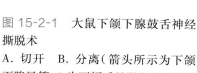
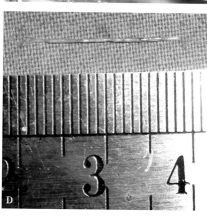
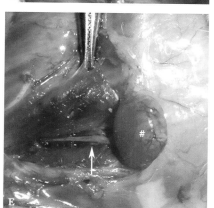

图 15-2-1　大鼠下颌下腺鼓舌神经撕脱术
A. 切开　B. 分离（箭头所示为下颌下腺导管；* 为下颌舌骨肌）　C. 暴露（箭头示下颌下腺导管，◇示舌神经）D. 撕脱的鼓舌神经　E. 鼓舌神经撕脱术后的下颌下腺导管（箭头示）以及下颌下腺（#示）

（五）放疗后大鼠下颌下腺失副交感神经支配后 AQP5 mRNA 及蛋白水平的变化

放疗后下颌下腺在失副交感神经支配后第 4 周，AQP5 mRNA 和蛋白的表达显著低于单纯放疗后的腺体及正常腺体。这一变化与腺体唾液流率及组织形态学改变的趋势一致。第 12 周和 24 周时，失神经支配腺体的 AQP5 mRNA 和蛋白的表达与单纯放疗后及正常下颌下腺均无明显差异，提示腺体的功能较之前有所恢复。

（六）放疗后大鼠下颌下腺失副交感神经支配后 M1/M3 受体 mRNA 及蛋白水平的变化

我们的研究结果显示，无论是单纯放疗，还是放疗后使下颌下腺失副交感神经支配，腺体 M1/M3 受体的 mRNA 表达与正常下颌下腺并无显著差异。然而在放疗后 8 周，腺体 M1/M3 蛋白表达减少，失副交感神经支配加重该趋势。此后随着腺体功能的改善，放疗后腺体 M1/M3 受体的表达逐渐恢复至正常水平。有趣的是，在放疗后腺体失副交感神经支配后第 24 周，M1/M3 受体的表达明显增加，显著高于单纯放疗及正常下颌下腺。

我们的研究结果表明，大鼠下颌下腺一次性接受 10Gy 放疗，可造成腺体放射性损伤。通过切断鼓舌神经的失副交感神经支配这一手段，虽然在短期内有加重腺体损伤的风险，使腺体的唾液流率进一步减少，但是从远期效果来看，不仅腺体静息状态下的唾液流率显著增加，而且唾液分泌相关蛋白 AQP5、M1 受体和 M3 受体的表达也显著上调，这些都为采用失副交感神经支配的手段治疗口干症奠定了实验基础，其具体的机制有待进一步研究。

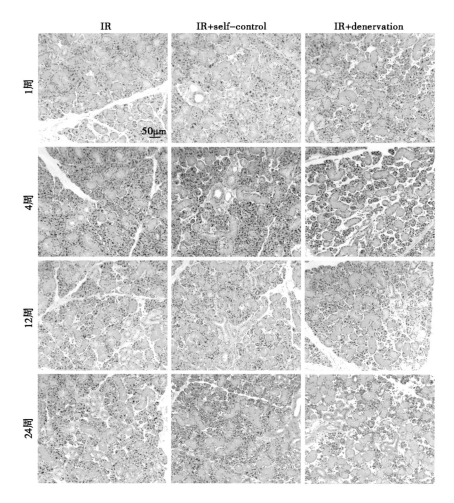

图 15-2-2　放疗大鼠下颌下腺失副交感神经支配后腺体组织形态学变化，可见放疗后腺体组织萎缩，而失副交感神经支配会加重该变化

IR. 单纯放疗后下颌下腺；IR + denervation. 放疗后失副交感神经支配侧下颌下腺；IR + self-control. 放疗后失副交感神经支配对侧下颌下腺（自身对照）

（齐　伟　张雪明　俞光岩）

参考文献

1. Narhi T O. Prevalence of subjective feelings of dry mouth in the elderly. J Dent Res, 1994, 73(1): 20-25.

2. 齐伟, 杨宁燕, 单小峰, 等. 失副交感神经支配对大鼠颌下腺分泌功能的影响. 中华口腔医学杂志, 2011, 46(9): 519-523.

3. Zhang X M, Huang Y, Cong X, et al. Parasympathectomy increases resting secretion of the submandibular gland in minipigs in the long term. J Cell Physiol, 2019, 234(6): 9515-9524.

4. Garrett J R, Kyriacou K. Paralytic' secretion after parasympathectomy of rabbit submandibular glands includes a cholinergic component. Q J Exp Physiol, 1988, 73(5): 737-746.

5. Carpenter G H, Proctor G B, Garrett J R. Preganglionic parasympathectomy decreases salivary SlgA secretion rates from the rat submandibular gland. J Neuroimmunol, 2005, 160(1-2): 4-11.

6. 单小峰, 蔡志刚, 吴立玲, 等. A 型肉毒素对兔失副交感神经颌下腺唾液分泌的影响. 中华口腔医学杂志, 2009, 44(9): 548-552.

7. KIM H J, KANG K J. Effects of chorda-lingual denervation on NOS expression in the rat submandibular gland. Korean J Phys Anthropol, 2007: 59-68.

8. KANG J H, KIM B K, PARK B I, et al. Parasympathectomy induces morphological changes and alters gene-expression profiles in the rat submandibular gland. Arch Oral Biol, 2010, 55(1): 7-14.

9. QI W, CONG X, ZHANG X M, et al. Parasympathectomy increases resting salivary secretion in normal and irradiated submandibular glands of rats. Eur J Oral Sci, 2017, 125(2): 110-118.

10. LI X, AZLINA A, KARABASIL M R, et al. Degradation of submandibular gland AQP5 by parasympathetic denervation of chorda tympani and its recovery by cevimeline, an M3 muscarinic receptor agonist. Am J Physiol Gastrointest Liver Physiol, 2008, 295(1): 112-123.

11. MIMAN M C, SIGIRCI A, OZTURAN O, et al. The effects of the chorda tympani damage on submandibular glands: biometric changes. Auris Nasus Larynx, 2003, 30(1): 21-24.

12. YAGMUR C, MIMAN M C, KARATAS E, et al. Effects of the chorda tympani damage on submandibular glands: scintigraphic changes. J Laryngol Otol, 2004, 118(2): 102-105.

13. GEERLING G, SIEG P, MEYER C, et al. Transplantation of autologous submandibular glands in very severe keratoconjunctivitis sicca. 2 year outcome. Ophthalmology, 1998, 95(4): 257-265.

14. GEERLING G, GARRETT J R, PATERSON K L, et al. Innervation and secretory function of transplanted human submandibular salivary glands. Transplantation, 2008, 85(1): 135-140.

15. ZHANG X, YANG N, LIU X, et al. Autonomic reinnervation and functional regeneration in autologous transplanted submandibular glands in patients with severe keratoconjunctivitis sicca. Int J Oral Sci, 2018, 10(2): 14.

第十六章

下颌下腺后上转位修复口咽部组织缺损

磨牙后区、后颊部等部位恶性肿瘤手术切除后,遗留大小不等的组织缺损,需要进行修复手术。对于小型的后颊部缺损,可以考虑颊脂垫修复,简便而有效。对于大型的组织缺损,需要采用组织量较多的前臂皮瓣等游离组织瓣来修复。对于中等大小的组织缺损,可以采用下颌下腺后上转位来修复。

(一)下颌下腺的解剖特点

下颌下腺的解剖特点之一是具有明确的动脉——面动脉供血,并有伴行静脉。因此,离断其他血管及导管,以面动脉近心端和伴行静脉为蒂,将下颌下腺向后上方(咽旁)转移,可以用于修复咽侧组织缺损(图 16-1-1)。

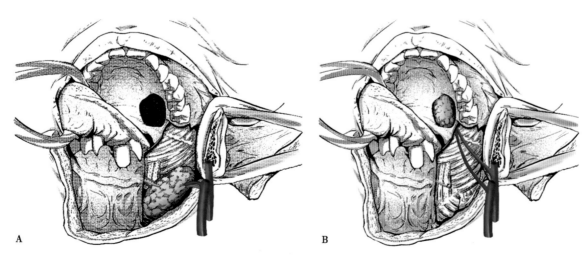

图 16-1-1 下颌下腺后上转位修复口咽部组织缺损
A. 术前下颌下腺位置 B. 下颌下腺后上转位术后

(二)手术适应证

1. 咽旁恶性肿瘤根治性切除后遗留 3cm 左右中等大小组织缺损和死腔。

2. 术侧下颌下淋巴结无转移。

3. 下颌下腺无明显病变。

（三）手术方法

下颌下腺后上转位修复口咽部组织缺损一般是口腔肿瘤切除和组织缺损修复联合手术的一部分。手术在全麻下进行，肿瘤切除按常规方法进行。颈清扫时，游离下颌下腺腺体并将其保留，游离腺体时要保留腺体的被膜。其他步骤基本同常规颈清扫，但要注意的是保留面动脉近心端和伴行静脉的完整，勿将其切断或损伤。

颈清扫完成后，切断下颌下神经节、面静脉、面动脉远心端及其伴行的静脉，以面动脉近心端和伴行静脉为蒂，将游离的下颌下腺向后上方转移，充填口咽部组织缺损。将缺损边缘的口咽部黏膜及其相贴的下颌下腺组织缝合，黏膜的缺损由带有被膜的下颌下腺裸露面修复（图 16-1-2），不需打包加压。如果术中将下颌下腺导管游离后完整保留，连同腺体转移到口咽部，将导管口转位缝合于后颊部黏膜，则术后转位的下颌下腺可以保留分泌唾液的功能。

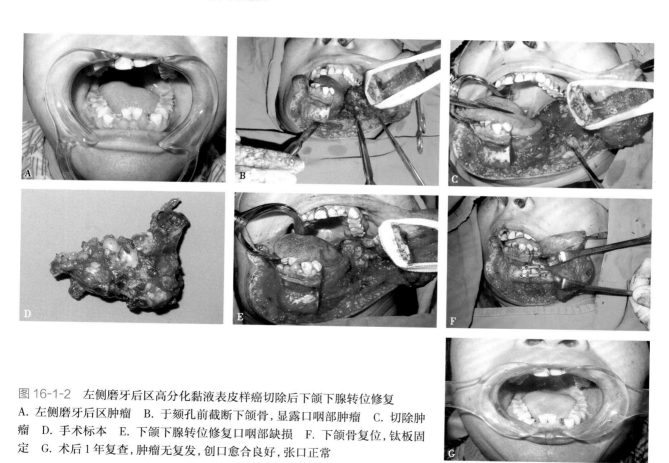

图 16-1-2　左侧磨牙后区高分化黏液表皮样癌切除后下颌下腺转位修复
A. 左侧磨牙后区肿瘤　B. 于颏孔前截断下颌骨，显露口咽部肿瘤　C. 切除肿瘤　D. 手术标本　E. 下颌下腺转位修复口咽部缺损　F. 下颌骨复位，钛板固定　G. 术后 1 年复查，肿瘤无复发，创口愈合良好，张口正常

（四）术后护理

术后注意口腔卫生，进行口腔冲洗。术后 2 周内忌进硬性食物，以免刺激修复的下颌下腺组织。术后 1 个月开始进行张口训练，以免瘢痕收缩影响张口功能。其他同常规的口腔癌联合根治术。

（五）疗效评估

转位下颌下腺如无特殊情况均能成活。随着时间延长，裸露的下颌下腺组织逐步发生黏膜化，与缺损周围口腔黏膜难以区分。张口功能基本正常，可以达到理想的修复效果。

（俞光岩）

参考文献

1. MASHRAH M A, ZHOU S H, ABDELREHEM A, et al. Oropharyngeal reconstruction with a pedicled submandibular gland flap. Br J Oral Maxillofac Surg, 2016, 54(4): 388-393.

2. ZHANG X, LIU F, LAN X, et al. Combined submandibular gland flap and sternocleidomastoid musculocutaneous flap for postoperative reconstruction in older aged patients with oral cavity and oropharyngeal cancers. World J Surg Oncol, 2014, 12: 259.

3. YANG B, SU M, LI H, et al. Use of submandibular gland flap for repairing defects after tumor resection in the infratemporal region. J Craniomaxillofac Surg, 2015, 43(1): 87-91.

第十七章

下颌下腺疾病的手术治疗

下颌下腺切除术是最常用的唾液腺外科手术之一,其可以是单纯下颌下腺切除,也可以是舌骨上、肩胛舌骨上及全颈淋巴切除术的一部分。随着保存下颌下腺功能性器官的理念越来越深入,一些慢性炎症性疾病采用非手术治疗取得了良好效果,下颌下腺切除术的适应证控制需更加严格。

一、适应证和禁忌证

1. 适应证　以下病变适合行下颌下腺切除术治疗。

（1）非手术治疗无效的慢性下颌下腺炎、下颌下腺结核、放线菌病等使下颌下腺肿大,引起器质性损害或纤维性变。

（2）无法取出的下颌下腺结石。

（3）外伤、炎症或其他原因引起下颌下腺瘘,经久不愈。

（4）下颌下腺囊肿及良性肿瘤。

（5）下颌下腺恶性肿瘤行包括下颌下腺切除在内的舌骨上、肩胛舌骨上切除术,或全颈淋巴切除术。

（6）口腔颌面部恶性肿瘤需做原发灶切除及颈淋巴清除术,其中包括下颌下腺切除。

2. 禁忌证　急性下颌下腺炎或慢性下颌下腺炎急性发作期,应待急性炎症控制后再行手术。

二、术前准备及麻醉

1. 术前准备

（1）术前再次复习病史及影像学检查等资料,明确手术指征。

（2）临床上怀疑下颌下腺恶性肿瘤，但诊断尚未确定者，联系术中冰冻切片检查，并根据病理类型做好颈淋巴清除术的准备。

2. 麻醉　采用局部浸润麻醉或全身麻醉。

三、手术方法

1. 体位　取仰卧位，垫肩，头偏向健侧，使下颌下腺手术区充分显露。

2. 手术切口　从下颌角下方至下颌骨颏部，平行下颌骨下缘下 1.5~2.0cm 处，做长约 6cm 的弧形切口（图 17-1-1）。逐层切开皮肤、皮下组织及颈阔肌。

3. 切断结扎面动脉及面静脉　处理好面动脉是保护面神经下颌缘支的重要措施。面神经下颌缘支常从面动脉及伴行的面静脉浅面或深面越过。面动脉在下颌体部、咬肌前下缘可触及。钝性分离面动脉及面静脉，在下颌角下缘的内侧分别切断、结扎面动脉及面静脉（图 17-1-2）。不必刻意寻找面神经下颌缘支，将皮瓣牵引向上，面神经下颌缘支随组织瓣上移，一般无损伤之虞。

4. 暴露下颌下腺　分离腺体，结扎面动脉近心端，切开颈深筋膜，显露下颌下腺浅面，将腺体上提，用钝性、锐性剥离的方法，逐步分离腺体。显露二腹肌中间腱，顺二腹肌前腹分离腺体前缘。以钝性分离法贴腺体剥离腺体后缘，显露面动脉近心端，确认后予以钳夹切断，双重结扎（图 17-1-3）。舌下神经在面动脉下方，几乎与其平行在二腹肌后腹及茎突舌骨肌前缘出现，进入下颌下三角。如不切断二腹肌中间腱，不打开舌骨舌肌，一般不致损伤。

5. 切断下颌下腺导管，保护舌神经　将腺体上内侧自下颌骨和周围组织分开，充分显露下颌舌骨肌后缘，将腺体尽量向外下方牵拉，可见舌神经自后上方下行至下颌下腺再折向前，呈"V"形。"V"形的尖端即为下颌下神经节，有小分支进入腺体（图 17-1-4）。将进入腺体的小分支剪断，舌神经即与腺体分离，"V"形消失，呈浅弧形。向前方牵拉下颌舌骨肌，显露下颌下腺导管，将其游离至口底平面，即可钳夹、剪断、结扎（图 17-1-5），腺体即完整摘除（图 17-1-6）。

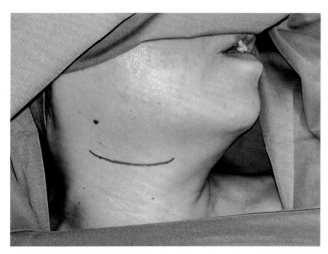
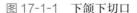

图 17-1-1　下颌下切口

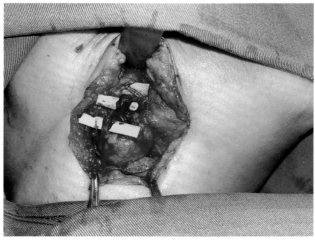

图 17-1-2　显露面动脉远心端、面静脉及面神经下颌缘支

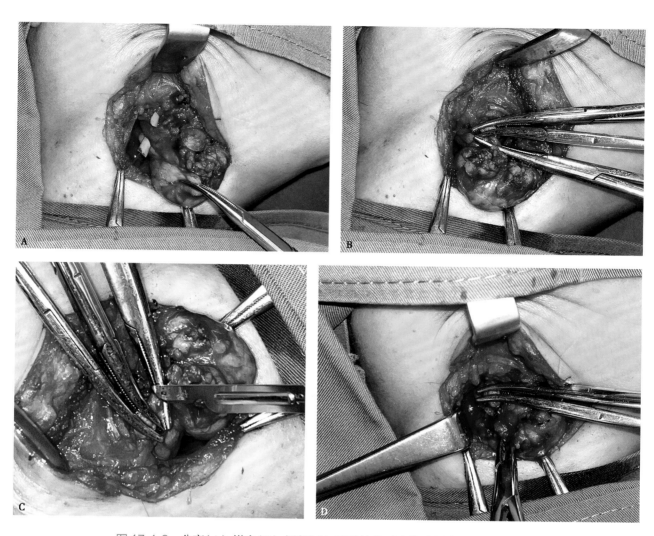

图 17-1-3　分离（A）、钳夹（B）、切断（C）、双重结扎面动脉近心端及伴行静脉（D）

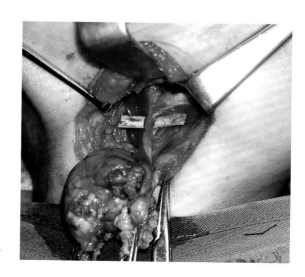

图 17-1-4　显露下颌下神经节

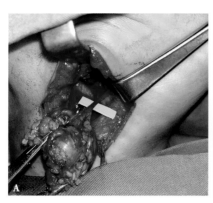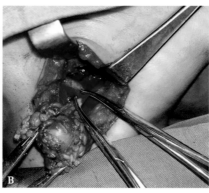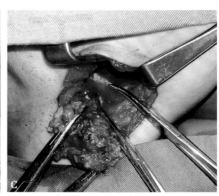

图 17-1-5 显露（A）、钳夹（B）、切断、结扎下颌下腺导管（C）

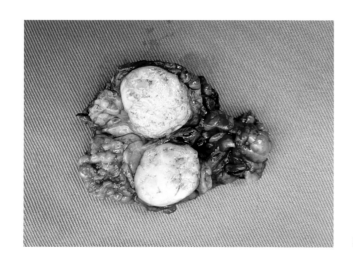

图 17-1-6 完整切除的下颌下腺及肿瘤

6. 缝合创口 腺体摘除后应冲洗创面，仔细检查出血点并止血（图 17-1-7）。有时细小血管未予结扎，因断端收缩，血凝块堵塞而暂时不出血，以后可能发生继发性出血，发现后应予以结扎。创口内置橡皮引流条或负压引流，分层缝合颈阔肌、皮下组织及皮肤，然后加压包扎以消除死腔。

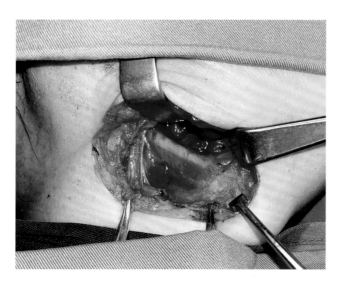

图 17-1-7 下颌下腺切除后手术创面

四、术中注意事项

1. **严密止血** 止血不完善或结扎不牢固可导致继发性出血,严重者可能造成致命性危险。为防止血管断端滑脱,导致术中或术后出血,在切断、结扎面动脉和面静脉时应双重结扎,特别是切断面动脉近心端时,可结扎加贯穿缝扎。

2. **避免损伤面神经下颌缘支** 由于牵拉作用,有时可见患侧下唇运动力弱,一般可很快恢复。但如钳夹或切断下颌缘支,因其吻合支较少,可造成明显的患侧下唇瘫痪。为了预防下颌缘支损伤,除了切口应设计在下颌下缘下 1.5～2.0cm,更重要的是切开皮肤、皮下组织及颈阔肌时应垂直,如斜行向上,则切开颈阔肌后的实际位置接近下颌下缘而易损伤下颌缘支。此外,在分离结扎面动脉及面静脉时,切勿盲目钳夹以免损伤神经。

3. **避免损伤舌神经** 舌神经损伤可造成患侧舌麻木,由术中机械性损伤或切断舌神经所致,一般舌尖麻木最为明显。下颌下腺腺门部结石患者在结石处常伴有炎症,与周围组织包括舌神经粘连紧密,此时需准确鉴别舌神经与下颌下腺导管。一般舌神经呈黄白色,有光泽,较粗,自后上方向前下方走行,绕过下颌下腺导管后再转向前内方,并有下颌下神经节与下颌下腺相连。如术中未切断舌神经,舌麻木感很快消失。有意(如腺样囊性癌侵及舌神经)或无意切断者,常难以恢复。

4. **舌下神经损伤** 表现为患者自觉舌运动不灵活,伸舌时偏向患侧。患侧舌体肥胖,肌张力降低,或出现舌肌纤颤。多系术中结扎切断面动脉近心端时,误将舌下神经当作动脉切断,故在结扎前应确认面动脉。舌下神经位于二腹肌中间腱的上方,分离下颌下腺下缘时应紧贴腺体分离,以免分离过深而损伤其深面的舌下神经。

5. **避免穿通口腔** 在分离下颌下腺深部和导管时,应仔细分离,以防穿通口腔。一旦与口腔相通,应严密缝合口腔黏膜与黏膜下层,冲洗创腔后分层缝合伤口。

五、术后处理

1. **观察呼吸道是否通畅** 术后口底、咽侧壁肿胀,口咽部分泌物以及不适当的局部加压包扎等可影响呼吸道通畅,甚至导致上呼吸道梗阻,故应密切观察,及时处理。

2. **注意伤口出血现象** 伤口出血严重者可影响呼吸,造成致命性危险。术后应密切观察伤口出血情况,如纱布渗出较多、口底肿胀、舌体位置改变及舌体运动受限等,应进行手术探查止血。

3. **吞咽疼痛及呼吸困难** 下颌下腺切除术涉及下颌舌骨肌、二腹肌及舌骨舌肌等邻近组织,这些肌肉均参与吞咽运动,术后的反应性肿胀可导致吞咽疼痛,一般 2～3 天后即好转。双侧下颌下腺切除,特别是双侧颈淋巴清除术的患者,术后反应性肿胀严重时,可引起呼吸困难,此时可应用激素减轻肿胀反应。

4. 一般术后 1～2 天撤除引流,创口继续加压包扎,5～7 天拆线。由于对面神经下颌缘支的牵拉作用,有时可见患侧下唇运动力弱,一般可很快恢复。损伤较重者,可肌注维生素 B_1 及维生素 B_{12},辅以理疗及面部表情肌功能训练以促使其恢复。

（彭 歆）

第二节　部分下颌下腺切除术

　　唾液对于口腔健康起着重要的作用。它参与保护口腔黏膜、预防龋病、维持咀嚼和言语等功能。60%～65%的静息唾液来自下颌下腺的分泌。对于下颌下腺良性肿瘤，传统手术方式为切除包括肿瘤在内的全部下颌下腺，会造成患者静息唾液量明显减少，严重者出现不同程度的口干症状。

　　随着解剖学、病理学及对疾病认知水平的提高，手术范围逐步缩小，在保证肿瘤组织彻底切除的前提下，更多的正常组织结构被保留，以期保留更多的生理功能，提高患者的生存质量，这是功能性外科的基本原则。从腮腺肿瘤术式的演变过程可看出肿瘤治疗的趋势。在腮腺良性肿瘤的治疗中，部分腮腺切除术已经得到广泛的接受和应用推广。与传统的全浅叶腮腺切除术相比，更多的健康腮腺组织被保留，术后保留一定的分泌功能，面神经损伤、Frey综合征、面部凹陷畸形等并发症的发生率下降，严重程度减轻。

　　下颌下腺的微血管构筑和导管系统的解剖学研究，为保留的下颌下腺成活和保存功能提供了解剖学依据。显微解剖研究结果显示，下颌下腺动静脉和导管系统以腺叶为单位，呈树枝状分布，每个腺叶有较为完整的血管和导管系统。基于这一解剖学研究的结果，以腺叶为单位的部分下颌下腺移植术的可行性在临床实践中得到进一步证实。下颌下腺转位术的临床应用成功说明，切断面动脉和面静脉的近心端，保留其远心端，将下颌下腺转位至颏下区，腺体仍可成活。这些都为部分下颌下腺切除术在下颌下腺良性肿瘤治疗中的应用提供了坚实的解剖学基础。

一、适应证和禁忌证

　　1. 适应证　用于下颌下腺肿瘤治疗的部分下颌下腺切除术应符合以下条件：

（1）原发于下颌下腺的良性肿瘤。

（2）肿瘤位于下颌下腺边缘（包括后部、浅面和深面），远离下颌下腺导管。

　　2. 禁忌证　以下病例不适合采取部分下颌下腺切除术：

（1）发生于下颌下腺的恶性肿瘤。

（2）肿瘤位于下颌下腺腺体中心区。

（3）肿瘤贴近下颌下腺导管。

二、术前准备

　　除了常规的术前准备，还应进行CT检查，以确定肿瘤所在位置，明确是否为手术适应证。在可能的情况下，行细针吸细胞学检查，进一步明确肿瘤的性质。

三、手术要点及注意事项

1. **体位**　取仰卧位，垫肩，头偏向健侧，使下颌下腺充分暴露。

2. **切口**　手术切口和传统下颌下腺切除术的切口一致，沿皮纹设计在距下颌骨下缘下 2.5～3.0cm处，平行于下颌骨下缘做长 5～6cm 的切口。切开皮肤、皮下组织及颈阔肌，常规方法显露下颌下腺。

3. **肿瘤的处理**　保证肿瘤周围有 0.5cm 以上的正常下颌下腺组织，于肿瘤周围正常腺体内分离。分离腺体组织时，尽量在腺小叶之间的结缔组织中分离，仔细分离结扎腺小叶之间的血管，保证拟保留腺体的导管和血管系统，以及腺叶的相对完整性（图 17-2-1）。这样既可保留大部分腺体的功能，又可使腺体的断面相对完整，避免术后涎瘘的发生，将肿瘤连同周围部分正常腺体一并切除。

4. **血管的处理**　当肿瘤位于下颌下腺前部时，保留面动脉和面静脉。当肿瘤位于下颌下腺后部或深部时，由于其贴近面动脉和面静脉的近心端，应将近心端血管结扎、切断，小心保留面动静脉远心端。这样保留下来的腺体组织可通过面动静脉远心端的逆行血流供血。

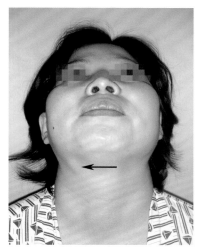
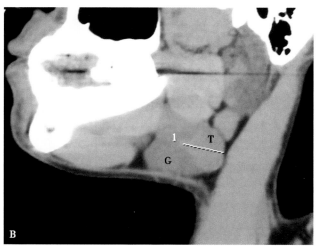
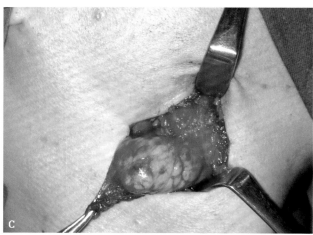
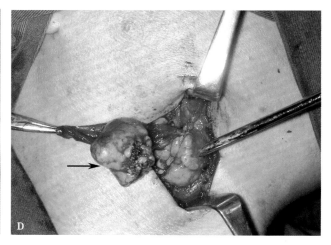

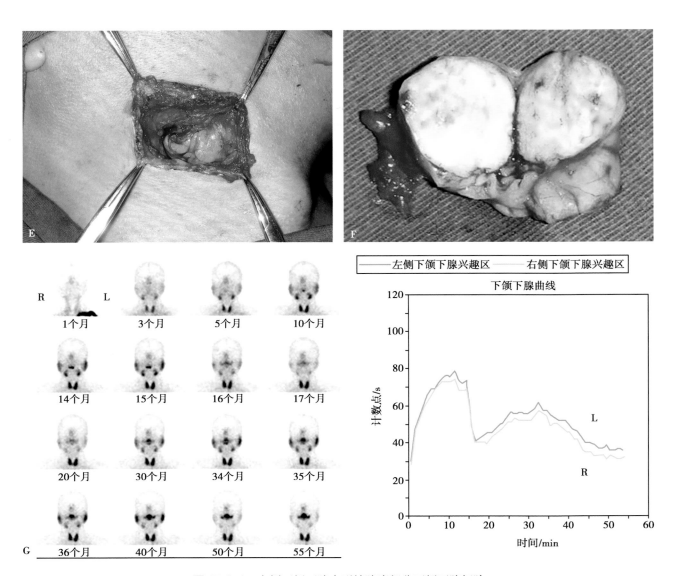

图 17-2-1　右侧下颌下腺多形性腺瘤部分下颌下腺切除

A. 右侧下颌下肿块(箭头示)　B. CT 显示腺体后部占位性病变(T:肿瘤,G:腺体)　C. 术中显示腺体后部肿瘤　D. 切除肿瘤及周围部分正常腺体(箭头示)　E. 被保留的下颌下腺　F. 手术标本显示肿瘤及周围正常腺体　G. 术后 ^{99m}Tc 核素显像显示两侧下颌下腺功能近似

5. 腺体残端的处理　肿瘤切除后的腺体断面,如果采用上述方法全部以腺叶为单位切除肿瘤,则保留下来的腺体断面较完整,不需要缝扎。如果部分腺体从腺叶内切断,则用可吸收线缝扎断面,但需注意缝扎不宜过深,以免分支导管阻塞。

6. 切口护理　术毕,手术区严格止血,切口内置橡皮引流条或负压引流管一根,术后 24~48h 根据引流液量撤除引流条或负压引流管。

7. 术中冰冻病理检查　术中,当肿瘤被完整切除后,切取部分瘤体组织进行快速冰冻病理检查,如结果为恶性肿瘤(淋巴瘤除外),则需继续手术,切除保留的下颌下腺;如结果为良性肿瘤,则手术结束,关闭切口。

四、围手术期处理

要关注术后石蜡切片病理结果是否与术中冰冻活检结果一致。若均为良性肿瘤，则治疗基本结束。若术中冰冻活检结果为良性肿瘤，术后石蜡病理结果为恶性肿瘤，则应根据术后病理类型，进一步治疗和处理。如为高度恶性肿瘤，应行二次手术局部扩大切除，同期行颈淋巴结清扫术，术后可考虑配合放射治疗。若为低度恶性肿瘤，可考虑单独行颈淋巴结清扫术或放射治疗。如果是恶性淋巴瘤，应配合化学治疗等全身综合治疗，无需二次手术。

五、被保留的下颌下腺功能评价

部分下颌下腺切除后，保留了大部分下颌下腺，术后宜对被保留的下颌下腺进行功能评估。

1. **患者主观评价**　通过调查问卷了解患者有无口干及其严重程度，了解有无舌体麻木、伸舌偏斜、吞咽疼痛及其程度，对美观外形的满意度等。

2. **客观评价**　包括口腔黏膜湿润程度，口底唾液池是否存在，有无舌体麻木、伸舌偏斜、局部凹陷畸形等。

3. **唾液腺功能检查**

（1）唾液流率测定：检查前不刷牙漱口、不吸烟，空腹。检查时间为上午 9 点至 10 点。在安静诊室，斜卧于口腔综合治疗台上。检查前先准备 2 个唾液收集器，用精确天平分别计量空收集器的重量，记录为 W_1。将唾液收集装置中抽负压作用的注射器尾塞拉至 3mL，将吸盘覆盖在下颌下腺导管口上，再将注射器尾塞拉至 5mL 产生负压，使收集装置吸附在黏膜上。检查时双侧下颌下腺同时进行。检查过程中要求患者不说话，不咀嚼，使口颌运动系统处于相对静止状态，精确计时，持续 5min。5min 后，先后取下双侧收集器，分别计量收集器的重量，记录为 $W_健$、$W_患$。健侧下颌下腺的静态唾液流率 $= W_健 - W_1$，患侧下颌下腺的静态唾液流率 $= W_患 - W_1$。之后休息 10min，再测量动态唾液流率。具体方法同静态唾液流率测定。测定过程中，用棉签蘸取 10% 柠檬酸置于舌背刺激味觉，每 10s 一次，共 5min，计量检测前后装置的重量差值，即动态唾液流率。

我们课题组曾对 11 例部分下颌下腺切除术患者和 20 例经典全下颌下腺切除术患者进行比较，对术后全唾液流率和患侧下颌下腺唾液流率进行检测，并与术前全唾液流率、双侧下颌下腺唾液流率以及术后健侧下颌下腺唾液流率进行比较。结果显示，术前两组患者的静息全唾液流率没有差别；术后 1 年，部分下颌下腺切除术患者的静息全唾液流率高于全腺体切除术患者。刺激性全唾液流率两组间术前、术后都没有明显差异。

（2）^{99m}Tc 唾液腺核素动态功能显像：部分下颌下腺切除术患者于术后 6 个月进行此项检查。对患者进行柠檬酸、卡巴胆碱双重刺激模式 ^{99m}Tc 放射性核素检查。检查方法：静脉注射 ^{99m}Tc 后立即开始动态扫描，前 30s 为血流象，30s ～ 55min 为动态采集功能象，每分钟一帧。在叠加图像上手动标记患侧下颌下腺、健侧下颌下腺、双侧腮腺、本底区 5 个感兴趣区域。计算每一帧图像中 5 个区域内的平均放射性计数，绘制时间 - 平均放射性计数曲线。通过曲线上两次不同刺激区间的摄取指数、分泌指数评价腺体的功能状况。

我们课题组对 11 例部分下颌下腺切除的患者行 ^{99m}Tc 唾液腺核素动态功能检测,结果显示,术后 1 年手术侧和非手术侧下颌下腺的分泌指数没有统计学差异。

六、术后复查

术后定期复查,除了常规复查项目以及保留的下颌下腺分泌功能,还应重点检查有无肿瘤复发。在临床检查的同时,适时进行 B 超及 CT 检查,确定有无肿瘤复发。

基于下颌下腺的显微解剖学基础,以及腮腺浅叶良性肿瘤实施部分腮腺切除术和部分下颌下腺移植术治疗重症干眼的经验,对于位于下颌下腺一侧并远离下颌下腺导管的下颌下腺良性肿瘤,采取部分下颌下腺切除术,不增加肿瘤复发率,并保留大部分下颌下腺的功能,手术范围缩小,手术时间缩短,切除的组织少,局部凹陷畸形不明显,明显减少了手术并发症,提高了患者的生活质量。

（葛　娜　俞光岩）

第三节　颈淋巴结清扫术

一、颈淋巴结分区

为便于临床应用与交流,目前多采用美国耳鼻咽喉头颈外科学会的颈淋巴结分区法。该分区法简单易掌握,简介如下。

Ⅰ区:包含颏下和下颌下三角淋巴结,介于二腹肌前后腹、舌骨和下颌骨下缘之间。该区又分为ⅠA（颏下三角）和ⅠB（下颌下三角）两个亚区。

Ⅱ区:包含颈静脉淋巴结上组,介于颅底与舌骨之间的范围。该区又以副神经为界分为前下的ⅡA区和后上的ⅡB区。

Ⅲ区:包含颈静脉淋巴结中组,介于舌骨与环状软骨下缘之间。

Ⅳ区:包含颈静脉淋巴结下组,介于环状软骨与锁骨之间。

Ⅴ区:包含颈后三角淋巴结,颈后三角前界为胸锁乳突肌后缘,后界为斜方肌前缘,下以锁骨为界。该区又以环状软骨下缘为界分为上方的ⅤA区（颈后三角区）和下方的ⅤB区（锁骨上区）。

Ⅵ区:包含颈前中央区淋巴结,介于舌骨、胸骨切迹和双侧颈动脉鞘内缘之间。

二、颈淋巴结清扫术的分类和命名

1. 颈淋巴结清扫术（简称颈清扫术）的划分

（1）以适应证划分:①选择性颈清扫术（selective neck dissection）,针对 cN0 患者;②治疗性颈清扫术（therapeutic neck dissection）,针对 cN1～cN3 患者。

（2）以手术清扫范围划分：①全颈清扫术（comprehensive neck dissection），清扫Ⅰ～Ⅴ区淋巴结，切除胸锁乳突肌、颈内静脉、脊副神经等；②改良性颈清扫术（modified neck dissection），清扫Ⅰ～Ⅴ区淋巴结，保留胸锁乳突肌、颈内静脉、脊副神经或颈丛皮神经等；③择区性颈清扫术（selective neck dissection），根据原发部位，对引流至附近区域的淋巴结进行清扫，保留胸锁乳突肌、颈内静脉、脊副神经或颈丛皮神经等；④扩大颈清扫术（extended neck dissection），根据病变侵犯范围，较常规手术扩大切除可以切除的组织，包括周围的肌肉、血管、神经等。

2. 颈淋巴结清扫术的命名　颈淋巴结清扫术在国内外均没有统一命名，以下根据国内常用名词命名。

（1）经典性颈清扫术或全颈清扫术（radical neck dissection，classical neck dissection，comprehensive neck dissection），清扫Ⅰ～Ⅴ区淋巴结。切除胸锁乳突肌、颈内静脉、脊副神经及颈横神经，保留颈总动脉、迷走神经及交感神经。

（2）改良性颈清扫术（modified neck dissection），清扫淋巴结区域同经典性颈清扫术，但保留以下组织：胸锁乳突肌、颈内静脉及脊副神经，或以上三者之一，或三者之二，主要保留脊副神经，也可保留颈横神经。

（3）择区性颈清扫术：包括：①肩胛舌骨肌上颈清扫术（supraomohyoid neck dissection），清扫Ⅰ～Ⅲ区淋巴结；②肩胛舌骨肌上扩大颈清扫术（extended supraomohyoid neck dissection）：清扫Ⅰ～Ⅳ区淋巴结；③侧颈清扫术（lateral neck dissection），清扫Ⅱ～Ⅳ区淋巴结；④后侧颈清扫术（posterolateral neck dissection），清扫Ⅱ～Ⅴ区淋巴结、枕淋巴结、耳后淋巴结，以及肿瘤周围软组织；⑤中央区颈清扫术（central compartment neck dissection），清扫Ⅵ区淋巴结，或加Ⅶ区清扫。

（4）扩大颈清扫术（extended neck dissection），清扫Ⅰ～Ⅴ区淋巴结，或加Ⅵ及Ⅶ区清扫，同时清扫其他区域淋巴结。切除被肿瘤侵犯的组织，包括颈总动脉、舌下神经、迷走神经、膈神经、椎旁肌肉及皮肤等。

三、下颌下腺恶性肿瘤颈淋巴结清扫术术式的选择

下颌下腺恶性肿瘤的颈部淋巴结处理方案要考虑下颌下腺区域淋巴结引流范围及肿瘤的生物性行为特点。当存在转移淋巴结为 cN3，多区淋巴结转移，颈部放疗后复发，明显的淋巴结外扩散，转移累及皮肤等情况时需行经典性颈清扫术。但该术式的并发症多，不可滥用。只要有合适的适应证存在，且不影响手术的彻底性，就应行保留重要解剖结构的保留功能颈清扫术（function-preserving neck dissection）。单纯保留副神经就可明显减少颈清扫术的并发症。因此只要副神经不被转移灶累及，即使是临床上可触及肿大淋巴结（淋巴结不粘连）也应常规保留，但颈清术的范围应包括Ⅰ～Ⅴ区。对于 cN0 颈部一般可选择肩胛舌骨肌上颈清。但如果原发肿瘤恶性度高，且瘤体较大，则应清扫Ⅰ～Ⅴ区；对于恶性度很低的较早期肿瘤，且患者身体情况较差，也可仅行下颌下三角区域的淋巴结清扫。

尽管目前颈清扫术的分类方法较多、较杂，对下颌下腺恶性肿瘤而言，临床主要使用的颈淋巴结清扫术有三种：经典性颈清扫术、改良颈清扫术（清扫Ⅰ～Ⅴ区淋巴结）和肩胛舌骨肌上颈清扫术，下面予以着重介绍。

四、颈淋巴结清扫术的手术方法

（一）经典性颈淋巴结清扫术

1. 麻醉　麻醉一般多采用气管内插管全身麻醉。

2. 手术步骤

（1）皮肤切口：种类很多，常用的切口有以下数种（图 17-3-1）：① Crile 切口，是最早采用的切口，其缺点是三角皮瓣顶端较易坏死，垂直切口在颈动脉浅面，一旦愈合不良，颈动脉易暴露。②颈部平行切口：由 MacFee（1960）提出，切口与皮纹一致，外形佳、血运好，但手术野显露差，手术操作较麻烦。③ Hayes-Martin 切口：由 Martin（1951）首先提出，该切口术野显露好，但垂直切口落在颈动脉上，愈合后有较粗的瘢痕，如不愈合则暴露颈动脉。④单一弧形切口：由 Eckert（1952）等提出，主要适用于甲状腺癌等的颈清扫术。⑤改良 Schobinger 切口，此切口使用广泛，多数头颈癌的颈清扫术或联合根治术均可采用。其优点是皮瓣血供较好，手术野显露佳，颈动脉被大块皮瓣覆盖不易暴露，但近乳突的皮瓣尖血运较差可能愈合不良，垂直切口愈合后可能形成索条状瘢痕。⑥ Shaheen 切口，鉴于上述切口的优缺点，Shaheen 在他的 *Problem in Head and Neck Surgery* 一书中提到这样一种切口。该切口基本达到了暴露好、美观、切口避开颈动脉的要求，只是在两切口的交角处可能出现愈合不佳的情况。

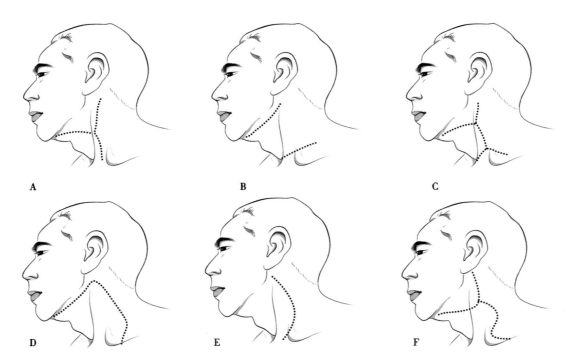

图 17-3-1　颈淋巴结清扫术的各类切口

A. Crile 切口　B. 颈部平行切口　C. Hayes-Martin 切口　D. 单一弧形切口　E. 改良 Schobinger 切口　F. Shaheen 切口

（2）分离皮瓣：切开皮肤、皮下组织及颈阔肌，在颈阔肌深面分离皮瓣。分离皮瓣时，在横切口或纵切口中下份的颈阔肌深面开始翻瓣比较容易做到层次准确。翻瓣近锁骨时注意层次的深度，不宜过浅，这样有利于皮瓣的血供。分离皮瓣后,对较大、有一定粘连程度的颈上部转移淋巴结,宜先确定是否有切除的可能。如果可以切除,应做好颈动脉破裂修补或颈动脉切除血管移植的准备。手术宜采用从周围正常层次向肿瘤包围的方法,并游离出一段颈总动脉,以便颈动脉破裂大出血时有暂时止血的措施。

（3）切断胸锁乳突肌下端:沿锁骨上缘在锁骨浅面,由浅至深切断胸锁乳突肌锁骨头,然后切断该肌胸骨头。在切断胸锁乳突肌下端时可不分离而直接切断。此处肌肉表面有清晰的肌膜。切开肌膜后由浅入深一层层切断肌纤维,直达肌肉深面的肌膜。然后将胸锁乳突肌向上推移显露颈动脉鞘。在锁骨头和胸骨头之间一般有血管束,应予以结扎。

（4）切断结扎颈内静脉下端:切开颈动脉鞘,暴露颈内静脉、迷走神经及颈总动脉,分离出颈内静脉,在距锁骨上 1.5～2cm 处结扎切断颈内静脉下端。近心端三重结扎(图 17-3-2)。分离颈内静脉下端可用锋利的小圆刀(15# 刀片)打开颈动脉鞘后行锐性分离。分离的距离不宜太短,这样有利于充分游离出一段颈内静脉,明视下确保迷走神经不被裹入颈内静脉。结扎切断不宜过低,以防近心端滑脱缩向锁骨下,造成大出血或空气栓子进入等难以处理的局面。此外,在一定的高度切断颈内静脉还可减少对胸导管的损伤。

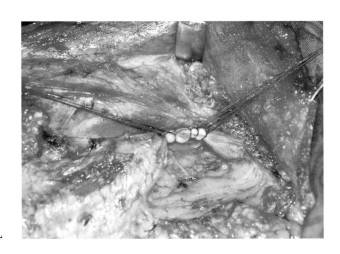

图 17-3-2　颈内静脉下端三重结扎

（5）清除锁骨上窝(图 17-3-3):沿锁骨外 1/3 段上缘切开颈浅筋膜浅层,结扎切断颈外静脉下端及肩胛舌骨肌下腹,清除椎前筋膜浅面的淋巴结和脂肪组织。颈横动静脉可保留不结扎。继续沿斜方肌前缘向上解剖,切断副神经及其周围的小血管和神经分支。

在颈外侧三角内的副神经以下部分含有几个重要的解剖结构,如前、中斜角肌之间伸出的臂丛,位于前斜角肌表面的膈神经以及锁骨下动静脉等,应慎重保护。技术要点是不切开椎前筋膜。在具体操作中可将分离出的颈横动静脉保留作为解剖深度平面的标志。在分离颈外侧三角的后界下份时,不宜简单地沿斜方肌前缘锐性分离,因为此处颈横动静脉的分支较多,切断后会收缩到斜方肌的深面,不易再夹住止血。可靠的方法是钳夹、切断、缝扎,如此一步步地向上分离;或用电刀向上分离,遇血管行钳夹结扎。

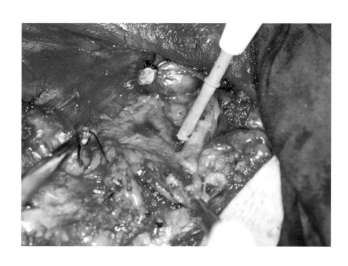

图 17-3-3　清除锁骨上窝

（6）清除颈动脉三角及颈后三角（图 17-3-4）：将已分离的软组织翻起，沿颈总动脉及迷走神经浅面向上解剖。在舌骨下切断肩胛舌骨肌上腹，在乳突下缘切断胸锁乳突肌乳突止点。

在甲状软骨上缘平面以上，颈内静脉的第一分支常为甲状腺上静脉，与之紧密伴行的是甲状腺上动脉。喉上神经的喉外支位于甲状腺上动脉的深面或前上面。当结扎甲状腺上动脉或静脉时，应保护这支神经。如此区无肿大粘连淋巴结，只需在甲状腺上动脉浅面解剖，不必结扎该动脉。解剖至颈动脉分叉周围，操作宜更轻柔，以防发生颈动脉窦综合征。作为预防，可在颈动脉分叉周围注射 1% 利多卡因 1～2mL。

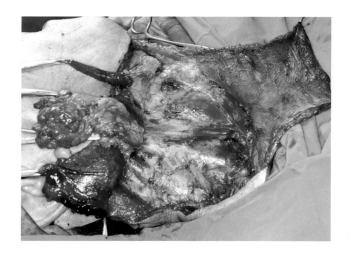

图 17-3-4　清除颈动脉三角及颈后三角

（7）清除颏下及下颌下三角（图 17-3-5）：分离、结扎、切断面动脉及面静脉。可从前向后逐次解剖颏下三角软组织及下颌下三角内下颌下腺和淋巴组织，注意保护舌神经。面动脉近心端应双重结扎。

如果下颌下淋巴结未出现转移，应保留面神经下颌缘支。为保留面神经下颌缘支，可在断腮腺下极前，由前向后沿下颌缘支分离进入腮腺，将下颌缘支游离保护。

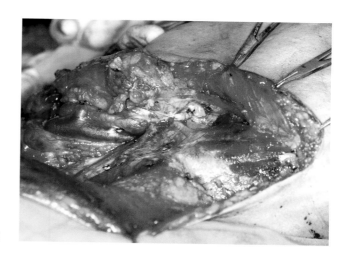

图 17-3-5 清除颏下及下颌下三角

（8）切断腮腺下极及结扎、切断颈内静脉上端（图 17-3-6）：结扎、切断颈外静脉上端，在下颌下缘水平切断腮腺下极，缝合残端。切断二腹肌后腹，显露副神经、颈内静脉及舌下神经。再次切断副神经，认清迷走神经及舌下神经后，将颈内静脉高位结扎、切断，远心端双重结扎，将二腹肌深面的淋巴结切除。

处理颈内静脉上端有不同的方法。笔者所采用的方法是先切断腮腺下极，结扎越过二腹肌后腹表面的下颌后静脉或面总静脉，显露二腹肌后腹，然后在乳突部切断二腹肌后腹（如二腹肌后腹周围无转移粘连的淋巴结，实际操作中一般不切断二腹肌），向前解剖分离颈内静脉周围的淋巴结和软组织。途中应结扎遇到的供应胸锁乳突肌的小动脉、枕动脉等。最后分离出颈内静脉上端，结扎、切断。一般结扎颈内静脉上端的部位在下颌支中 1/2 水平处。

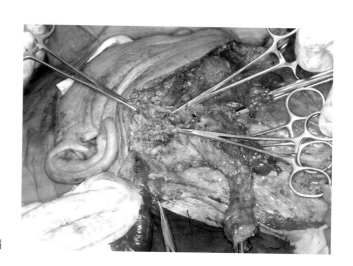

图 17-3-6 切断腮腺下极及结扎切断颈内静脉上端

（9）处理创面并缝合：图 17-3-7 显示术后整个术区概貌。用生理盐水冲洗创面，检查无出血，无胸导管损伤，放置负压引流管，分层缝合，关闭创口。

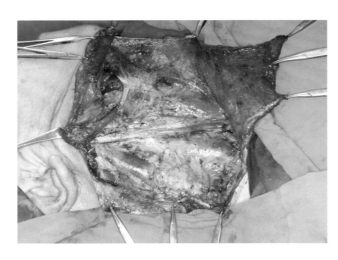

图 17-3-7　经典性颈清扫术术区概貌

（二）改良颈淋巴结清扫术（保留副神经、颈内静脉及胸锁乳突肌）

1. 麻醉　同经典颈淋巴结清扫术。

2. 手术步骤

（1）切口：一般采用改良 Schobinger 切口。

（2）分离皮瓣：同经典颈淋巴结清扫术。

（3）颈淋巴结清扫：①游离胸锁乳突肌。沿胸锁乳突肌前、后缘分别纵行切开颈深筋膜浅层，在胸锁乳突肌深面潜行剥离，游离胸锁乳突肌。也可在锁骨上缘 1～2cm 处切断胸锁乳突肌，向上分离掀起，待清除完毕后再缝合。这样有利于暴露，但可能会造成该肌部分萎缩，故不推荐使用。②清除颈内静脉外侧区。在颈内静脉表面，沿其颈段全长切开颈动脉鞘，并充分游离颈内静脉、迷走神经及颈总动脉。将这些组织向前牵引，沿颈内静脉全长纵行切开其深面筋膜。循椎前筋膜将颈内静脉外后侧区软组织，包括上至二腹肌后腹，下至锁骨上，外至斜方肌，内至颈内静脉这一区域内除副神经外的软组织全部切离（图 17-3-8）。③清除颈内静脉内侧区。将胸锁乳突肌、颈总动脉、迷走神经及颈内静脉向外侧牵引，自颈内静脉深面起，循椎前筋膜浅面向前内解剖至肩胛舌骨肌，向上至下颌下区。肩胛舌骨肌可保留或去除（图 17-3-9）。④切断腮腺下极。⑤清除颏下及下颌下三角：同经典颈淋巴结清扫术。图 17-3-10 显示清除颈淋巴结组织后术区全貌。

（4）创面处理：同经典颈淋巴结清扫术。

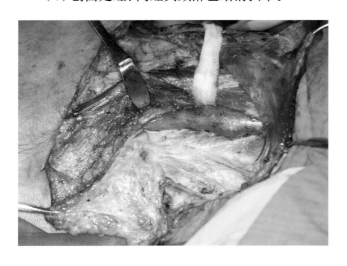

图 17-3-8　清除颈内静脉外侧区

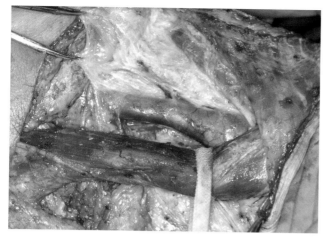

图 17-3-9　清除颈内静脉内侧区

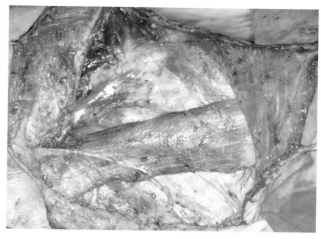

图 17-3-10　改良颈清扫术术区全貌

3. 副神经的寻找及保留　该手术的重点是寻找和保留副神经。在解剖副神经时,宜先游离胸锁乳突肌前缘,同时探查是否有颈深上、中淋巴结肿大。如淋巴结肿大且活动度差应行经典颈淋巴结清扫术。除此原因,副神经在颈上部的解剖位置恒定,易于寻找(图 17-3-11)。在此找到副神经后,沿此神经上下分离,可明确副神经和胸锁乳突肌的关系,有利于进一步向下解剖副神经。如果副神经在肌肉中穿过,则在出胸锁乳突肌后缘时较接近浅面,提示在游离胸锁乳突肌后缘时更要注意防止损伤。

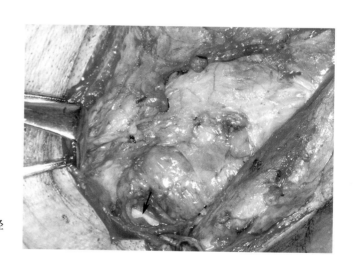

图 17-3-11　在颈上部胸锁乳突肌深面寻找副神经（箭头示）

对于根据临床判断估计淋巴结转移包膜外扩散可能性小的病例,也可从胸锁乳突肌后缘先寻找、解剖副神经。副神经出胸锁乳突肌后缘处,一般在耳大神经出处的上方 2cm 之内(图 17-3-12),翻颈部皮瓣时,就可见到明显的耳大神经。由于这些明显的标记,很容易就能找到副神经。当颈上段副神经及副神经出胸锁乳突肌处均已暴露,应进一步向下解剖,直到副神经进入斜方肌,从而可以避免在处理锁骨上窝及沿切口后缘向上清扫时将副神经切断。副神经在进入斜方肌前有 1~3 个分支至斜方肌上份,这些分支较细,容易被切断,在可能的情况下应尽量保留副神经的这些小分支,可减少对斜方肌上份功能的影响。

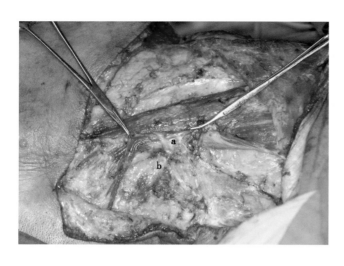

图 17-3-12　副神经在耳大神经出胸锁乳突肌后缘上约 2cm 之内走出

a. 耳大神经　b. 副神经

　　多数解剖书建议在斜方肌前缘寻找副神经，但实际操作较困难，易损伤副神经。笔者曾总结 33 例改良颈清扫术的副神经解剖和保留经验，发现 70%（23/33）副神经在进入斜方肌前 2~3cm，在斜方肌前缘基本与该肌前缘平行下行后进入该肌。同时，此处存在副神经与颈丛的吻合支及未吻合的颈丛分支。这些解剖特点提示，在斜方肌前缘解剖副神经较困难。一方面副神经与切口平行位于切口边缘上，且和周围组织结合较紧，不易分离，手术时不易解剖易切除；另一方面，有颈丛分支的存在，不易辨认究竟哪一支是副神经。

　　（三）肩胛舌骨上颈清扫术

　　1. 麻醉同经典颈淋巴结清扫术。

　　2. 手术步骤

　　（1）切口：切口始于乳突向下至舌骨，后向上至中线，在下颌角下离下颌角至少 2 横指（图 17-3-13）。如果原发病灶能通过口腔切除，此切口即足够；如果原发灶无法经口腔切除或因为口内肿瘤需与颈部的标本一同切除，则切口应向上沿中线切开下唇。

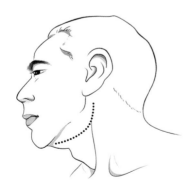

图 7-3-13　肩胛舌骨上颈清扫术切口设计

　　（2）分离皮瓣：在切开颈阔肌时应注意避免损伤耳大神经和颈外静脉。可先向上翻瓣，找出面神经下颌缘支及后边的耳大神经和颈外静脉，予以保留。颈支常需牺牲。

　　（3）颈淋巴结清扫：如无需与原发病灶一起整块切除，可从前上向后下，即从Ⅰ区至Ⅲ区顺序清扫淋巴结；如需与原发口腔肿瘤一并切除，则可从后下向前上进行手术。在此介绍后一种手术方法。①游离胸锁乳突肌：沿胸锁乳突肌前缘纵行切开颈深筋膜浅层，在胸锁乳突肌深面潜行剥离，结扎至该肌肉的血管束，游离胸锁乳突肌中上 2/3 段。后界至少至胸锁乳突肌后缘。②清扫颈内静脉内侧区：将胸锁乳突肌、颈总动脉、迷走神经及颈内静脉向后外侧牵引，自颈内静脉深面起，循椎前筋膜浅面向前内解剖至肩胛舌骨肌，向上至下颌下区（图 17-3-14）。注意保护舌下神经及其向前下行走的降支。③清扫颈内静脉外侧区：将已游离的胸锁乳突肌尽量向后上牵开，在颈内静脉表面，从下向上切开颈动脉鞘，注意避开颈内静脉表面的淋巴结，充分游离颈内静脉、迷走神经及颈总动脉（图 17-3-15）。将这些组织向前牵引，沿颈内静脉纵行切开其深面之筋膜。循椎前筋膜将颈内静脉外后侧区软组织，包括上至二腹肌后腹，下至胸锁乳突肌与肩胛舌骨肌交界处，后至胸锁乳突肌后缘，内至颈内静脉这一区域内除副神经及颈丛和分支外的淋巴结及软组织全部切离。④切断腮腺下极：由于下颌下腺恶性肿瘤一般不会转移到腮腺下极，故腮腺下极也可保留。⑤清除颏下及下颌下三角：同经典颈淋巴结清扫术，但一定要注意保留面神经的下颌缘支。图 17-3-16 显示清除淋巴组织后术区全貌。

（4）创面处理：同经典颈淋巴结清扫术。

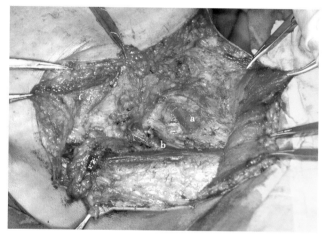

图 17-3-14　清扫颈内静脉内侧区
a. 肩胛舌骨肌　b. 颈内静脉

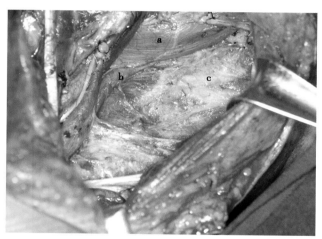

图 17-3-15　清扫颈内静脉外侧区
a. 颈内静脉　b. 颈动脉　c. 椎前筋膜

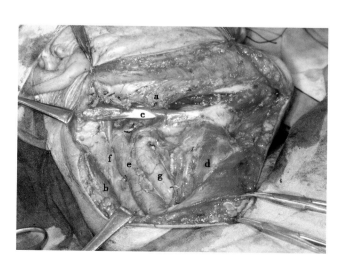

图 17-3-16　肩胛舌骨肌上清扫术术后全貌
a. 下颌角　b. 胸锁乳突肌　c. 二腹肌　d. 肩胛舌骨肌
e. 颈内静脉　f. 副神经　g. 颈动脉

五、术中意外处理

1. 血管损伤　包括：①颈动脉损伤。颈动脉粗大，管壁坚韧，解剖部位恒定，一般不会损伤。但如果肿瘤与动脉粘连严重，术前已行大剂量放射治疗，肿瘤改变血管位置，手术野显露不佳，操作粗暴，则有可能造成血管破裂大出血。一旦发生，应立即压迫止血，同时尽快补足血容量，待患者各项生命体征平稳后，逐步清理创面，在直视下寻找损伤部位。如为颈外动脉可直接结扎损伤两端。若为颈内动脉或颈总动脉损伤应尽量争取修复。如修复困难，也可将颈内动脉和颈外动脉的残端做端端吻合以减少并发症和死亡率。如无法修复，不结扎会立即出现生命危险时可考虑结扎。颈内动脉或颈总动脉结扎后，患者应绝对卧床休息，吸氧，取头低位，应用血管扩张剂和抗凝剂。动脉破裂时，术者应保持镇静不可盲目钳夹，以免造成更大的破坏，甚至损伤邻近重要组织。②颈内静脉损伤。大多发生在处理颈内静脉下端时。一旦发生应立即压迫止血，清理积血，在损伤两端找出一段颈内静脉予以结扎。颈内静脉损伤除会造成大出血，还易形成空气栓塞。如一时进入大量（几十 mL）空气，可使右心输出骤减，出现虚脱、胸痛、面色苍白、血压下降、呼吸及循环障碍，严重者可致死。此时，应立即将患者头位放低，给氧，将身体向左侧转，使空气积于右心，然后再做右心穿刺，排除气体。

2. 神经损伤

（1）迷走神经损伤：迷走神经损伤可发生于切断颈内静脉时，因未充分游离静脉后鞘而被一并切断，或因癌瘤累及而牺牲。对前者，只要仔细操作即可避免。一侧迷走神经切断一般不会产生致命性后果，仅出现暂时性心跳加快、呼吸不畅、声嘶、呛咳等。两侧迷走神经切断则可致死。值得指出的是，对迷走神经的机械性损伤，如牵拉、钳夹、挫伤、误扎可产生严重后果，导致呼吸及循环障碍甚至死亡。因此，术中应尽量避免刺激迷走神经。

（2）舌下神经损伤：舌下神经在颈动脉分歧上约 3cm 跨越颈内外动脉浅面，经二腹肌后腹深面，沿舌骨舌肌外侧入舌。在二腹肌下有淋巴结转移时，可能因粘连而被损伤。也可能在处理颈内静脉上端因手术野显露不佳，未能很好分离颈内静脉周围组织而将舌下神经一同结扎入颈内静脉上端。

（3）舌神经损伤：舌神经与颌下腺导管有特定的解剖关系，对解剖结构熟悉一般不会损伤。重要神经切断后，应争取做端端吻合。如无法做端端吻合，可做神经移植。缝合时最好在显微镜下行束膜之间的缝合。

（4）膈神经损伤：膈神经损伤主要有两种情况：一是术者不熟悉膈神经的来源，在断颈丛分支时将其损伤；二是处理颈后三角时，因打开椎前筋膜而将其损伤。膈神经损伤，膈肌瘫痪可能引起术后呼吸困难。

3. 胸膜损伤　锁骨上区转移癌位置低且累及周围组织时，可能在分离时穿破胸膜。胸膜破裂后，破裂处可出现气泡，患者气促、烦躁、发绀等。此时应立即用纱布压堵破裂口，及时做第二肋间穿刺抽气，必要时做闭式引流。破裂口小，可就近将周围软组织拉拢做荷包缝合。破裂口不能缝合者，勿强行缝合，以免造成胸膜更严重的撕裂。

4. 胸导管损伤　胸导管自后纵隔上升至锁骨上 3~4cm 处向下弯曲形成胸导管弓，汇入左锁骨下静脉与颈内静脉联合形成的交角。在行左侧颈淋巴结清扫术时，切断颈内静脉后，解剖左侧颈内下角时胸导管易被损伤。因此，在清除此区组织时，采用钳夹、切断、缝扎方法可避免损伤后的乳糜瘘。此外，在关闭创口前，用盐水冲洗创面后，应仔细检查颈下区，观察是否有白色水样、乳状或清亮液体溢出。如有应及时予以结扎，术后加压包扎。

5. 颈动脉窦综合征　在颈动脉分歧处解剖前先做局部封闭，解剖时不挤压、不牵拉，一般可避免颈动脉窦综合征发生。

六、术后并发症处理

1. 出血　多为术中止血不完全或结扎血管不得力致结扎线滑脱引起。处理时先将创口缝线拆除数针，放出积血，如为轻度渗血，可试行压迫止血。否则应及时再次手术，寻找结扎出血点。

2. 窒息　反复的气管插管或插管时间过长可致声门水肿。术中损伤喉返神经可致声带麻痹，重者可造成窒息。气管插管麻醉患者术后常规应用激素 2～3 日，对减轻声门水肿有积极作用。术后对颈淋巴结清扫患者应严密监视护理，并做好气管切开准备。

3. 乳糜瘘　一般发生在左侧颈清扫术后，多在术后 2～3 天出现，此后逐日增多，24h 量可超过 500mL。乳糜液呈乳白色、无臭。发生乳糜瘘后，应立即停止负压吸引，锁骨上窝加压包扎，观察 1～2 天，若流量逐渐减少则继续加压，一般 1 周左右可自愈。若局部加压无效，应重新打开创口，找到破裂口缝扎。缝扎困难者可用带蒂前斜角肌组织瓣加固缝合。无法缝合者，可用碘仿纱条填塞，1 周后分次抽出。

乳糜瘘如长期不愈可导致水、电解质平衡失调，出现营养不良、全身衰竭。如果破裂口位置较低或回缩，外溢的乳糜液引流不畅、蓄积则可沿颈深筋膜间隙流入纵隔，进而穿破胸膜进入两侧胸腔，形成乳糜胸，出现纵隔移位，上下腔静脉及支气管受压等压迫症状，引起呼吸和循环障碍，严重者可致死。并发乳糜胸时，患者出现气促、胸痛、胸前区压迫感、心跳快、呼吸音及心音减弱、发绀等症状，重者可休克。胸部叩诊为实音。X 线检查可见肋膈角模糊、变钝，中下肺野甚至全肺呈均匀致密阴影。此时需立即穿刺确诊。若瘘口不大，经反复胸腔穿刺，常可自行愈合。若吸出量多且不见减少，应考虑开胸结扎胸导管。

4. 创口感染　创口感染的原因主要是污染、手术创伤太大、术后引流不畅、创口护理不佳、全身营养状况不良等，应根据具体情况妥善处理。

5. 皮瓣坏死　影响皮瓣愈合的主要原因有术前大剂量放疗、切口设计不当、翻瓣不正确、营养不良等。小的坏死只需将坏死部分剪除，加强换药，待其自行愈合。大面积坏死脱落，颈部大血管暴露，可能导致颈动脉破裂，应在加强换药，控制感染的同时，及时植皮或皮瓣修复。

（郭传瑸）

参考文献

1. LASKAWI R, ELLIES M, ARGLEBE C, et al. Surgical management of benign tumors of the submandibular gland：a follow-up study. J Oral Maxillofac Surg, 1995, 53（5）：506-508.

2. HALD J, ANDREASSEN U K. Submandibular gland excision：short and long-term complications. J Otorhinolaryngol Relat Spec, 1994, 56（2）：87-91.

3. GE N, PENG X, ZHANG L, et al. Partial sialoadenectomy for treatment of benign tumors in the

submandibular gland. Int J Oral Maxillofac Surg, 2016, 45(6)：750-755.

4. SPRINGBORG L K, MOLLER M N. Submandibular gland excision：long-term clinical outcome in 139 patients operated in a single institution. Eur Arch Otorhinolaryngol, 2013, 270(4)：1441-1446.

5. XU H, MAO C, LIU J M, et al. Microanatomic study of the vascular and duct system of the submandibular gland. J Oral Maxillofac Surg, 2011, 69(4)：1103-1107.

6. ROH J L, PARK C I. Gland-preserving surgery for pleomorphic adenoma in the submandibular gland. Br J Surg, 2008, 95(10)：1252-1256.

7. RUAN M, ZHANG Z, LI S Y, et al. Gland-preserving surgery can effectively preserve gland function without increased recurrence in treatment of benign submandibular gland tumour. Br J Oral Maxillofac Surg, 2013, 51(7)：615-619.

8. 郭传瑸, 张晔, 张雷, 等. 功能性根治性颈淋巴清扫术中的副神经手术解剖及保留方法. 中华口腔医学杂志, 2003, 38(1)：12-15.

9. 郭传瑸, 张晔, 邹立东, 等. 胸锁乳突肌 - 耳大神经瓣修复颈清扫术中缺损的副神经. 中华口腔医学杂志, 2004, 39(6)：445-448.

10. 郭传瑸, 张晔, 何冬梅, 等. 肩胛舌骨肌上颈淋巴清扫术在口腔癌治疗中的应用. 中华耳鼻咽喉科杂志, 2005, 40(2)：87-90.

11. 屠规益. 颈清扫术 100 年—历史和今天. 中国口腔颌面外科杂志, 2006, 4(6)：461-466.

12. AMBROSCH P, FREUDENBERG L, KRON M, et al. Selective neck dissection in the management of squamous cell carcinoma of the upper digestive tract. Eur Arch Otorhinolaryngol, 1996, 253(6)：329-335.

13. ZAPI A, CALIFANO L, MANGONE G M, et al. Surgical management of the neck in squamous cell carcinoma of the floor of the mouth. Oral Oncol, 1998, 34(6)：472-475.

14. MARKS S C. Surgical management of head and neck cancer. Hematol Oncol Clin Am, 1999, 13(4)：655-678.

15. LAM K H. The role of neck dissection in head and neck mucosal squamous cancer. Aust N Z J Surg, 1999, 69(12)：865-870.

图书在版编目（CIP）数据

下颌下腺外科学 / 俞光岩主编 . —北京：人民卫
生出版社，2022.11

ISBN 978-7-117-33904-9

Ⅰ. ①下… Ⅱ. ①俞… Ⅲ. ①口腔外科学 Ⅳ.
①R782

中国版本图书馆 CIP 数据核字（2022）第 203460 号

人卫智网	www.ipmph.com	医学教育、学术、考试、健康，
		购书智慧智能综合服务平台
人卫官网	www.pmph.com	人卫官方资讯发布平台

下颌下腺外科学
Xiahexiaxian Waikexue

主　　编：俞光岩
出版发行：人民卫生出版社（中继线 010-59780011）
地　　址：北京市朝阳区潘家园南里 19 号
邮　　编：100021
E - mail：pmph @ pmph.com
购书热线：010-59787592　010-59787584　010-65264830
印　　刷：北京盛通印刷股份有限公司
经　　销：新华书店
开　　本：889 × 1194　1/16　　印张：19
字　　数：479 千字
版　　次：2022 年 11 月第 1 版
印　　次：2022 年 11 月第 1 次印刷
标准书号：ISBN 978-7-117-33904-9
定　　价：228.00 元

打击盗版举报电话：010-59787491　E-mail：WQ @ pmph.com
质量问题联系电话：010-59787234　E-mail：zhiliang @ pmph.com
数字融合服务电话：4001118166　E-mail：zengzhi @ pmph.com